Hefte zur Unfallheilkunde
Beihefte zur Zeitschrift „Der Unfallchirurg"

Herausgegeben von:
J. Rehn, L. Schweiberer und H. Tscherne

177

Hans Zwipp

Die antero-laterale Rotationsinstabilität des oberen Sprunggelenkes

Mit 100 Abbildungen

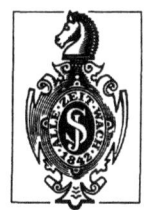

Springer-Verlag
Berlin Heidelberg New York Tokyo

Reihenherausgeber
Prof. Dr. Jörg Rehn
Mauracher Straße 15, D-7809 Denzlingen

Prof. Dr. Leonhard Schweiberer
Direktor der Chirurgischen Universitätsklinik München-Innenstadt
Nußbaumstraße 20, D-8000 München 2

Prof. Dr. Harald Tscherne
Medizinische Hochschule, Unfallchirurgische Klinik
Konstanty-Gutschow-Straße 8, D-3000 Hannover 61

Autor
Priv.-Doz. Dr. Hans Zwipp
Medizinische Hochschule, Unfallchirurgische Klinik
Konstanty-Gutschow-Straße 8, D-3000 Hannover 61

ISBN-13:978-3-540-16194-3   e-ISBN-13:978-3-642-82701-3
DOI: 10.1007/978-3-642-82701-3

CIP-Kurztitelaufnahme der Deutschen Bibliothek. Zwipp, Hans: Die antero-laterale Rotationsinstabilität des oberen Sprunggelenkes / Hans Zwipp. – Berlin ; Heidelberg ; New York ; Tokyo : Springer, 1986. (Hefte zur Unfallheilkunde ; 177)
ISBN-13:978-3-540-16194-3

NE: GT

Das Werk ist urheberrechtlich geschützt. Die dadurch begründeten Rechte, insbesondere die der Übersetzung, des Nachdruckes, der Entnahme von Abbildungen, der Funksendung, der Wiedergabe auf photomechanischem oder ähnlichem Wege und der Speicherung in Datenverarbeitungsanlagen bleiben, auch bei nur auszugsweiser Verwertung vorbehalten. Die Vergütungsansprüche des § 54, Abs. 2 UrhG werden durch die ‚Verwertungsgesellschaft Wort', München, wahrgenommen.

© by Springer-Verlag Berlin Heidelberg 1986

Die Wiedergabe von Gebrauchsnamen, Handelsnamen, Warenbezeichnungen usw. in diesem Buch berechtigt auch ohne besondere Kennzeichnung nicht zu der Annahme, daß solche Namen im Sinne der Warenzeichen- und Markenschutz-Gesetzgebung als frei zu betrachten wären und daher von jedermann benutzt werden dürften.

Produkthaftung: Für Angaben über Dosierungsanweisungen und Applikationsformen kann vom Verlag keine Gewähr übernommen werden. Derartige Angaben müssen vom jeweiligen Anwender im Einzelfall anhand anderer Literaturstellen auf ihre Richtigkeit überprüft werden.

The lack of knowledge regarding the ligaments has resulted in so many cripples that the belief among the laity was crystallized into the maxim: ,,A sprain is worse than a break". This probably has a substantial element of truth in it.

Charles E. Phillips, 1914

Geleitwort

Der heute noch wenig verwandte Begriff der „antero-lateralen Rotationsinstabilität des oberen Sprunggelenkes" definiert exakt die Pathomechanik der fibularen Bandruptur am oberen Sprunggelenk als eine Instabilität in 2 Ebenen, d. h. Talusvorschub, Taluskippung und pathologische Innenrotation des Talus bei Varusstress. Dieses Krankheitsbild, das erstmals 1916 von Möhring als Fall einer „habituellen Luxatio pedis" im deutschen Sprachraum bekannt wurde, wird heute als eines der häufigsten Verletzungen im Freizeit- und Leistungssport beobachtet.

Führende Vertreter der Orthopädie und frühen Traumatologie wie Böhler und Watson-Jones empfahlen, nur die Versager der konservativen Behandlung zu operieren. So wurden bis heute über 40 verschiedene, meist unphysiologische operative Methoden zur Behandlung der chronischen Instabilität des oberen Sprunggelenkes bekannt. Erst in den sechziger Jahren setzte die Ära der primär operativen Behandlung bei fibularer Bandruptur ein, was seit Beginn der achtziger Jahre in der Literatur erneut kontrovers diskutiert wird.

An unserer Klinik hat sich besonders Herr Zwipp mit den Bandverletzungen am Sprunggelenk klinisch, experimentell und wissenschaftlich befaßt. Die Ergebnisse seiner Untersuchungen hat er in seiner Habilitationsschrift zusammengefaßt. Sie enthält die größte bisher publizierte Analyse der Weltliteratur von über 1500 Fällen einer akuten/chronischen Instabilität des oberen Sprunggelenkes. Neben der Erhebung von 5-Jahres-Ergebnissen großer konsekutiver Kontrolluntersuchungen, welche die Vorteile der operativen Behandlung unterstreichen, ergänzen epidimeologische, ätiologische, anatomische und histologische sowie pathomechanische Untersuchungen die Phänomenologie dieses Krankheitsbildes. Dadurch konnten differentialdiagnostische Techniken wie die gehaltene Aufnahme des Subtalargelenkes und verfeinerte anatomisch-physiologische Operationsverfahren in die klinische Routine Einzug halten.

Im tierexperimentellen Teil hat Herr Zwipp eine neue Meßmethodik zur biomechanisch-prüfbaren Bandheilung eingeführt, die Aussagen zur gelenkstabilisierten Funktion eines Bandes erlaubt. Die Erkenntnisse aus diesen und den klinischen Untersuchungen haben die Grundlage für die Durchführung einer randomisierten und prospektiven Studie zur operativen bzw. nicht operativen Behandlung der fibularen Bandruptur geschaffen, die zur Zeit unter seiner Leitung in unserer Klinik durchgeführt wird.

Dem Autor möchte ich für diese mit viel Fleiß und Genauigkeit erstellte Arbeit danken, mit der er uns einen praktischen Ratgeber in die Hand gegeben hat, der jedem, der mit dieser Verletzung konfrontiert wird, eine große Hilfe sein wird. Das Buch ist eine feste Basis, auf welcher weitere Fortschritte erzielt werden können.

Hannover, im Dezember 1985 H. Tscherne

Danksagung

Mein besonderer Dank gilt Herrn Professor Dr. H. Tscherne, meinem hochgeschätzten Lehrer und verehrten Chef, dessen wohlwollender Förderung ich meinen fachlichen und wissenschaftlichen Werdegang verdanke.

Herrn Professor Dr. L. Gotzen, dessen experimentelle Erfahrungen zu wertvollen Anregungen führten.

Herrn H. von der Leyen für die Mitarbeit bei den experimentellen Untersuchungen.

Herrn Dr. Ch. Krettek für die Hilfestellung bei den statistischen Berechnungen.

Herrn Dr. H. Bartels und Herrn Professor Dr. E. Reale, Abteilung für Zellbiologie und Elektronenmikroskopie, für die Zusammenarbeit zur Untersuchung elektronenmikroskopischer Befunde.

Herrn Priv.-Doz. Dr. H. Ostertag, Pathologisches Institut am Norstadt-Krankenhaus, Hannover, für die Beratung zu lichtmikroskopischen Bildern.

Herrn Professor Dr. W. Hartmann, Leiter der Abteilung für Krankheiten des Bewegungsapparates im Department Innere Medizin für die freundliche Erlaubnis, die Zwick-Prüfmaschine in seinen Laborräumen zu benutzen.

Den Mitarbeitern der Forschungswerkstätten für die präzise Herstellung des Röntgen-Stress-Gerätes und des dynamischen Gelenk-Band-Streßapparates, insbesondere Herrn F. Seipelt und Herrn H. Engelke für die fachmännische Unterstützung.

Den Graphikern der Illustrations-Abteilung, besonders Herrn K. H. Richardt und Herrn K. Fischer für die Gestaltung und Herstellung zahlreicher Abbildungen.

Frau B. Gathmann für die Erstellung lichtmikroskopischer Schnitte sowie Frau Ch. Dierkes und Frau R. Wilke für das Anfertigen vieler Tabellen.

Herrn W. Sadina aus unserer Fotoabteilung für die technisch hervorragende Bearbeitung des Bildmaterials.

Frau B. Henning für das sorgfältige Schreiben des Manuskriptes.

Für die finanzielle Unterstützung danke ich der Deutschen Forschungsgemeinschaft, durch die in großzügiger Weise die experimentellen Untersuchungen ermöglicht wurden[*].

---

[*] DFG Zw 30/1–1,2 BA 5159

Inhaltsverzeichnis

1	Thematik	1
2	Historischer Rückblick	3
3	Klinische Relevanz der antero-lateralen Rotationsinstabilität (ALRI) des oberen Sprunggelenkes: aktueller Wissensstand	6
3.1	Definition des Krankheitsbildes	6
3.2	Topographische und funktionelle Anatomie	6
3.3	Licht- und elektronenmikroskopische Befunde	8
3.4	Physio-pathologische Konditionen	9
3.5	Bio- und pathomechanische Merkmale	11
3.6	Ätiologie und Pathogenese der Verletzung	12
3.7	Diagnostische Abgrenzung	14
3.8	Therapie der akuten und chronischen ALRI	16
3.8.1	Konservativ: Herkömmliches und Neues	16
3.8.2	Operativ: Entwicklung und Wandel	19
4	Verbliebene Fragen	27
5	Eigene experimentell-klinische Untersuchungen	28
5.1	Anatomische Betrachtungen	28
5.2	Licht- und elektronenmikroskopische Befunde	36
5.3	Pathomechanik der lateralen und medialen Instabilität	41
5.4	Normwert-Evaluation für Taluskippung und -vorschub	49
5.5	Röntgennachweis der subtalaren Instabilität	55
5.6	Analyse des eigenen Krankengutes	59
5.6.1	Differentialdiagnostische Schritte (Systematisierung)	59
5.6.2	Abgrenzung der Indikation (Erfahrungswerte)	69
5.6.3	Konservative Maßnahmen	69
5.6.4	Operative Techniken	73
5.6.4.1	Primäre Bandnaht („Syndesmorrhaphy")	73
5.6.4.2	Versorgung der Begleitverletzungen	76
5.6.4.3	Direkte Bandrekonstruktion („Syndesmoplasty")	77
5.6.4.4	Doppelte Periost-Lappenplastik	82
5.6.4.5	Modifizierte Tenodese-Techniken	83
5.6.4.6	Diagnostisch-operative Arthroskopie	88
5.6.5	Prä- und intraoperative Befunde	89
5.6.6	Nachbehandlung	99

5.6.7	Ergebnisse	99
5.6.8	Diskussion	101
5.6.9	Schlußfolgerungen	106
6	**Tierexperimentelle Untersuchung zur Biomechanik der Bandheilung am Modell des Kaninchenknieinnenbandes**	**108**
6.1	Einleitung und spezielle Fragestellung	108
6.2	Material und Methode	109
6.2.1	Tiermaterial	109
6.2.2	Versuchsgruppen	110
6.2.2.1	Kontrollgruppe	111
6.2.3	Vorversuche	112
6.2.3.1	Federwaagenzerreißprobe	112
6.2.3.2	Zwick-Zugprüfmaschine	114
6.2.3.3	Röntgen-Streß-Gerät	117
6.2.4	Leerversuch	117
6.2.5	Hauptversuche (Dynamische Gelenk-Band-Streß-Messung)	119
6.2.5.1	Biometrische Untersuchung	123
6.2.5.2	Histologische Referenz	123
6.3	Ergebnisse	123
6.3.1	Vorversuche	123
6.3.1.1	Federwaagen-Zerreißprobe	123
6.3.1.2	Zwick-Zugprüfmaschine	123
6.3.1.3	Röntgen-Streß-Gerät	124
6.3.2	Hauptversuche (Dynamische Gelenk-Band-Streß-Messung)	125
6.3.2.1	Leerversuch	125
6.3.2.2	Gruppen A–G (dynamische Gelenk-Band-Streß-Messung)	126
6.3.2.3	Gruppen A–G (Biometrische Prüfung)	127
6.3.2.4	Gruppen A–G (Histologische Referenz)	127
6.4	Diskussion	129
6.5	Klinische Schlußfolgerungen	132
7	**Zusammenfassung**	**133**
Literatur		**139**
Anhang		**151**
Sachverzeichnis		**177**

1 Thematik

Der aufrechte Gang des Menschen erforderte entwicklungsgeschichtlich, daß der Fuß mit seinen relativ großen Freiheitsgraden der Bewegung als statisch-dynamischer Kraftüberträger durch einen äußerst präzise funktionierenden Bandapparat ausgestattet wurde.

Die sog. „Maulschellenbewegung" des Fußes (Fick 1911) ist nur durch die besondere Lage des Sprungbeines erklärbar, das durch seine Bandverbindungen im oberen, sowie hinteren und vorderen unteren Sprunggelenk ein komplexes Kardan-Gelenk entstehen läßt.

Da am Talus keine Muskeln ansetzen, sind seine Bewegungen ausschließlich passiv, abhängig von Gelenkform und ligamentärer Aufhängung. Sein friktionsfreies Gleiten in der Sprunggelenksgabel ist nicht nur von kongruenten Gelenkflächen (Riede et al. 1971), sondern auch von biomechanisch-stabilen fibularen Bändern abhängig (Sükösd 1982). Daher werden heute allgemein in der Behandlung des oberen Sprunggelenkes (OSG) zur Erzielung guter funktioneller Resultate folgende Forderungen gestellt:

1. Biomechanisch korrekte Wiederherstellung von Innen- und Außenknöchel in Länge, Achse und Rotation.
2. Anatomische Rekonstruktion aller beteiligten talo-cruralen Gelenkflächen.
3. Physiologisch-anatomische Restauration der rupturierten Bänder.
4. Frühzeitige Mobilisation zur Optimierung der Gelenktrophik und
5. systematischer Aufbau der dynamischen Stabilisatoren des Fußes sowie gezieltes Eigenreflextraining.

(Castaing et al. 1961; Freeman 1965b; Bonnin 1965; Weber 1966; Dustmann et al. 1971; Tscherne und Szyszkowitz 1973; Reichen und Marti 1974; Heim und Näser 1976; Heim 1978; Ruedi und Allgöwer 1978; Schweiberer und Seiler 1978).

Während heute allgemein die operative Wiederherstellung des vorderen Syndesmosenbandes bei OSG-Luxationsfraktur grundsätzlich gefordert wird (Weber 1966; Anderson 1971; Bezes und Banon 1975; Tscherne 1977; Allgöwer 1978; Heim 1978), die Naht des medialen Bandkomplexes aufgrund guter Spontanheilung nur bei speziellen Indikationen (Allgöwer 1978; Weber 1978; Heim 1978), ist seit Beginn der 80er Jahre erneut umstritten, ob fibulare Bandrupturen operativ oder konservativ versorgt werden sollten (Stover 1980; Baumgartner und Müller 1981; Brooks et al 1981; Jacob et al. 1981; Niedermann et al. 1981; Cetti 1982; Drez et al. 1982; Hoogenband et al. 1982; Raemy und Jacob 1983; Henning et al. 1984).

Wenngleich die Arthroserate am Sprunggelenk in Relation zur Häufigkeit der Traumatisierung gegenüber Knie- und Hüftgelenk geringer ist, wurde von verschiedenen Autoren daraufhingewiesen, daß nach konservativ behandelter fibularer Bandruptur die Arthroseentwicklung gehäuft auftritt (Faber 1932; Dehne 1933; Güttner 1941; Morris 1943; Weisbach 1954; Weber 1966; Hackenbruch und Noesberger 1976; Harrington 1979; Quisthout und Schmülling 1983). Arthroskopische Untersuchungen bei langjährig-bestehender fibularer Bandinsuffizienz zeigen, daß das Ausmaß des Knorpelschadens radiologisch häufig eher unterschätzt wird (Harrington 1979).

Das Problem in der Behandlung fibularer Bandrupturen stellt sich selten erst mit Einsetzen der Arthrose aufgrund instabil verheilter fibularer Ligamente, sondern vielmehr früher durch das rasch einsetzende Gefühl der Gangunsicherheit, das rezidivierende Vertreten des Fußes mit wiederholten Phasen der Arbeitsunfähigkeit, Immobilisation und Untauglichkeit zum Sport.

Wegen der großen epidemiologischen Bedeutung der Ruptur des fibularen Bandapparates am OSG und der auch heute noch kontroversen Diskussion über die optimale traumatologisch-orthopädische Versorgung dieser Läsion, wurde die vorliegende Untersuchung durchgeführt.

Kritische Analysen des eigenen Krankengutes und experimentelle Untersuchungen können dazu dienen, klinisch relevante Daten mit experimentell gesicherten Erkenntnissen zu verknüpfen und ideale Therapiekonzepte zu erarbeiten.

2 Historischer Rückblick

Ein erster Bericht über eine gewaltsame Bandzerreißung am Sprunggelenk wurde von Herodot (490–430 v. Chr.) überliefert. Danach erlitt Darius I. (550–486 v. Chr.) bei der Jagd eine Verrenkung des Fußes (Abb. 1): καί κως ἰσχυροτέρως ἐστράφη· ὁ γάρ οἱ ἀστράγαλος ἐξεχώρησε ἐκ τῶν ἄρθρων. (ΙΣΤΟΡΙΩΝ Γ III, 129, 2) „Es war eine starke Verstauchung; denn der Astragalos ragte aus dem Gelenk heraus".

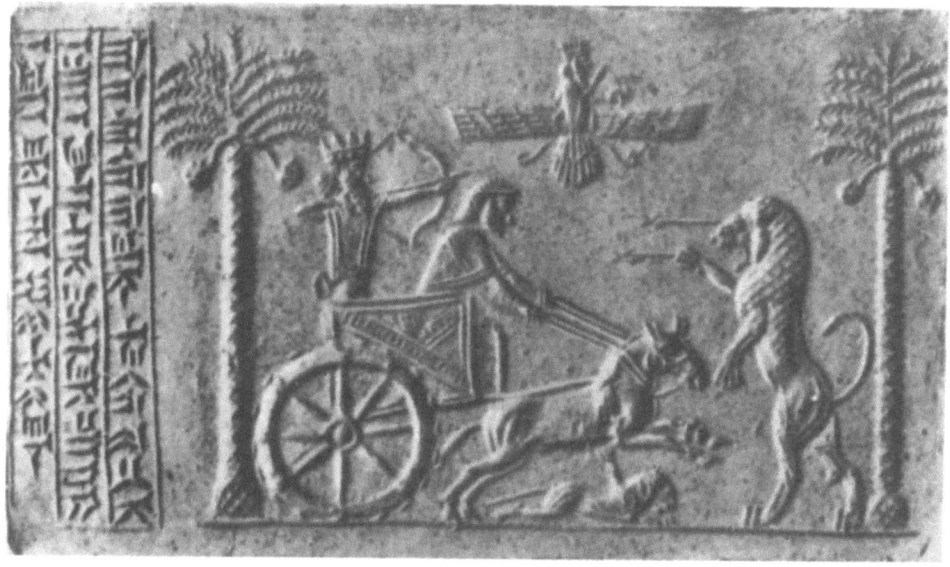

Abb. 1. Darius I. auf der Löwenjagd (um 500 v. Chr.). Nach einem Abdruck eines Rollspiegels, British Museum, London

Da der König 7 Tage und Nächte keinen Schlaf fand, seine ägyptischen Hofärzte mit gewaltsamen Einrenkungsversuchen das Übel verschlimmerten, wurde ein gewisser Demokedes aus Kroton, ein verwahrloster Sklave des Oroites herbeigeholt. Nachdem er sich erst nach Gewaltandrohung als Arzt zu erkennen gab, stellte er den König mit griechischer Heilkunst und linden Mitteln in ganz kurzer Zeit wieder völlig her. Darius beschenkte ihn mit Gold, gab ihm ein sehr großes Haus und nahm ihn in seine Tafelrunde auf.

Hippokrates (um 460 v. Chr.) beschrieb im 9. Buch seines umfassenden Werkes in klassischer Form das Beschwerdebild der Distorsion oder fibularen Bandruptur des oberen Sprunggelenkes:

> Ueber die Verletzungen am Fusse heisst es (9):
> „Der menschliche Fuss (ὁ πούς) ist, wie die Hand (ἡ χεὶρ ἄκρη), aus vielen kleinen Knochen zusammengesetzt. Diese Knochen werden nicht leicht gebrochen, wenn nicht zugleich die Weichtheile (ὁ χρώς) durch einen spitzigen oder schweren Körper verwundet sind; wie aber diese Verletzungen (τὰ τιτρωσκόμενα) zu heilen sind, darüber wird in dem Theile, der von den Wunden (οἱ ἑλκώσιαι) handelt, gesprochen werden. Wenn aber ein Zehen-Gelenk (τῶν δακτύλων ἄρθρον) oder ein Knochen des sogenannten Tarsus (ὁ ταρπός) aus der Lage gekommen ist (κινηθῇ ἐκ τῆς χώρης), so muss ein jeder derselben an seine Stelle zurückgebracht werden, wie es bei der Hand beschrieben ist, und muss mit Cerat, Compressen und Binden, wie bei den Fracturen, behandelt werden, jedoch ohne Schienen, indem man denselben Druck anwendet und an jedem dritten Tage den Verband wechselt. Diese Verletzungen aber heilen alle vollkommen in 20 Tagen, ausgenommen, wenn es sich um diejenigen Knochen handelt, welche mit dem Unterschenkel (ἡ κνήμη) verbunden sind, oder mit ihm in derselben Richtung sich befinden. Es ist nothwendig, während dieser ganzen Zeit zu liegen; aber Diejenigen, welche die Krankheit für gering erachten, können sich nicht dazu entschliessen, sondern gehen herum, ehe die Heilung erfolgt ist. Deshalb werden die Meisten nicht vollständig geheilt, und oft mahnt sie ein Schmerz mit Recht daran, denn die Füsse haben das ganze Gewicht des Körpers zu tragen. Wenn jene daher, ehe sie geheilt sind, umhergehen, heilen die bewegten Gelenke schlecht zusammen und deshalb fühlen sie beim Gehen von Zeit zu Zeit Schmerzen."

Pietro D'Argellata († 1423), Doktor artium et medicinae in Bologna (Zit. nach Gurlt 1898) unterschied und definierte 4 Typen der ligamentären Gelenkverletzung, deren Aktualität heute noch besteht:

1. „Dislocatio" („Est quando unum os separatur ab alio separatione integra") = Luxation
2. "Torsio" ("Est quando separatione non est integra") = Subluxation
3. „Gamau" („Est extorsio ligamenti iuncture") = Ruptur
4. „Elongatio ligamenti" („Silicet quando elongatur et non extorquetur,,) = Distorsion

Bromfeild wies 1773 als Erster auf die biomechanisch-funktionelle Bedeutung der Ligamente hin, insbesondere auf die Notwendigkeit der nicht-starren Verbindung zwischen Fibula und Tibia. Er mutmaßte, daß es bereits nach wenigen Schritten zum Knöchelbruch käme, wenn die distale Fibula Teil der Tibia wäre und den Knöchelgabelschluß ohne bewegliches Spiel gewährleistete.

Erst Maisonneuve (1840) konnte durch pathomechanische Untersuchungen an Sprunggelenken von Leichen zum wesentlichen Verständnis der Syndesmologie[1] beitragen. Durch den Nachweis des primär ligamentären Pathomechanismus, der zu hohen — nach Maisonneuve benannten — Fibulafraktur führt, konnte dieser Autor als Novität den direkten, untrennbaren funktionellen Zusammenhang von Band und Knochen in der Gelenkmechanik erklären.

---

[1] Lehre von den Bändern: σύνδεσμοσ = Verbindungsband nach Aristoteles

Es ist das Verdienst Hönigschmied's (1877), das Augenmerk der damaligen Zeit von der Knöchelbruch-Pathologie zur — bis dahin weniger beachteten — Pathogenese der Knöchelbandzerreißungen gelenkt zu haben. Er konnte an Kadavern zeigen, daß bei forcierter Plantarhyperflexion zunächst das Ligamentum talofibulare anterius, kombiniert mit dem Ligamentum deltoideum zerreißt, danach das Ligamentum calcaneofibulare und zuletzt das Ligamentum talofibulare posterius.

Möhring stellte 1916 einen Fall von „habitueller Luxatio pedis" vor. Als Erster dokumentierte er radiologisch den Ort der Instabilität und inaugurierte damit die gehaltene Aufnahme des oberen Sprunggelenkes zum Nachweis der pathologischen Varuskippung des Talus bei Adduktionsstreß. Als pathomorphologisches Substrat dieses Erscheinungsbildes mutmaßte er eine chronische Insuffizienz des fibularen Kollateralbandes.

Dennoch blieb das klinische Bild der sog. „Distorsio pedis" (Kaufmann 1922) nicht klar gekennzeichnet (partielle Bandzerreißungen — interstitielles Hämatom — günstige Prognose). Als pathomechanische Faktoren der „habituellen Distorsion des Fußes" (Saxl 1930), wurden statische Deformitäten wie der Plattknickfuß (Lange 1923), der Pes cavus-varus (Chlumsky 1928), das Genu valgum oder die reine Varusfehlstellung der Ferse (Saxl 1930) diskutiert.

Erst Dehne (1933) erkannte, daß die „frische und habituelle Adduktionssupinationsdistorsion des Fußes" ein eigenständiges Krankheitsbild darstellt, das sich klinisch-radiologisch durch die ligamentäre Instabilität im oberen Sprunggelenk definieren läßt.

Obgleich Charles E. Phillips bereits 1914 darauf hinwies, daß ein zerrissenes Band aufgrund der konsekutiven Diastase unter konservativer Behandlung nur mit instabiler Narbe — im Gegensatz zum stabilen Callus bei der Fraktur — verheilen kann, verblieb die konservative Therapie fibularer Bandzerreißungen am OSG eine Domäne der konservativen Behandlung.

Die operative wiederherstellende Bandchirurgie der fibularen Ligamente begann nach deutscher Literatur mit Katzenstein (1927), nach dem englischen Schrifttum mit Elmslie (1934), der bereits 1928 den chronisch instabilen fibularen Bandapparat eines 18jährigen Tennisspielers mit Fascia lata anatomisch rekonstruierte.

Die primäre fibulare Bandnaht wurde nach der französischen Literatur erstmals von Seneque (1934) durchgeführt und später auch von Leger und Olivier (1945) als „l'intervention sanglante précoce" gefordert.

3 Klinische Relevanz der antero-lateralen Rotationsinstabilität (ALRI) des oberen Sprunggelenkes: aktueller Wissensstand

3.1 Definition des Krankheitsbildes

Der Pathomechanismus dieser Entität wurde erstmals exakt von Dehne (1933) beschrieben: Bei Ruptur des Ligamentum fibulotalare anterius und/oder fibulocalcaneare führt ein Adduktions-Supinationsstreß des Fußes zu 3 charakteristischen Dislokationen des Talus:

1. In der Frontalebene: Varuskippung
2. In der Sagittalebene: Schubladen-Symptom
3. In der Transversalebene: abnorme Innenrotation

Der Begriff der antero-lateralen Rotationsinstabilität des oberen Sprunggelenkes war damit sinngemäß definiert, gebräuchlich wurde er aber erst in den letzten Jahren in Anlehnung an die Terminologie der Kniegelenkspathologie (Abb. 2). In der anglo-amerikanischen Literatur wird heute auch am Sprunggelenk von einer „two plane instability" gesprochen (Torg 1982).

3.2 Topographische und funktionelle Anatomie

Analog zu Untersuchungen von Kapandji (1974), der am Kniemodell nachwies, daß die Gelenkbewegungen von den Bändern und nicht von den Gelenkflächen bestimmt werden, konnte Wirth (1978) für das obere Sprunggelenk an einem Fadenmodell zeigen, daß ausschließlich der anatomisch-korrekte Verlauf der fibularen Bänder eine physiologische Bewe-

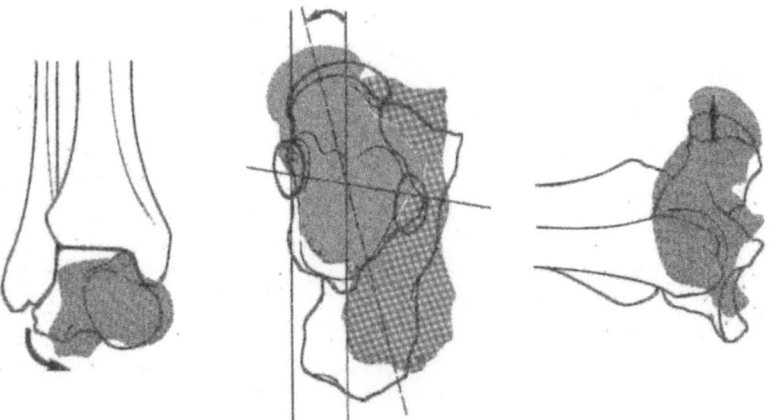

Abb. 2. Pathomechanik der ALRI des OSG: Taluskippung, Talusvorschub und pathologische Talusinnenrotation

gung im oberen und unteren Sprunggelenk erlaubt. Jede Abweichung vom natürlichen Verlauf des Bandes führt entweder zur Einschränkung der Beweglichkeit oder zur Erschlaffung des Bandes ohne Stabilisierungseffekt.

Angesichts dieser Erkenntnisse rückte die topographische und funktionelle Anatomie der fibularen Bänder mehr in das Interesse von Chirurgen und Orthopäden, da nur exakte anatomische Kenntnisse eine erfolgreiche Bandchirurgie erwarten lassen.

Das *Ligamentum fibulotalare anterius*[2] stellt als entwicklungsgeschichtlich jüngstes (Keith A (1893) und Hill WCO (1960), zit. nach Inman (1976)) und substantiell-biomechanisch schwächstes Band (Sauer et al. 1978) das vordere Bündel des fibularen Kollateralbandes dar. Es ist im Mittel 16 ± 2,5 mm lang, 8—9 ± 2,4 mm breit und 2 ± 0,5 mm dick (Schmidt und Grünwald 1981) und mit der antero-lateralen Kapsel fest verwoben (Lanz und v. Wachsmuth 1972; Draenert 1984). Es verläuft von der Vorderkante des Malleolus externus — in Übereinstimmung mit nahezu allen Autoren — zwischen den Anheftungsbereichen des Ligamentum tibiofibulare anterius und Ligamentum fibulocalcaneare nahezu horizontal (in Rechtwinkelstellung des Fußes) medialwärts zum Talushals. Während es nach den meisten Autoren als Einzelband gezeichnet wird, stellen Tandler (1926), Hochstetter (1927), Pernkopf (1943) und Wolf-Heidegger (1961) es als Doppelband dar. Nach Schmidt und Grünwald (1981) ist es in 56%, nach Schmidt und Jäger (1984) sogar in 96,5% der Fälle gedoppelt.

Im Widerspruch zu allen anatomischen Beschreibungen inseriert dieses Band nach Draenert und Müller (1980) an der antero-medialen Kante des Malleolus externus, medial der fibularen Rotationsachse.

Funktionell-anatomisch entfernt sich bei Plantarflexion des Fußes der talare vom fibularen Ansatzpunkt. In forcierter Plantarflexion verläuft das Band nahezu in der Fibulalängsachse, ist maximal gespannt und verhindert in dieser Position bei vorwiegend ligamentärer Führung Taluskippung und -vorschub (Hönigschmied 1877; Pennal 1943; Leonard 1949; Rubin und Witten 1960; Robichon et al. 1972; Klein et al. 1981, Zwipp et al. 1981).

Das *Ligamentum fibulocalcaneare* verläuft als mittlerer Zügel extracapsulär von der Fibulaspitze (Strasser 1917; Waldeyer 1962 und v. Lanz und Wachsmuth 1972) nach dorsomedial zum Calcaneus, während es nach anderen Autoren (Broesike 1900; Fick 1904; Merkel 1913; Rouviére 1924 und Pernkopf 1943) unmittelbar ventral der Außenknöchelspitze entspringt. Abweichend zu den zuvor genannten Anatomen stellt Toendury (Rauber/Kopsch 1968) das Ligamentum fibulocalcaneare so dar, daß ein kurzes Faserbündel an der Innenseite, ein langes Faserbündel an der Außenseite des Malleolus externus seinen Ursprung nimmt. Nach Draenert und Müller (1980) und Draenert (1984) ist das Band durch eine gefäßführende Bindegewebsschicht von der Sehnenscheide der Musculi peronaei getrennt und *ausschließlich* an der Innenseite des Außenknöchels dorsal und lateral der überknorpelten distalen Fibulagelenkfläche verhaftet.

Das Band ist im Mittel 30 ± 4,5 mm lang, 7—8 ± 1,7 mm breit und knapp 3 ± 0,6 mm dick, sowie nahezu ausnahmslos als Einzelband beobachtbar (Schmidt und Grünwald 1981).

Funktionell anatomisch verläuft es bei maximaler Dorsalflexion nahezu in Längsrichtung der Fibula. In dieser Position und vor allem bei zusätzlicher Supination-Inversion ist das Band am stärksten gespannt (Leonard 1949; Cosentino 1956; Makhani 1962; Laurin et al. 1968; Wirth und Artmann 1977; Zwipp et al. 1981; Seiler 1982).

---

[2] Verwendung der Nomenklatur nach Pernkopf (1943)

Nach Inman (1976) und Sosna und Sosna (1977) ist der physiologische Winkel zwischen vorderem und mittlerem Band mit 105° im Mittel (70°–140°) entscheidend für die Stabilität in allen Phasen des dorso-plantaren Bewegungsablaufes. Bei zu großem Winkel verliert beispielsweise das Ligamentum fibulocalcaneare bei Plantarflexion des Fußes zu früh seine stabilisierende Funktion, bevor sich das Ligamentum fibulotalare anterius ausreichend anspannt.

Zur Beziehung zum Subtalargelenk wies besonders Inman (1976) daraufhin, daß der calcaneare Bandansatz in der subtalaren Bewegungsachse verläuft.

Das *Ligamentum fibulotalare posterius* ist das kräftigste der 3 fibularen Zügel. Es ist 21 ± 2,6 mm lang, 8 ± 1,6 mm breit und 4,5 ± 0,9 mm stark (Schmidt und Grünwald 1981). In Übereinstimmung mit allen Anatomen spannt es sich nahezu horizontal zwischen dem Tuberculum laterale des Processus posterior tali und einer tieferen Grube unterhalb der Gelenkfläche an der dorso-medialen Seite des Außenknöchels. Es spannt sich bei reiner Dorsalflexion stärker an als bei isolierter Supination-Inversion des Fußes (Zwipp et al. 1981; Seiler 1982).

Das *Ligamentum talocalcaneare fibulare* als sog. 4. fibulares Band ist ein inkonstant vorhandenes Ligament mit variabler Topographie und differenter Nomenklatur.

Als Ligamentum talo-calcaneare-infrafibulare (Strasser 1917), als Ligamentum talocalcaneare fibulare (Pernkopf 1943) oder als Ligamentum talocalcaneare laterale (Toendury 1968) zieht es vom Talushals zum Calcaneus und bildet die Basis eines gleichschenkeligen Dreiecks zusammen mit dem vorderen und mittleren fibularen Band.

Nach Rouviére (1924) zeigt dieses Band als „lig. astragalien-calcanéen externe" dieselbe Verlaufsrichtung wie das Ligamentum fibulocalcaneare und spannt sich zwischen Fersenbein und Sprungbein.

Nach Benninghof und Goerttler (1964) und Draenert und Müller (1980) wird das Ligamentum talocalcaneare fibulare als distaler Faserzug des Ligamentum fibulotalare anterius dargestellt, der sich direkt in die distalen Fasern des Ligamentum fibulocalcaneare miteinwebt. Dadurch entsteht der Eindruck, daß das Ligamentum fibulotalare anterius und das Ligamentum fibulocalcaneare bei Rechtwinkelstellung des Fußes ein gemeinsames Band bilden, wie es von Müller (1978) zuvor beschrieben wurde.

Im Gegensatz zu anatomischen Präparationen von De Vogel (1970) ist dieses Band nach Prins (1978) stets darstellbar. Schmidt und Grünwald (1981) beobachteten es als schwaches Band in 77% der Fälle. Nach diesen Autoren entspringt es am häufigsten (83%) ventral der Fasern des Ligamentum fibulocalcaneare vom Calcaneus und befestigt sich in der Mehrzahl der Fälle (63%) am Corpus tali isoliert von den Fasern des Ligamentum fibulotalare anterius. In den übrigen Fällen strahlt es in die Fasern des mittleren und/oder vorderen Bandzügels ein.

3.3 Licht- und elektronenmikroskopische Aspekte

Sehnen und Gelenkbänder zählen zu den zell- und gefäßarmen, straffen, parallelfaserigen Bindegeweben, die vorwiegend kollagene, vereinzelt elastische und reticuläre Fasern enthalten. Durch die Scherengitteranordnung ist kollagenes Gewebe um 3% verlängerbar und bis 6 kg/mm^2 Querschnitt reversibel dehnbar (Leonhardt 1981).

Anhand tierexperimenteller lichtmikroskopischer Untersuchungen verläuft die *Bandheilung* nach Ruptur oder Durchtrennung des Bandes in 3 Phasen:

a) Nekrose und celluläre Infiltration; b) fibroblastische Invasion; c) Kollagenisation (Jack 1950); Clayton und Weir 1959; O'Donoghue 1961). Übereinstimmend wird berichtet, daß nur bei fehlender Annäherung der Bandstümpfe eine diffuse Narbenbildung den Defekt überbrückt. An operativ adaptierten und genähten Bändern ist nach 6–9 Wochen keine strukturelle Unterbrechung erkennbar (Clayton und Weir 1959).

Elektronenmikroskopische Untersuchungen zur Bandheilung wurden erstmals von Korkala et al. (1984) am Knieinnenband der Ratte durchgeführt. Danach verheilen genähte Bänder bei rasterelektronenmikroskopischer Betrachtung so perfekt, daß sie von scheinoperierten Bändern kaum zu unterscheiden sind, während nicht operativ adaptierte Bänder meist durch extensive Narbenbildung blockiert sind.

Klinisch-histologische Studien des ruptierten fibularen Bandes wurden erstmals nach Leger und Olivier (1945) von Mlle Gauthier-Villars 1940 durchgeführt. Bei frischer fibularer Bandruptur finden sich nach anfänglichen Zeichen der Einblutung, Fibrinausschwitzungen mit klassischem, nicht spezifisch-entzündlichen Infiltrat durch Immigration von Granulocyten, was der ersten Phase der typischen Wundheilung entspricht.

Broström und Sundelin (1966) untersuchten lichtmikroskopisch frische und veraltete Bandrupturen: 48 h posttraumatisch bestehen Einblutung und fibrinöse Exsudation, nach 3–5 Tagen granulocytäre Infiltration, ab dem 6. Tag mononucleäre Entzündungszellen, vom 7.–9. Tag Fibroblastenproliferation und neugebildete Gefäße, nach 8 Wochen Gewebsruhe. Bei chronischer Bandinstabilität kommt es nur selten zur Scarifizierung der Bandenden, normale Kollagenfibrillen bleiben erhalten sowie die Vitalität des ossären Fragmentes bei veralteten knöchernen Bandausrissen.

Elektronenmikroskopische Untersuchungen klinischer Fälle wurden in der Literatur bisher nicht bekannt.

3.4 Physio-pathologische Konditionen

a) Mm. peronaei: Castaing (1961) bezeichnete die peronealen Muskeln als die „aktiven Außenbänder" des oberen Sprunggelenkes.

75% der pronatorischen Gesamtarbeitsleistung werden von den Mm. peronaeus longus, brevis und tertius erstellt (v. Lanz und Wachsmuth 1972). Die maximale Arbeitsleistung der Pronatoren (4,6 mkg) verglichen mit der der Supinatoren (9,3 mkg) ist gering, potentielle Störungen der Muskelbalance umso bedeutender (Abb. 3).

Nach myokinetischen Untersuchungen von Francillon (1961) gilt das Prinzip: "Lokomotionsermöglichung unter möglichster Gelenkschonung". Francillon fand bei frischer Distorsion eine Kombination von Hyperergie (Verstärkung der Muskelaktion) und Hyperchronie (z. B. Übergreifen eines Standphasenmuskels in die Schwungphase), die sich nach gezielter Anästhesie sofort zurückbildeten. Auf diese Unterdrückung der von Kapsel und Bänder nociceptiven Reize hatte seinerzeit Leriche (1936) seine Therapie der frischen Distorsion mit Lokalanästhetika gestützt, bei Bandruptur aber nicht empfohlen. Bei habitueller Distorsion fand Francillon (1961) intraoperativ hochgradig geschädigte, teilweise völlig resorbierte fibulare Bänder, wodurch die mechanische Instabilität und die reaktive Muskeldyskinesie (besonders Hyperergie des Triceps surae) erklärbar wurde.

b) Eigenreflexbogen: Nach Freeman (1965b) ist die dynamische Stabilisierung des OSG nicht nur von einer kräftigen Peronealmuskulatur abhängig, sondern vor allem von einem

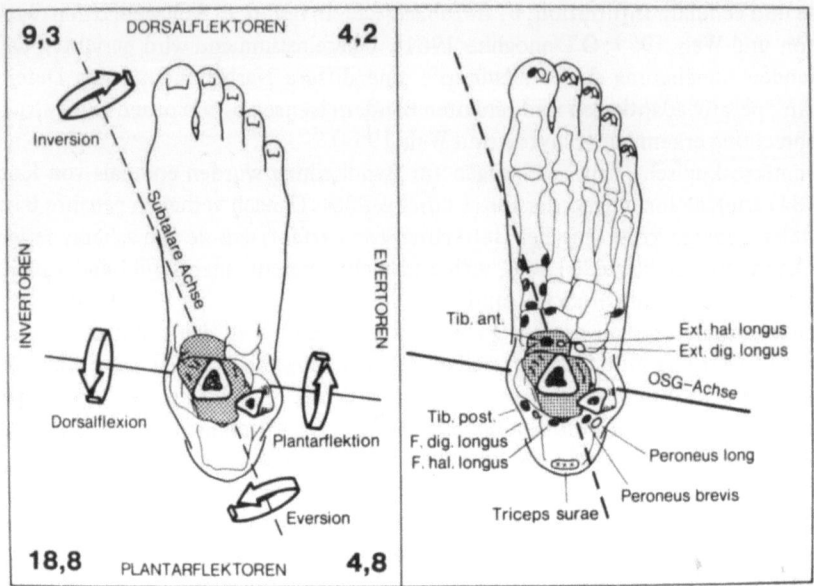

Abb. 3. Schematische topographische Darstellung der dynamischen Stabilisatoren des Fußes in bezug zu den Gelenkachsen und deren funktionelles Ungleichgewicht (Eckpunkte der maximalen Arbeitsleistung in mKg). Mod. nach v. Lanz und Wachsmuth (1972) und nach Mann (1975)

intakten Reflexbogen. Anhand klinischer und experimenteller Beobachtungen (Freeman und Wyke 1964a, b, Freeman 1965a, b, c) wurde folgende Theorie entwickelt:
1. Die in Gelenkkapsel und Bändern lokalisierten afferenten Nervenfasern (Mechanoreceptoren I und II) rupturieren aufgrund ihrer geringeren Reißfestigkeit gegenüber kollagenen Fasern eher, z. B. bereits bei Distorsionen oder inkompletten Kapselbandrupturen.
2. Der Eigenreflexbogen wird dadurch unterbrochen und es entsteht – auch ohne mechanische Instabilität – das sog. „giving way".
3. Erst wiederholte Distorsionen können aufgrund einer funktionellen Instabilität sekundär zur mechanischen Instabilität führen.
4. Funktionelle und mechanische Instabilität können nebeneinander bestehen und sich gegenseitig unterhalten.
5. Durch intensives Koordinationstraining mit Balanceübungen des Sprunggelenkes können nervale Defizite wieder ausgeglichen werden.

Auch nach neueren Untersuchungen (Glencross und Thornton 1981) wird wie von Freeman (1965b) gemutmaßt, daß die Störung des Reflexbogens durch die traumatische Deafferentiation mit Verlust an zahlreichen Mechanoreceptoren erklärbar ist. Diese Autoren beobachteten, daß der Gelenkpositionssinn nach Gelenktrauma vor allem in den Extrempositionen des Fußes am auffälligsten und direkt proportional zur Schwere des Gelenktraumas gestört wird.

3.5 Bio- und pathomechanische Merkmale

Das obere Sprunggelenk wurde von Fick (1911) als reines Scharniergelenk definiert. Barnett und Napier (1952) relativierten diese Vorstellung durch den Nachweis eines biphasigen Achsenverlaufes. Hicks (1953), später auch Close (1956) bestätigten die Außenrotation des Talus bei Plantarflexion, die Innenrotation bei Dorsalflexion. Erst Inman (1976) konnte nachweisen, daß es in 80% der untersuchten Sprunggelenke zur Pseudorotation des Talus beim dorso-plantaren Bewegungsablauf des Fußes kommt. Er konnte zeigen, daß sich die Bewegungen im oberen Sprunggelenk auf eine einzige fixierte Achse zentrieren lassen, die senkrecht (89°) auf der lateralen Talusfacette steht. Die Achse des oberen Sprunggelenkes verläuft dicht unterhalb der Knöchel, daher vom Innenknöchel aus gesehen nach lateral, plantar und dorsal.

Nach Inman (1976) stellt die Trochlea tali den Ausschnitt eines Kegelmantels dar, dessen Spitze nach medial zeigt. Die laterale Gelenkfläche steht senkrecht zur Gelenkachse, während die mediale um ca. 6° dazu geneigt ist. Deshalb ist die laterale Talusrolle kreisförmig, die mediale elliptoid. Dadurch wird die Pseudorotation des Talus erklärbar (Abb. 4). Aufgrund der Trapezform des Talus mit einem ventral weiteren Querdurchmesser von durchschnittlich 2,4 mm preßt sich das Sprungbein erst bei Dorsalflexion fest in die Knöchelgabel hinein. Durch den engen Kontakt zwischen der Facies malleolaris lateralis tali und dem Malleolus lateralis kommt es zur kongruenten Mitbewegung des Außenknöchels beim dorso-plantaren Bewegungsablauf.

Nach Untersuchungen von Seiler (1982) beruhen die ventro-dorsalen Excursionen der Fibula beim dorso-plantaren Bewegungsablauf auf speziellen Anordnungen der Außenbänder in Relation zur Rotationsachse der Fibula. Da der fibulare Bandapparat das frontale Biegeverhalten der Fibula mitbestimmt, könne seine Dysfunktion als möglicher Arthrosefaktor angesehen werden.

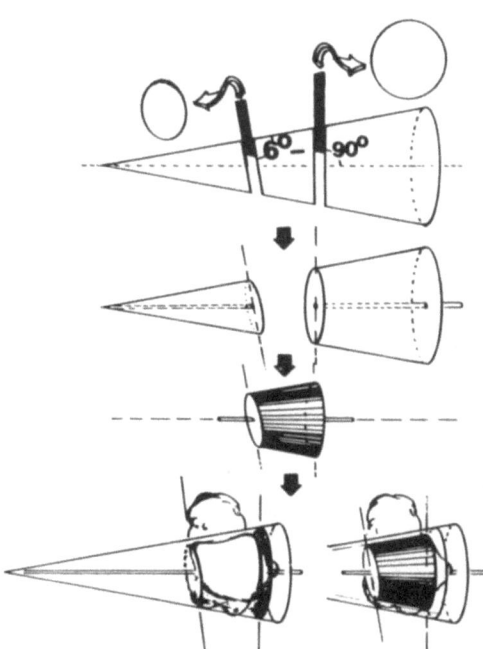

Abb. 4. Darstellung der Trochlea tali als Teil eines Kegelstumpfes mit medial um 6° angeschrägter Schnittfläche (Nach Inman 1976)

Autor*	Jahr	Ligament-Sektionen (n)	FTA	FTA + FC	FTA + FC + FTP
GÜTTNER	1941	52	≤10TK(°)	10-50TK (°)	komplett instabil
ANDERSON•	1952	7	≤7	12-30	"
PASCOËT	1972	27	5.5	13.5	"
PADOVANI	1975	5	≤15	15-20	
SAVA	1976	24	5.5	13.7	28 TK(°)
WIRTH•	1977	5	10-18	20-30	>30
RASMUSSEN•	1981	6	2-12	18-30	40-63
ERDWEG•	1983	5	5-17	8-25	10-28
GRETENKORD•	1983	15	0-12	2-22	2-28
ZWIPP•	1982	36	6±4	14±5	19±6

* gewahlt wurden nur Autoren, die ≥ 5 Präparate untersuchten

• und Co-Autor(en)

TK = Taluskippung
FTA = Lig. fibulotalare anterius
FC = Lig. fibulocalcaneare
FTP = Lig. fibulotalare posterius

Abb. 5. Vergleichende pathomechanische Untersuchungen zur Taluskippung nach fibularer Banddurchtrennung

Zur *Pathomechanik* der antero-lateralen Rotationsinstabilität des OSG wurden grobquantitative Untersuchungen durchgeführt (Abb. 5). Eine wesentliche Taluskippung wurde von den meisten Autoren erst nach Durchtrennung mindestens zweier Bänder, eine erhebliche Instabilität bis hin zur Luxierbarkeit des Talus nach Sektion aller 3 fibularen Bänder angegeben.

Daß die Talusführung nicht nur von der ligamentären Aufhängung abhängig ist, konnten McCullough und Burge (1980) nachweisen. Am axial belasteten Unterschenkelamputat nimmt die Rotationsinstabilität des Talus bei durchtrennten Bändern linear zur axialen Belastung ab, was durch die zunehmende mechanische Gelenkführung bei Belastung erklärt wird.

Rasmussen und Tovborg-Jensen (1983) fanden an Amputaten computer-analytisch einen Normalwert für die Talusinnenrotation von 7°. Nach Durchtrennung des Ligamentum fibulotalare anterius beobachteten sie den Hauptanteil der pathologischen Innenrotation von 18°, so daß dieses Band als Hauptstabilisator der Talusrotation angenommen wird.

Nur wenige Autoren berichteten, daß neben einer antero-lateralen auch eine antero-mediale Rotationsinstabilität am OSG experimentell nachweisbar sei (Padovani 1975; Frick 1978; Zwipp et al. 1982); Wirth et al. (1978) postulierten eine anteriore und posteriore Subluxierbarkeit des Talus bei Sektion aller 3 fibularen Bänder.

3.6 Ätiologie und Pathogenese der Verletzung

Der bipede plantigrade Gang des Menschen, der zivilisationsbedingte Verlust des Bodenkontaktes durch das Tragen von Schuhwerk und extreme, teils unphysiologische Streßsituationen des fibularen Bandapparates beim modernen Breitensport mögen dazu geführt haben, daß Bandverletzungen des OSG einen zunehmend großen Raum der traumatologischen Praxis einnehmen.

Nach Aufranc (1958) werden von allen Bändern des menschlichen Körpers die des Sprunggelenkes am häufigsten verletzt.

Von Watson (1984) wird in einer statistischen Analyse von knapp 7000 Sportunfällen irischer Schüler als absolut häufigste Verletzung noch vor „wound" die Diagnose „sprained ankle" angegeben.

Im Erwachsenensport ist in einer Analyse von 5504 Sportläsionen (Steinbrück und Rompe 1981) das Sprunggelenk mit 17,9% das zweithäufigst betroffene Gelenk nach dem Kniegelenk mit 21,6%. Distorsionen in 73,1% der Fälle sind dabei häufiger als Bandrupturen. Bezogen auf die unfallauslösende Sportart kommt dem Ballsport mit Körperkontakt wie Fußball (42,4%) die größte Bedeutung zu. Unter Berücksichtigung der Mitgliederzahl für die einzelne Sportart erscheinen Volleyball (29,6%), Baskettball (28,7%) und Trampolin-Springen (8,4%) als die „Sprunggelenkbänder-gefährdensten" Sportarten.

Ätiologisch sind exogene und endogene Faktoren bedeutsam:

Als *exogene Faktoren* kommen in Betracht:
1. Boden (z. B. unebenes Gelände, Hindernisse)
2. Schuhwerk (z. B. hohe Absätze, ungewohnter Schuh)
3. Schuh-Boden-Kontaktänderung (z. B. Rasen/Halle)

Als *endogene Faktoren* sind möglich:
1. Statische Fehlstellung (z. B. bei Calcaneus varus)
2. Musculäre Dekompensation (z. B. bei Wettkampfende)
3. Neurologisches Defizit (z. B. bei Peronaeus-Parese)

Inwieweit der sog. „inborne weak ankle" (Bonnin 1944) als endogenes Substrat anzusehen ist, ist nicht bekannt.

Die *Pathogenese* der fibularen Bandruptur ist bedingt a) durch einen der verschiedenen ätiologischen Faktoren b) durch einen gestörten Bewegungsablauf mit fehlender dynamischer Kompensation der akuten Streß-Situation und c) letztlich durch die Überforderung der kollagenen Fasern bei fortdauernder Gewalteinwirkung.

Nach ganganalytischen Untersuchungen von Morscher et al. (1981) wird der Rückfuß physiologischerweise durch den medialen Zug der Achillessehne während der Schwungphase in leichter Varusstellung gehalten. Die Belastung der Ferse beginnt dadurch in einer instabilen Lage. Noch während der Schwungphase vollzieht der Fuß eine Kreiselbewegung, zu Beginn etwas nach außen und anschließend nach innen. Dadurch entsteht im Moment des Fersenkontaktes eine nach medial gerichtete Kraftkomponente auf den Boden durch die beim Gehen entwickelte kinetische Energie. Diese bewirkt eine nach vorne gerichtete Kraft, so daß der Fuß beim „Auffußen" leicht außenrotiert. Durch diese Komponenten wird der Rückfuß nach dem Fersenkontakt aus seiner labilen Lage in eine stabile Valgusstellung gedrückt.

Pathogenetisch-pathomechanisch können danach beim Gehen auf einer schiefen Ebene die nach lateral gerichteten Kraftkomponenten größer als die nach medial gerichteten dynamischen Kräfte werden. Kann die peroneale Muskulatur diese Kräfte nicht abfangen oder wird sie zu spät innerviert (z. B. beim Treten auf ein unerkanntes Hindernis) kommt es zum Vertreten des Fußes.

Nach Weber (1966) führt die forcierte Supination-Adduktion-Inversion des OSG – aufgrund seiner einachsigen Scharniergelenkform – durch Fortleitung der Rotationskräfte zur Innenrotation des Knie- und Hüftgelenkes. Sind diese Kompensationsmechanismen erschöpft und erfolgt die Gewalteinwirkung plötzlich und heftig genug, kommt es zu knöchernen oder ligamentären Läsionen am OSG.

Entsprechend computer-analytischen Untersuchungen (Rasmussen et al. 1983) rupturieren beim Dorsal-Extensionstrauma des Fußes eher mediale Bandstrukturen, beim Plantar-Flexionstrauma vorzugsweise die lateralen Bandzügel des OSG. Außenrotationsstreß führt zur Ruptur der tiefen Portion des Deltoidbandes, forcierte Abduktion zu der Zerreissung seiner oberflächlichen Schicht. Gewaltsame Innenrotation bewirkt am ehesten die Ruptur des Ligamentum fibulotalare anterius und der kurzen Fasern des Ligamentum fibulotalare posterius. Ein reines Adduktionstrauma induziert nach diesen Autoren die Ruptur des Ligamentum fibulocalcaneare.

3.7 Diagnostische Abgrenzung

Klinisch
Anhand einer klinisch-epidemiologischen Untersuchung konnte Nilsson (1982) bei 212 arthrographisch gesicherten Diagnosen statistische Signifikanzen zur Differentialdiagnose errechnen, nach denen folgende Parameter für eine *fibulare Bandruptur* sprechen: männlich unter 35 Jahren, Sportverletzung, erheblich eingeschränkte Gehfähigkeit, starke Schwellung, maximale Druckschmerzhaftigkeit vor und unterhalb des Außenknöchels sowie positive oder fraglich positive Instabilitätsteste. Für eine *Zerrung* am oberen Sprunggelenk sprechen dagegen eher folgende Parameter: weiblich über 35 Jahre, uneingeschränkte Gefähigkeit, geringe Schwellung, negative Stabilitätsteste sowie ein geringer oder fehlender Gelenkerguß.

Als statistisch nicht signifikante Zeichen fand er das sog. „click-Phänomen" (das Gefühl des Patienten, als sei etwas im Sprunggelenk zerrissen), die lokale Überwärmung über dem Außenknöchel und Einschränkungen des Bewegungsumfanges im oberen Sprunggelenk.

Radiologisch
Neben Standardaufnahmen des OSG nach Wentzlik (1956a) in 2 Ebenen, ggf. Unterschenkelaufnahmen zum Ausschluß einer hohen Fibulafraktur, Fußwurzelaufnahmen in unklaren Fällen, kommt den vergleichenden *gehaltenen Aufnahmen* des OSG sowie der Arthrographie die größte differentialdiagnostische Bedeutung zu.

Die von Böhler (1957) geforderten handgehaltenen Aufnahmen im Seitenvergleich und in N. peroneus superficialis-Anästhesie werden heute allgemein apparativ unter Standardbedingungen angefertigt.

Nachdem Wentzlik (1956b) den ersten Halteapparat zur Prüfung der Taluskippung einführte, stellten Castaing und Delplace (1972) ein Gerät vor, das eine zusätzliche Messung des Talusvorschubes erlaubt.

Neben der einfachen Lagerung mit Sandsack (Frick 1979) werden heute verschiedene Halteapparate empfohlen (Sedlin 1960; Laurin und Mathieu 1975; Noesberger 1976; Fröhlich und Gotzen 1978; Kievernagel 1980; Scheuba und Vosskühler 1983).

Normalwerte für Taluskippung und -vorschub werden in der Literatur sehr unterschiedlich von 0–25° bzw. 3–7 mm angegeben (Berridge und Bonnin 1944; Rubin und Witten 1960; Laurin und Mathieu 1975; Cox und Hewes 1979; Hackenbruch et al. 1979). Neben verschiedenen Haltetechniken und differenten Varusbelastungen von 1 kp (Frick 1979) bis zu 34 kp (Laurin und Mathieu 1975), die eine Vergleichbarkeit der Daten einschränken, kommt dem Alter der untersuchten Gruppen eine signifikante Bedeutung zu. So fanden Schneider und v. Laer (1981) bei Kindern unter 10 Jahren einen physiologischen Taluskippwinkel von 6,6° im Mittel mit großer Streubreite (2–18°) und einen „normalen" Talusvorschub in jedem 2. Fall trotz operativ nachgewiesener Ruptur des Ligamentum fibulotalare anterius.

Während Fröhlich et al. (1980) die Messung der Taluskippung signifikant aussagekräftiger als die des Talusvorschubes erachten, sehen Hackenbruch et al. (1979) 20% falschnegative Befunde bei Prüfung der Taluskippung, nur 5% bei der des Talusvorschubes.

Trotz der grundsätzlichen Forderung Böhlers (1957), bei frischer Verletzung die gehaltene Aufnahme in Leitungsblockade des N. peroneus superficialis durchzuführen, erachten verschiedene Autoren wie Hackenbruch et al. (1979), Scheuba und Vosskühler (1983) diese Maßnahme für nicht erforderlich, andere hingegen fordern in Einzelfällen sogar die Untersuchung in Vollnarkose (Rudolph et al. 1983).

Die *Arthrographie* des oberen Sprunggelenkes – von Jönsson und Palmer 1940 inauguriert (zit. nach Hansson 1941) – kann als konkurrierendes Verfahren zur gehaltenen Aufnahme gelten. Neben anderen Indikationen stellt sie zum Nachweis der fibularen Bandruptur eine einfache und ungefährliche invasive Methode dar, die außerdem als einzig sichere Methode zum Nachweis einer frischen Syndesmosen- und/oder Deltoidruptur dient (Hansson 1941; Berridge und Bonnin 1944; Broström et al. 1965; Becher et al. 1970; Frick 1978).

Nach Keyl (1983) ist die Arthrographie der gehaltenen Aufnahme zur Differenzierung von fibularen Einzel- und Doppelbandläsionen deutlich überlegen, sofern sie 24 bis 36 h nach der frischen Verletzung erfolgt. Broström (1964) und Quisthoudt und Schmülling (1983) konnten dagegen auch in veralteten Fällen aussagekräftige Befunde erheben.

Während eine Darstellung der medialen Sehnenscheiden in 12–25% der Fälle (zit. nach Becher et al. 1970) sowie des hinteren unteren Sprunggelenkes in 20% der Fälle (Franke 1981) als physiologische Varianten beobachtet werden, wird die Darstellung der Peronealsehnen allgemein als Hinweis für die Ruptur des Ligamentum fibulocalcaneare gewertet. Nach Franke (1981) ist die Arthrographie um ca. 10% treffsicherer als die gehaltene Aufnahme.

Die *Peronealsehnen-Tenographie* stellt heute ein weiteres radiologisches Diagnostikum zum Nachweis der fibularen Bandruptur dar. Diese Methode, die von Deyerle (1973) zur Beurteilung eines Peronealsehnen-Entrappements nach Fersenbeinfraktur inauguriert wurde, stellt nach Eichelberger et al. (1982) eine hervorragende Methode dar, um die Ruptur des Ligamentum fibulocalcaneare sicherer nachzuweisen. Während bei der herkömmlichen Arthrographie das Kontrastmittel den Weg des geringsten Widerstandes folgend leicht die Gelenkkapsel verläßt, ohne in die potentiell rupturierte Peronealsehnenscheide einzudringen, wird bei der Tenographie unter hohem Druck die Peronealsehnenscheide aufgefüllt, so daß das Kontrastmittel nur bei Defekt der Sehnenscheide das Gelenk retrograd auffüllt.

Als sog. „Streß-Tenographie" kombinierten Evans und Frenyo (1979) diese Methode mit der gehaltenen Aufnahme. An 32 operativ kontrollierten Befunden konnten sie zeigen, daß bei kompletter Ruptur des Ligamentum fibulocalcaneare in 11 von 12 Fällen ein positives Tenogramm vorlag. Die hohe Treffsicherheit zum Nachweis der Ruptur des Ligamentum fibulocalcaneare lasse in Kombination mit der gehaltenen Aufnahme wichtige Informationen zur Unterscheidung von Einfach- oder Doppelbandläsionen zu.

Auch die *Computertomographie* kann nach Lindsjö et al. (1979) und Dihlmann (1982) bei bestimmten Fragestellungen wertvolle Zusatzinformationen liefern. Bei mangelnder Beurteilbarkeit mit herkömmlichen Methoden können Befunde zur Syndesmosenstabilität, zu reparativ ossifizierenden Bandausrissen und zu osteochondralen Defekten besser differenziert werden.

Arthroskopisch

Nach Berichten von Parisien und Shereff (1981), Drez et al. (1981) sowie Heller und Vogler (1982) stellt die Arthroskopie des oberen Sprunggelenkes in allen Fällen eines unklaren, mit herkömmlichen Mitteln nicht abgrenzbaren Krankheitsbildes bei Versagen konservativer Maßnahmen eine wertvolle Ergänzung des diagnostischen Spektrums dar. So z. B. bei Synovitis, posttraumatischer oder degenerativer Arthritis, Osteochondrosis dissecans, osteochondraler Fraktur oder im Rahmen bandplastischer Maßnahmen zur Beurteilung der intraarticulären Situation.

Eine Indikation bei frischer, röntgenologisch nicht sicher nachweisbarer fibularer Bandinstabilität und frischem Hämarthros ohne knöcherne Verletzung wurde bisher nur von Hempfling (1982) angegeben.

3.8 Therapie der akuten und chronischen ALRI

3.8.1 Konservativ: Herkömmliches und Neues

Bis zur Mitte dieses Jahrhunderts stellte die konservative Behandlung mit Immobilisation im Unterschenkelgipsverband die dominierende Therapieform der fibularen Kapselbandruptur am oberen Sprunggelenk dar.

Immobilisation im Unterschenkelgipsverband

Wichtige Vertreter der Orthopädie und frühen Traumatologie wie Watson-Jones (1943) und Böhler (1957) empfahlen die primär konservative Behandlung der frischen fibularen Bandruptur am oberen Sprunggelenk mit Immobilisation im Gipsverband.

Dehne (1933) berichtete als Erster zu den Ergebnissen nach konservativer Behandlung der fibularen Bandruptur. Trotz 3-, später 6wöchiger Ruhigstellung im Gipsverband konnte er ein Jahr nach der Behandlung bei 28 von 29 kontrollierten Patienten eine abnorme Beweglichkeit feststellen, völlige Beschwerdefreiheit nur bei 9 Patienten.

Güttner berichtete 1941 aus der Böhler-Schule über 94 kontrollierte konservativ behandelte Fälle mit schlechten Ergebnissen in über 20% der Fälle und einer Arthroserate von 13%.

Friedebold (1965) wies daraufhin, daß bei 184 kontrollierten Patienten nach konservativer Behandlung die Rezidivquote einer fibularen Bandverletzung infolge verbliebener Bandinsuffizienz in über 25% bei Männern und in über 30% der Fälle bei Frauen lag.

Russe kontrollierte 1967 100 Patienten 8 Jahre nach konservativer Behandlung mit Immobilisation bis zu 16 Wochen: nur 47 Patienten waren völlig beschwerdefrei, bei 40 Patienten bestanden Taluskippwinkel bis 15°, 14 klagten über erhebliche Beschwerden und 8 über gehäuftes Umknicken.

Thomas et al. (1973) behandelten 240 Patienten mit frischer fibularer Bandruptur konservativ durch Immobilisation im Gipsverband bis zu 15 Wochen. Von 90 kontrollierten Patienten zeigten 86 ein gutes, nur 4 ein befriedigendes oder schlechtes Ergebnis, wenngleich trotz nachgewiesener Stabilität in 64 Fällen nur 34 Patienten völlig beschwerdefrei waren. Die übrigen Patienten klagten über eine Distorsionsneigung, Unsicherheit beim Gehen auf Kopfsteinpflaster, über Schmerzen nach längerer Belastung oder über rasche Ermüdung,

Schwellungszustände oder Wetterfühligkeit. Die hohe Anzahl von 30 Patienten mit Distorsionsrezidiv wird von den Autoren dadurch erklärt, daß bei 54 Patienten schon vorher eine Distorsionsneigung bestand.

Hansen et al. (1979) kontrollierten das bisher größte Kollektiv von Patienten (n = 144), die 6 Wochen im Gipsverband immobilisiert wurden. Sie fanden in 116 Fällen gute, in 28 Fällen befriedigende Ergebnisse.

Broström (1966a), der als Erster konservativ-immobilisierte und primär operativ behandelte Patienten im Vergleich beurteilen konnte, fand 80% gute Resultate bei konservativem, annähernd 100% gute Ergenisse beim operativen Vorgehen.

Erst in neueren randomisierten, prospektiven Studien (Niedermann et al. 1981; v. d. Hoogenband et al. 1982) konnten dagegen keine signifikant schlechteren Resultate im 1-Jahres-Ergebnis bei Gipsimmobilisation gegenüber primär operativer Therapie gesehen werden.

Konservativ-funktionelle Behandlung
Bosien et al. (1955) berichteten über schlechte Ergebnisse nach konservativ-funktioneller Behandlung. 133 Studenten wurden nach fibularer Bandruptur mit Bettruhe, physikalischer Therapie, Entlastung mit 2 Unterarmgehstützen, adhäsiven Verbänden und elastischen Bandagen behandelt und im Mittel 29 Monate nach dem Trauma kontrolliert. In 60% der Fälle fanden sich objektiv abnorme Befunde. An 55 von 133 kontrollierten Sprunggelenken konnte eine pathologische Beweglichkeit des Talus festgestellt werden, davon in 24 Fällen zusätzlich eine peroneale Muskelschwäche.

Cetti (1982) teilte wesentlich bessere Resultate nach funktioneller Behandlung mit. Nach dreiwöchiger Entlastung und sofortigen Bewegungsübungen im oberen Sprunggelenk konnte er 51 Patienten 18 Monate nach der Behandlung kontrollieren. Bei Zugrundelegung der Taluskipp-Differenz zwischen zuvor verletztem und gesundem Sprunggelenk konnte er nur bei 3 von 51 Patienten eine größere Differenz von 10° sehen. Eine Differenz von mehr als 3 mm Talusvorschub sah er in immerhin 16 von 51 Fällen. Völlig beschwerdefrei waren 43 von 51 Patienten. Die günstigen Ergebnisse führte er auf die frühe Bewegungstherapie zur raschen Wiedergewinnung der funktionellen Stabilität zurück.

Propriozeptive Reflex-Therapie
Freeman (1965b) führte ein neues Konzept in die konservative Behandlung ein.

Er beobachtete, daß jeder vierte Patient mit einer frischen fibularen Bandruptur nicht in der Lage war, kurze Zeit mit geschlossenen Augen auf dem verletzten, aber nicht schmerzhaften Sprunggelenk, zu stehen. Anhand eines modifizierten Romberg-Testes konnte er beobachten, daß sogar jeder Zweite, der Belastungsschmerzen nach dem frischen Trauma angab, nicht in der Lage war, diesen Test auszuführen. Anhand kleiner randomisierter Behandlungsgruppen konnte er nachweisen, daß nach 3 Wochen intensivem Koordinationstraining nur in 7% der Fälle, nach 3 Wochen Gipsverband oder herkömmlicher Physiotherapie dagegen in 46% der Fälle ein sog. „Giving way" zu beobachten war.

Das *Propriozeptiv-Training nach Freeman* besteht darin:
Die ersten Balance-Übungen werden auf einem Brett ausgeführt, das sich wie eine Schiffschaukel nur in einer Ebene bewegen kann. Auf diesem Brett steht der Patient mit einem Bein und balanciert ohne mit dem anderen Bein den Fußboden zu berühren. Beherrscht er diese Übung bei vollständiger Dorsal- und Plantarflexion des Fußes, trainiert er auf einem zweiten Brett, das auf einer Halbkugel aufmontiert ist (Abb. 6). Dabei werden zwangsläu-

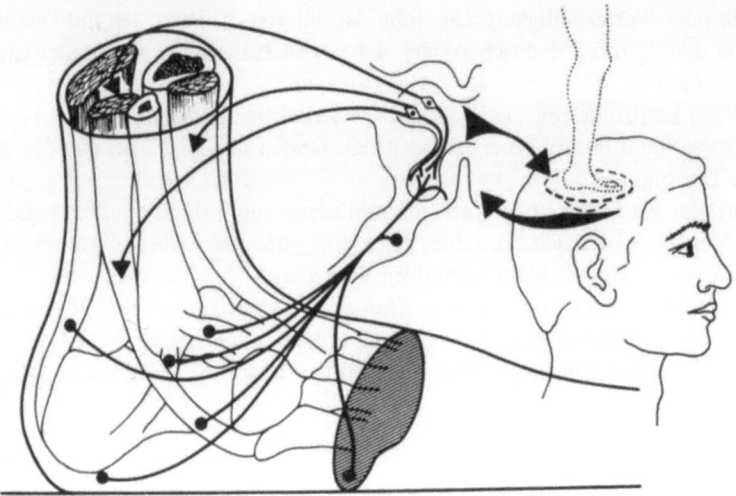

Abb. 6. Schematische Darstellung der sog. „reéducation proprioceptive". (Nach Delplace und Castaing 1975)

fig die Reflexe auftrainiert, die auch bei Pronation und Supination des Fußes notwendig sind. Mit den Übungen wird nach Rückbildung der Schmerzen begonnen, sie werden in mehreren Sitzungen bis zu 50 min ausgedehnt.

Castaing (1975) berichtete über die *„reéducation proprioceptive"*, die er seit 1967 in Anlehnung an Freeman bei allen Patienten durchführte, für die eine primär operative Versorgung nicht indiziert erschien. Alle Patienten mit chronischer Instabilität wurden, sofern es die Psyche des Patienten zuließ, zunächst diesem Propriozeptiv-Training zugeführt, um von dem Erfolg oder Mißerfolg die Entscheidung zur Operation abhängig zu machen. Er konnte beobachten, daß bei jedem zweiten Patienten eine funktionelle Stabilität erreicht werden konnte, daß aber andererseits immer der Erfolg abhängig blieb von der Bereitschaft des Patienten, diese Übungen fortzuführen.

Zum *TAPE-Verband* schrieb O'Donoghue (1976) in seinem umfassenden Werk zur Behandlung von Athleten, daß dieser nur beim Grad 1 der Kapselbandläsion am oberen Sprunggelenk, d. h. bei stabilen Bandverletzungen, indiziert ist.

Steinbrück (1981) konnte zeigen, daß bei reiner Banddberdehnung oder Teilläsion des Ligamentum fibulotalare anterius die Anwendung des TAPE-Verbandes beim Sportler eine äußerst vorteilhafte Methode darstellt. Nach Abschwellen des Hämatomes mit zusätzlicher Hochlagerung und Gabe von Antiphlogistica wird durch den frühfunktionellen Verband das Hämatom rascher abtransportiert, der Gelenkstoffwechsel funktionell verbessert und trophische Weichteilstörungen vermieden.

Mit dem Schlüsselwort *„bracing is function"* berichtete Stover (1980) über eine Luftkompressionsschiene, mit der aktive Sportler nach fibularer Bandruptur teils nach 10 Tagen wieder voll wettkampffähig sind.

Diese Luftkompressionsschiene besteht aus 2 äußeren Orthoplast-Schalen und 2 inneren aufblasbaren Luftkissen. Durch den wechselnen Druck der Luftkissen beim Gehen wird ein günstiger „milking-effect" auf das ödematöse Gewebe ausgeübt.

Raemy und Jacob (1983) berichteten über 20 kontrollierte Fälle einer fibularen Bandruptur, die mit dieser Aircast-Schiene behandelt wurden. Nur in einem Fall konnte eine Taluskippung von 8°, in einem anderen Fall ein Talusvorschub von weniger als 6 mm gesehen werden. Die durchschnittliche Arbeitsunfähigkeit wurde durch Anwendung dieser Schiene auf 17 Tage im Mittel reduziert.

Zur Behandlung der chronischen fibularen Bandinsuffizienz sind nur wenige *orthopädische Hilfsmittel* bekannt. Torsionseinlagen, Stützverbände, eine laterale Schuhranderhöhung von 0,5 cm oder sog. „Flügelabsätze" sind nur bei geringgradiger Instabilität ausreichend (Plaue 1968). Bei schweren Instabilitäten wird ein Schienenapparat mit Scharniergelenk von Graefe (1955) angegeben, der das obere Sprunggelenk stabilisiert. Bei Fußballern, die sich einem rekonstruktiven Eingriff nicht unterziehen wollen, kann ein straffer TAPE-Verband beim Spiel oder eine Walklederstütze mit eingearbeiteter Stahlfeder empfohlen werden (Schneider 1962).

3.8.2 Operativ: Entwicklung und Wandel

Nach Realisierung der Pathophysiologie und Erkenntnis der meist fruchtlosen konservativen Behandlung der habituellen Distorsion des Fußes beginnt mit Katzenstein (1927), Nilsonne (1932) und Elmslie (1934) die wiederherstellende Bandchirurgie am oberen Sprunggelenk.

Den bis heute ungefähr 40 verschiedenen Operationstechniken (Abb. 7a—e) zur Wiederherstellung des fibularen Bandapparates liegen im wesentlichen 3 Prinzipien zugrunde:
1. Direkter Bandersatz (anatomische Komponente);
2. Tenodese (dynamisch-statische Komponente);
3. Fersenbeinvalgisation (statische Komponente).

Zum direkten Bandersatz werden kollagene Gewebe wie Periost, Fascie, Cutis, Sehne und Dura als auto- und homologe Ersatzmaterialien sowie Seidenzügel und Kohlenwasserstoff-Fasern als alloplastischer Ersatz angewandt (Abb. 8).

Zerreißfestigkeit, Gewebsverträglichkeit, Ortsständigkeit des Gewebes, einfache Operationsmethodik und anatomischer Bandverlauf wurden diskutiert, insbesondere, ob nur das Ligamentum fibulotalare anterius oder beide Bänder zu ersetzen seien. So propagierten Weber und Hupfauer (1969), nur das Ligamentum fibulotalare anterius durch die Plantarissehne zu ersetzen, da dieses Band das initiale Kippen des Talus verhindere.

Andere Autoren meinten, daß ein Ligament nur durch ein Ligament ersetzbar sei. So opferte Haig (1950) für den Ersatz des Ligamentum fibulotalare anterius das vordere Syndesmosenband, Broström (1966b) empfahl, die Hälfte des Ligamentum talocalcaneare laterale zum Ersatz des Ligamentum fibulotalare anterius zu verwenden. Marti (1977) schlug sogar vor, das Ligamentum fibulotalare anterius durch das Ligamentum fibulocalcaneare zu ersetzen.

Tenodese-Technik

Die Tenodese-Verfahren des Musculus peroneus brevis oder longus gehen auf eine Sehnenfixation zurück, die vor Gallie (1913) von Sangiori (1901) zur Prävention der Fußdeformität bei Kinderlähmung inauguriert wurde. Nilsonne (1932) führte die M. peroneus brevis-Tenodese zur Behandlung der chronischen Instabilität am oberen Sprunggelenk ein (im 1. Fallbericht nur zur Substitution des Ligamentum fibulocalcaneare). Watson-Jones (1940)

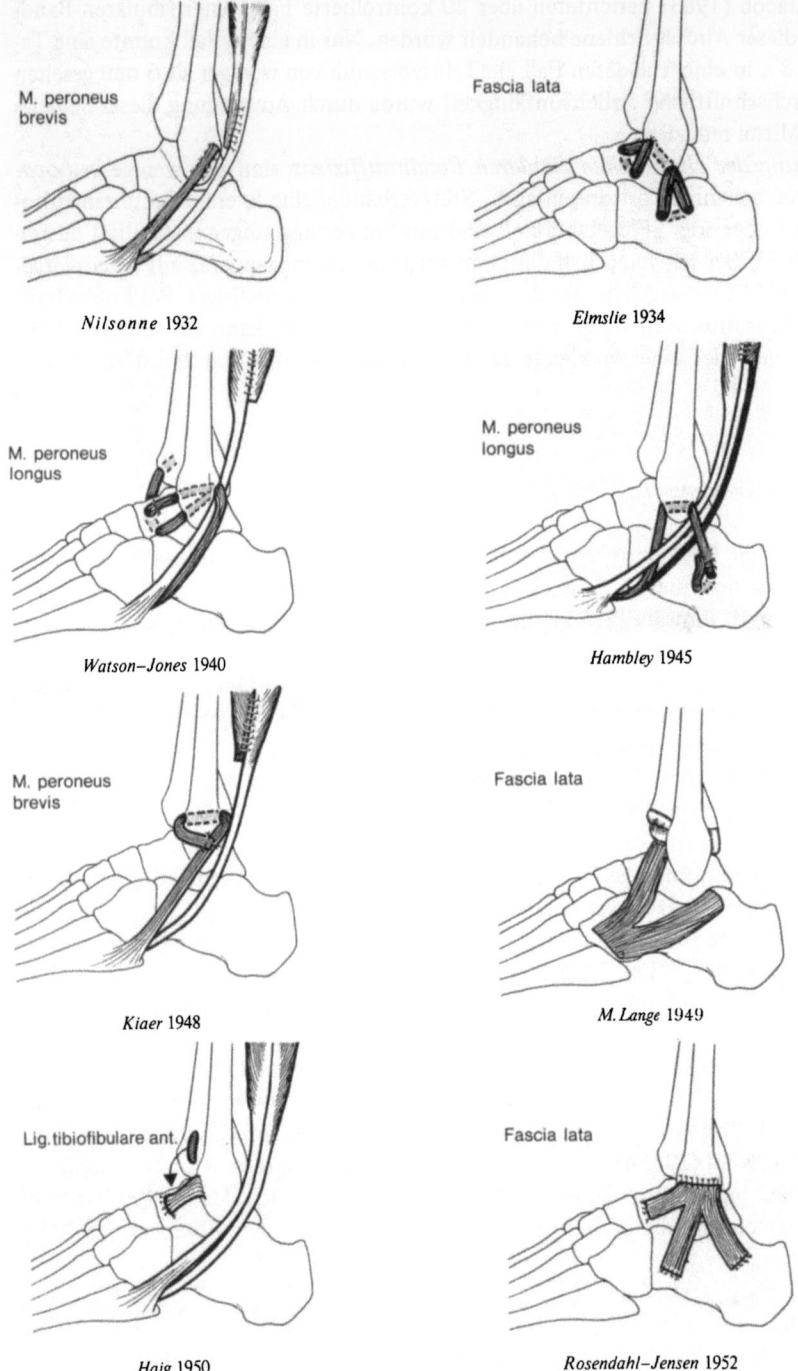

Abb. 7a. Operations-Methoden bei chronischer ALRI des OSG (In Anlehnung an Jaeger und Wirth 1978)

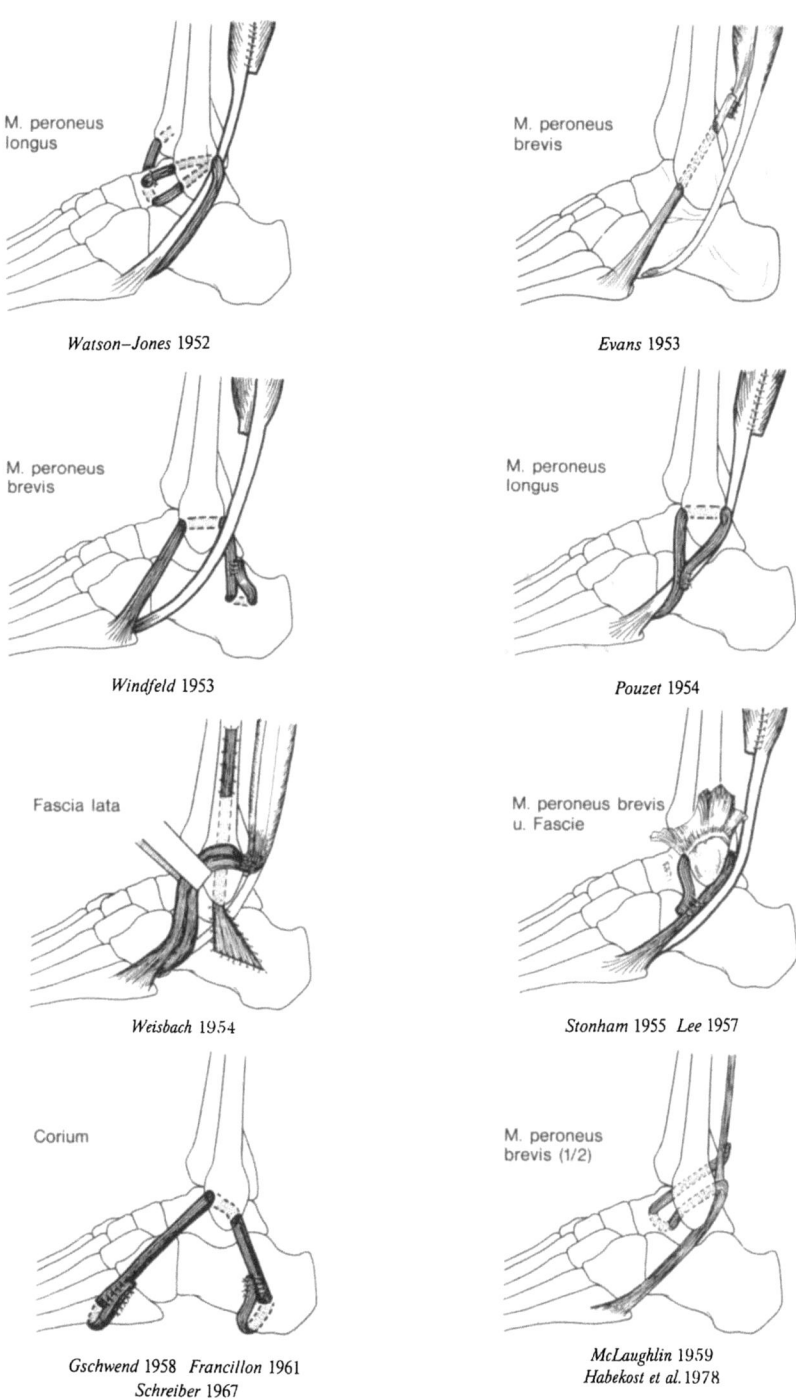

Abb. 7b. Operations-Methoden bei chronischer ALRI des OSG

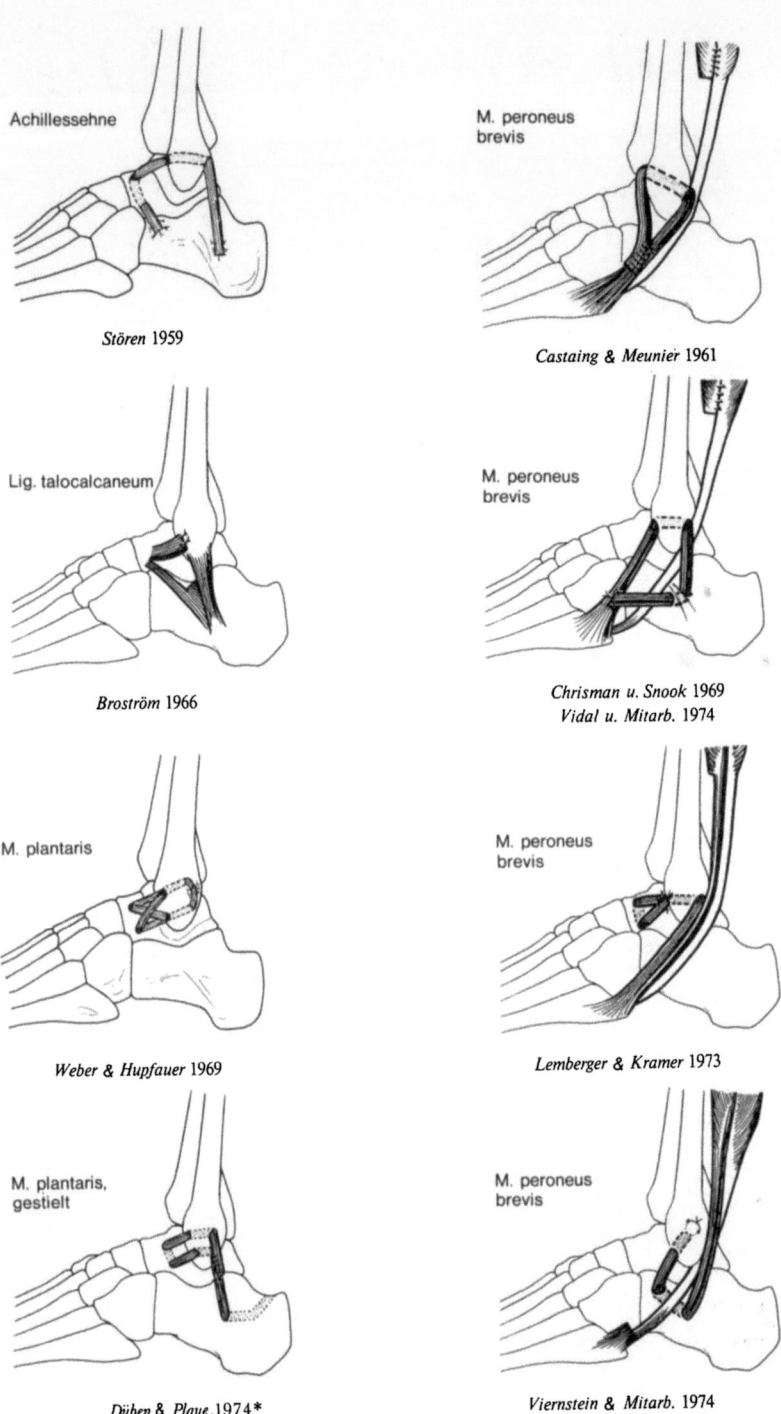

Abb. 7c. Operations-Methoden bei chronischer ALRI des OSG. * zit. nach Niethard (1974)

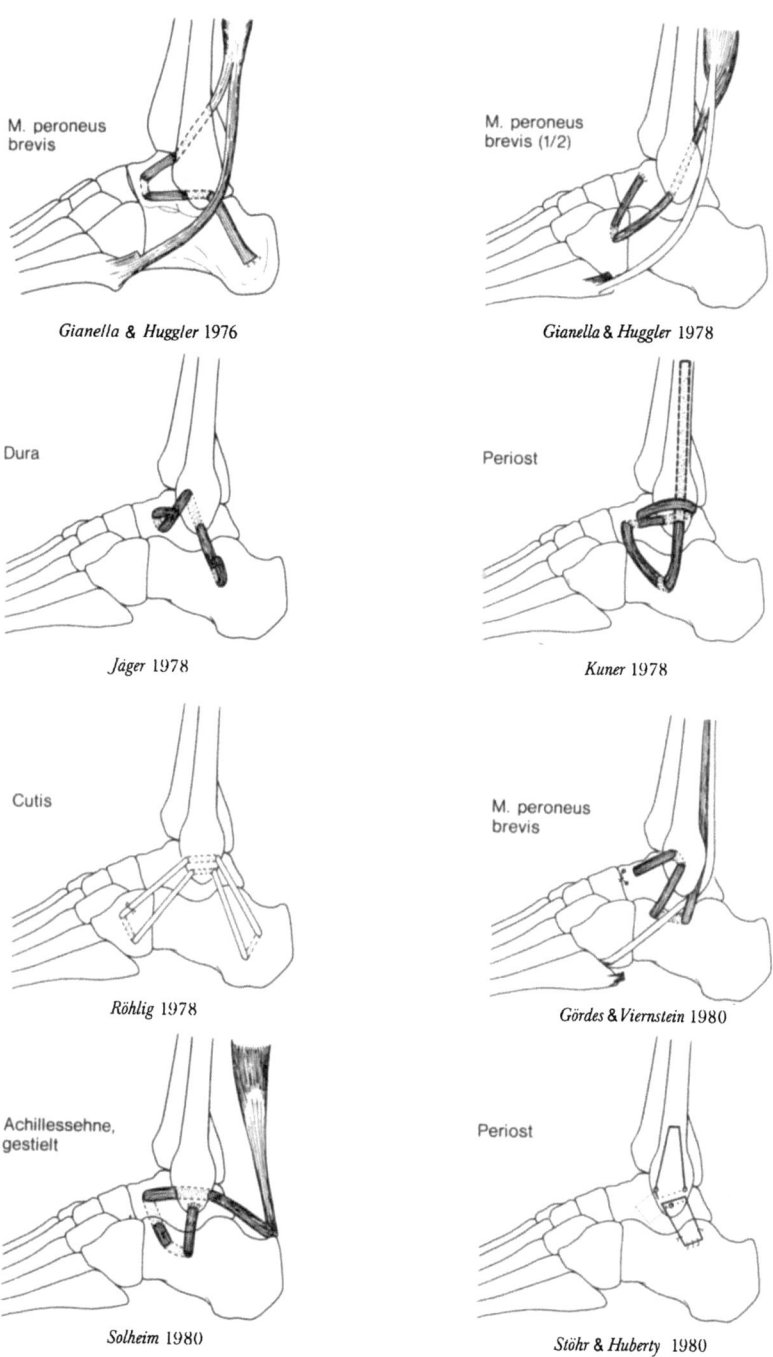

Abb. 7d. Operations-Methoden bei chronischer ALRI des OSG

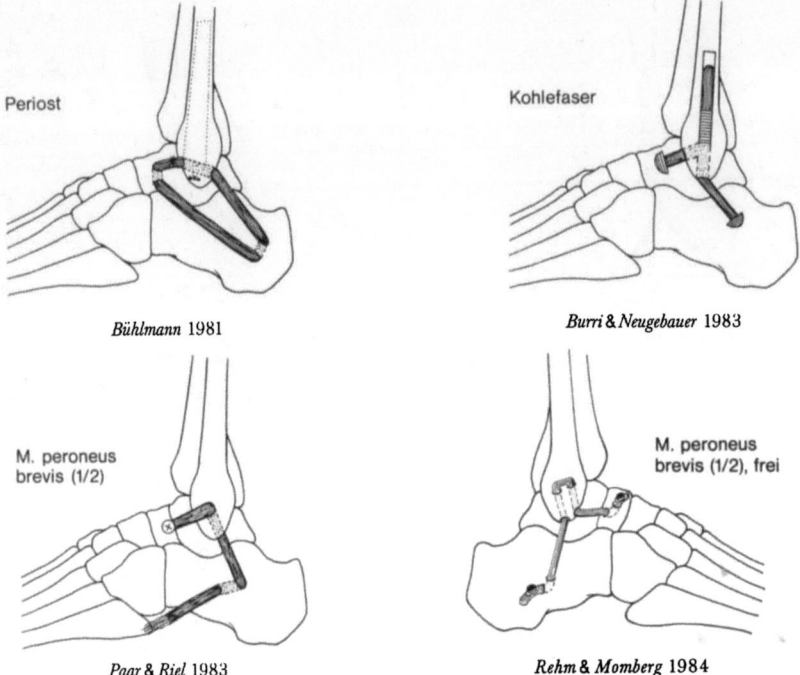

Abb. 7e. Operations-Methoden bei chronischer ALRI des OSG

imitierte mit dem Sehnenspan zusätzlich den anatomischen Verlauf des Ligamentum fibulotalare anterius.

Evans (1953) empfahl zum Ersatz der fibularen Bänder eine methodisch einfache M. peroneus brevis-Plastik, wies aber auf ein erhebliches konsekutives Supinationsdefizit hin.

McLaughlin (1959) machte auf die Bedeutung der pronatorisch-evertierenden Komponente der Mm. peronaei aufmerksam und empfahl, nur den halben Sehnenspan zu verwenden.

Alle späteren Modifikationen und Submodifikationen der Watson-Jones- oder Evans-Plastik folgten dem gleichen Prinzip: Das instabile obere Sprunggelenk wird durch die Fesselung eines der Pronatoren so stabilisiert, daß die gegenspielerische dynamisch-supinatorische Komponente nicht überwiegen kann. Durch die Überbrückung des Subtalargelenkes, des Chopart- und Lisfranc-Gelenkes wurden diese Verfahren als unphysiologisch später kritisiert. Erst neuere Tendenzen, bei denen die M. peroneus brevis-Sehne weniger zur Tenodese als vielmehr zum direkten Bandersatz benutzt wird, wie das Verfahren nach Gianella und Huggler (1976), Paar und Riel (1983) sowie Rehm und Momberg (1984) werden anatomisch-physiologischen Prinzipien eher gerecht.

Valgisierende Fersenbeinosteotomie
Erst durch moderne Techniken der Ganganalyse (Morscher et al. 1981) wurden statische Probleme wie die des Calcaneus varus wieder neu entdeckt (Saxl 1930). So empfahlen Morscher et al. (1981) bei Rückfuß-Varus zusätzlich zur Plantarissehnenplastik die valgisierende Fersenbeinosteotomie nach Dwyer.

BANDERSATZ	AUTOR	(JAHR)	TRANSPLANTAT
PERIOST	KATZENSTEIN⊛	1927	frei, autolog
	LÖFFLER	1956	gestielt
	KUNER	1978	gestielt
	STÖHR •	1980	gestielt
	BÜHLMANN	1981	gestielt
CUTIS	van NES ✶✶	1956	homolog
	MÜLLER ME •	1956	homolog
	GSCHWEND	1958	Cialit
	FRANCILLON	1961	auto-, homolog, Cialit
	SCHREIBER	1967	Cialit
	Zollinger •	1975	Cialit
FASCIA LATA	ELMSLIE	1934	autolog
	LANGE M	1949	autolog
	HAGEN	1951	autolog
	WEISBACH	1954	autolog
	KUNY •	1981	lyophilisiert
SEHNE	STÖREN	1959	Achillessehne frei
	WEBER•	1969	Plantarissehne frei
	DÜBEN•	1974 ✶	Plantarissehne gestielt
	SOLHEIM•	1980	Achillessehne gestielt
DURA	JÄGER	1970	lyophilisiert
SEIDE	HOHMANN	1951	alloplastische Durchflechtung
KOHLEFASERN	JENKINS •	1980	alloplastisch
	BURRI•	1981	alloplastisch

• und Co-Autor (en)
✶ zitiert nach Niethard, 1974
✶✶ zitiert nach Müller ME, 1956
⊛ zitiert nach Faber, 1932

Abb. 8. Bandersatzmaterialien bei chronischer ALRI des OSG

Wandel

Das Denken in der wiederherstellenden Bandchirurgie am oberen Sprunggelenk hat sich in den letzten Jahren so entwickelt, daß heute allgemein gefordert wird:
1. Beachtung der statischen Prinzipien
2. Schonung der dynamischen Stabilisatoren (Peronealmuskulatur)
3. Berücksichtigung des exakt anatomischen Bandverlaufes
4. Verwendung ortsständigen Ersatzgewebes (z. B. Periost) oder möglichst
5. *direkte Rekonstruktion* der fehlverheilten, elongierten oder narbig-degenerierten Bänder zur Wiederherstellung der physiologischen, biomechanischen und biologischen Konditionen (Broström 1966b; Duquennoy et al. 1972; Moberg 1973; Blanchet 1974; Solheim und Aasen 1976; Gould et al. 1980; Eriksson 1981; Zwipp und Oestern 1982).

Erst die Erfahrungen in der wiederherstellenden Bandchirurgie des oberen Sprunggelenkes, die Kenntnis der schwierigen Zuordnung anatomischer Strukturen bei chronisch rezidivierender Subluxation und die Intention, ein besseres funktionelles Resultat zu erzielen, als nach bandplastischen Maßnahmen, führte zu der folgerichtigen Entwicklung der primären Bandnaht bei frischer Verletzung.

Primäre Bandnaht
Die „L'intervention sanglante précoce" wurde erstmals von Seneque (1934)[3] sowie Leger und Olivier (1945) gefordert.

In der anglo-amerikanischen Literatur empfahlen 20 Jahre später Anderson und LeCocq (1954) als Erste das primär operative Vorgehen mit dem Hinweis, daß ein erfahrener Chirurg dieses Procedere aufgrund der abnormen Anatomie intraoperativer Befunde nach fehlgeschlagener konservativer Therapie sehr rasch akzeptieren würde.

Erst nach Bekanntwerden der experimentellen Untersuchungen von Clayton und Weir (1959), die am durchtrennten Knieinnenband des Hundes zeigen konnten, daß genähte Bänder in allen Phasen der Bandheilung eine größere Zugfestigkeit aufweisen als nicht operativ versorgte, schlossen sich zunehmend mehr Chirurgen diesem Vorgehen an (Dziob 1956; O'Donoghue 1958; Quigley 1959; Riviero und Manzotti 1960; Sedlin 1960; Ruth 1961; Sherrod und Phillips 1961; Anderson, LeCocq und Clayton 1962; Evrard 1962; Makhani 1962; Caro 1964; Broström 1966; Weber 1966).

Erst in den 70er Jahren setzte sich im europäischen Raum die Meinung nach und nach durch, daß es sich bei der fibularen Bandruptur am OSG um eine äquivalente Verletzung wie am Kniegelenk handele, die ein primär operatives Vorgehen erfordere (Reichen und Marti 1974; Duquennoy et al. 1975; Judet 1975; Rockenstein 1978; Seiler und Holzrichter 1978).

---

[3] Zit. nach Leger und Olivier (1945)

4 Verbliebene Fragen

1. Welche anatomischen Besonderheiten des fibularen Bandapparates liegen vor, um chirurgisch die exakte Rekonstuktion der einzelnen Bänder verbessern zu können?
2. Können licht- und elektronenmikriskopische Untersuchungen frisch und chronisch-geschädigter fibularer Bänder mehr Aufschluß geben über Pathogenese, Heilverlauf und gutachterliche Fragen?
3. Welche Werte für Taluskippung und Talusvorschub sind als physiologische Normvarianten anzusehen?
4. Welche biomechanische Funktion kommt jedem einzelnen fibularen Band bezüglich Taluskippung und Talusvorschub zu? Gibt es eine hintere Talusschublade? Welche Rolle spielt das mediale Collateralband zur Verhinderung der Luxatio pedis cum talo?
5. Mit welcher radiologisch einfachen und verläßlich reproduzierbaren Methode kann eine Instabilität im hinteren unteren Sprunggelenk von einer Instabilität des oberen Sprunggelenkes abgegrenzt werden?
6. Welche Schlußfolgerungen läßt die Analyse des eigenen Patientengutes anhand von Spätergebnissen sowohl nach konservativer als auch nach operativer Therapie der frischen fibularen Bandruptur zu? Welche der 3 angewandten operativen Techniken bei chronischer Instabilität des oberen Sprunggelenkes ist am ehesten geeignet, biomechanische Stabilität und volle Funktion des Gelenkes wiederherzustellen?
7. Welche klinisch relevanten Daten können tierexperimentell zur biomechanischen Bandheilung am Modell des Knieinnenbandes vom Kaninchen gewonnen werden?
   a) Zur Therapie: operativ/konservativ;
   b) Zur Nachbehandlung: immobilisierend/funktionell;
   c) Zur Bandläsion: Ruptur (Sektion)/Diastase.
8. Kann ein Prüfgerät zur Messung der biomechanischen Bandheilung entwickelt werden, das qualitative und quantitative Aussagen zur physiologischen Varus-Valgus-Streß-Belastung des Gelenk-Bandapparates erlaubt?
9. Inwieweit kann neben der Bestimmung von Reißfestigkeit und Bandsteifigkeit die gelenkstabilisierende Funktion des verheilten Bandes gleichzeitig überprüft werden?
10. Kann das mediale Knieinnenband des Kaninchens als Modell für das humane fibulare Band am OSG dienen?

5 Eigene experimentelle-klinische Untersuchungen

5.1 Anatomische Betrachtungen

Material und Methodik

Untersucht wurden insgesamt 60 obere Sprunggelenke an
a) 48 bis 36 h alten, gekühlten Leichen
b) 6 frischen Unterschenkel-Feuchtpräparaten sowie an
c) 6 unmittelbar postoperativ mit 10%iger Formalin-Lösung intraarteriell[4] perfundierten Oberschenkelamputaten junger Patienten.

Die 3 fibularen Bänder wurden hinsichtlich Ursprung und Ansatz, Bandlänge und -stärke sowie Lagebeziehung zu Talus, Außenknöchel und Peronealsehnen überprüft. Insbesondere intressierten Bandvarianten, das Vorhandensein des Ligamentum talocalcaneare fibulare und dessen lageabhängige Variationen zum Ligamentum fibulotalare anterius und Ligamentum fibulocalcaneare.

Ergebnisse

a) *Ligamentum fibulotalare anterius (FTA)*: Als substantiell schwächstes Band entspringt es an der äußeren konvexen Ventralkante des Außenknöchels proximal und direkt benachbart zum Ligamentum fibulocalcaneare. Es verläuft bei Rechtwinkelstellung des Fußes um 10–20° zur Plantarebene geneigt zum proximalen Talushals, um dort unmittelbar distal der Fascies malleolaris lateralis tali zu inserieren (Abb. 9a). Es ist mit der antero-lateralen Gelenkkapsel verwoben, als Bandstruktur gut davon abgrenzbar. In knapp einem Drittel der Fälle (19 von 60) kommt dieses Band gedoppelt vor. Der weiter distal gelegene Bandanteil erscheint immer als der schwächere, um mindestens ein Drittel schmalere Anteil. Als *Einzelband* ist es im Mittel 15 mm lang, 10 mm breit und 1,5 mm stark.

In Neutralstellung des Fußes ist es entspannt (Abb. 9a), bei Dorsalflexion und Pronation gelockert (Abb. 10b), bei Plantarflexion und Supination maximal angespannt (Abb. 10a). Bei Dorsalflexion verläuft es parallel zur Plantarebene (Abb. 10b–d), in maximaler Plantarflexion annähernd in Verlängerung der Fibulaachse (Abb. 10a).

b) *Ligamentum fibulocalcaneare (FC)*: Es entspringt getrennt, aber unmittelbar dicht benachbart und distal zum FTA, aber noch proximal und ventral der Außenknöchelspitze, von der lateralen Umschlagskante des Außenknöchels (Abb. 10a, b). Betrachtet man den

---

[4] Intraarterielle Perfusions-Fixation: Darstellung der A. poplitea, Kanülierung derselben mit Knopfsonde und Infusion von 500–1000 ml Ringerlösung zum Herausspülen des im Gefäßsystemes vorhandenen Blutes, danach Auffüllung mit 500–1000 ml 10%-Formalin-Lösung. Anatomische Präparation nach 2–5 Tagen

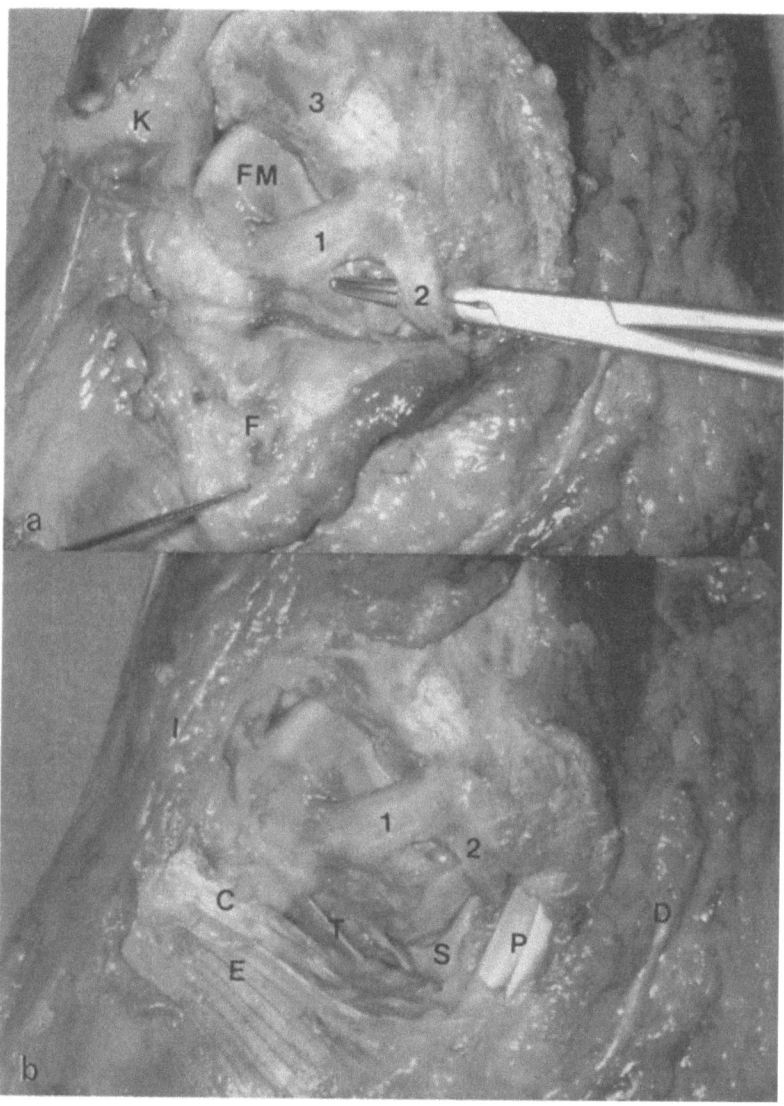

Abb. 9a—c. Topographie des Ligamentum fibulotalare anterius (FTA) und Ligamentum fibulocalcaneare (FC) in Neutral-0-Position des Fußes: Präparation am linken OSG einer frischen Leiche. **a** Die Haut ist reseziert, die Subcutan- und Fascia cruris-Schicht abgeschoben, die antero-laterale Kapsel *(K)* nach dorsal weggeklappt, der Fettkörper *(F)* nach distal geschlagen. Das Ligamentum fibulotalare anterius *(1)* entspringt an der äußeren Ventralkante zwischen Ligamentum fibulocalcaneare *(2)* und Ligamentum tibiofibulare anterius *(3)*, es inseriert unmittelbar distal der Facies malleolaris lateralis tali *(FM)*. **b** K und F sind reseziert, ebenso die ventrale Peronealsehnenscheide distal des proximalen Retinaculums: *P* (Peronealsehnen), *S* (Subtalargelenk), *T* (Ligamentum talocalcaneare interosseum), *C* (Fasern des Ligamentum cruciforme), *E* (Extensor brevis-Muskulatur), *D* (Nervus cutaneus dorsalis lateralis, Ast des Nervus suralis), *I* (Nervus cutaneus dorsalis intermedius, Ast des Nervus peroneus superficialis)

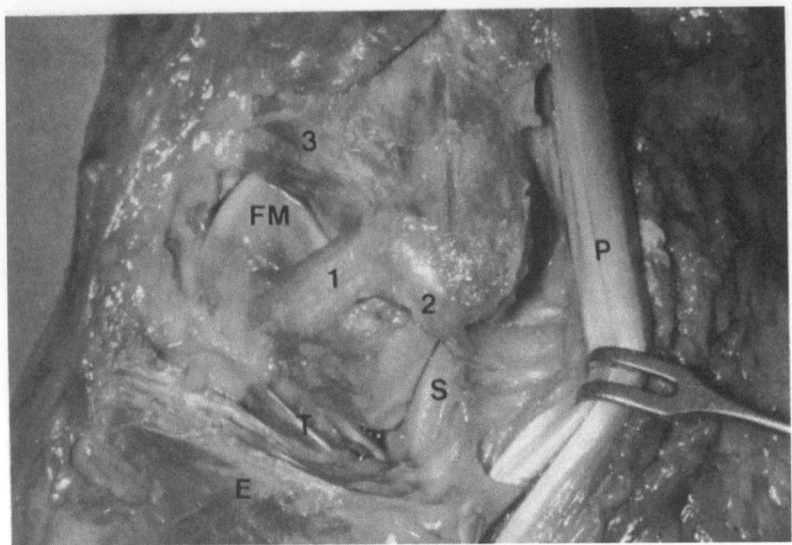

Abb. 9c. Durchtrennung des proximalen Retinaculums der Peronealsehnen, die mit dem Haken nach dorsal gehalten sind: FTA und FC bilden einen Winkel von 110° und sind in Neutralstellung entspannt. Das FC verläuft S-förmig in sich rinnenförmig verwunden von latero-cranial nach mediocaudal, die Außenknöchelspitze freilassend

Scheitelpunkt der Umschlagskante des Knöchels und nicht die Grenze zwischen Knochen und Knorpel, so entspringen in der Regel zwei Drittel der Fasern außen, ein Drittel innen am Außenknöchel (Abb. 10d; 11d). Es zieht medial der Peronealsehnenscheide nach dorsalcaudal — das Subtalargelenk überbrückend — zum Calcaneus, an dem es flächenhaft inseriert (Abb. 10b, c, d). Es verläuft extracapsulär, von der Peronealsehnenscheide getrennt und bildet zusammen mit dem FTA einen Winkel von 110° im Mittel bei allen Positionen des Fußes (Abb. 9a–c; 10a–d).

Nahe dem Urspung zeigt es eine oväläre Schnittform von durchschnittlich 7 mm Breite und 4 mm Stärke. Seine durchschnittliche Länge beträgt 26 mm. Dopplungen des Bandes sind nicht beobachtbar.

In Neutralstellung des Fußes und bei Betrachtung in der Frontalebene von hinten verläuft das Band durch die darüberziehenden Peronealsehnen unmittelbar unterhalb des Außenknöchels S-förmig nach medial konvex (Abb. 10b). Es richtet sich mit seinen Fasern als ge-

Abb. 10a–d. Funktionelle Anatomie des Ligamentum fibulotalare anterius *(FTA)* und ▶ Ligamentum fibulocalcaneare *(FC)*. Nach Resektion der Peronealsehnen ist das Zusammenspiel der beiden Ligamente in den verschiedenen Fußpositionen erkennbar: a Plantarflexion und Supination: Maximale Anspannung des FTA nahezu in Verlängerung der Fibulaachse, Lockerung des FC rechtwinklig zur Fibula verlaufend. b Dorsalflexion und Pronation: Entspannung des FTA parallel zur Plantarebene verlaufend, maximale Lockerung des FC in Verlängerung der Fibulaachse verlaufend. c Dorsalflexion: Aufrichtung des Ligamentum fibulocalcaneare in der fibularen Längsachse. d Dorsalflexion und Supination: Maximale Anspannung des FC in der Fibulalängsachse. Der Ursprungsbereich an der äußeren Ventralkante des Außenknöchels tritt in dieser Position deutlich hervor

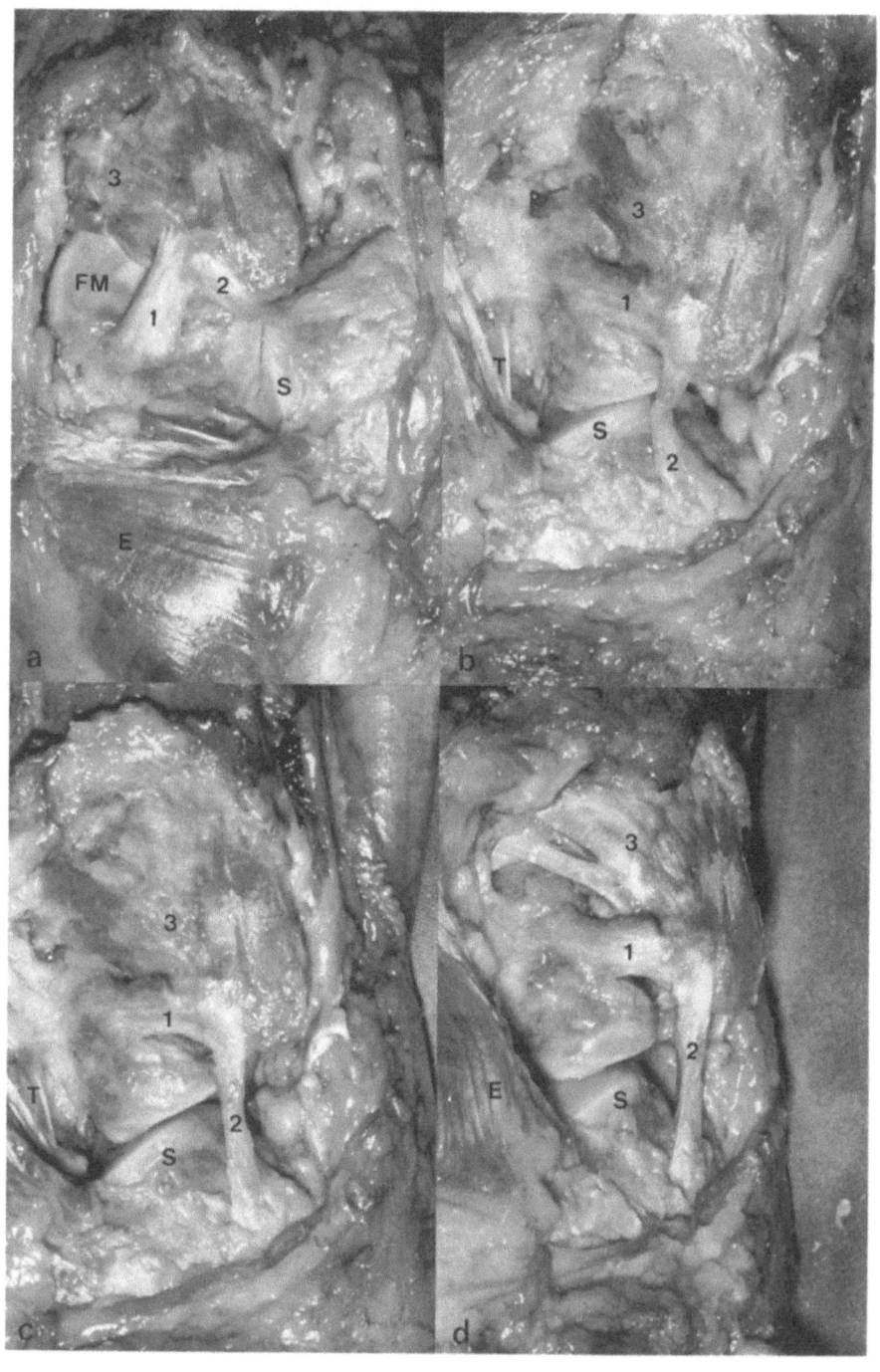

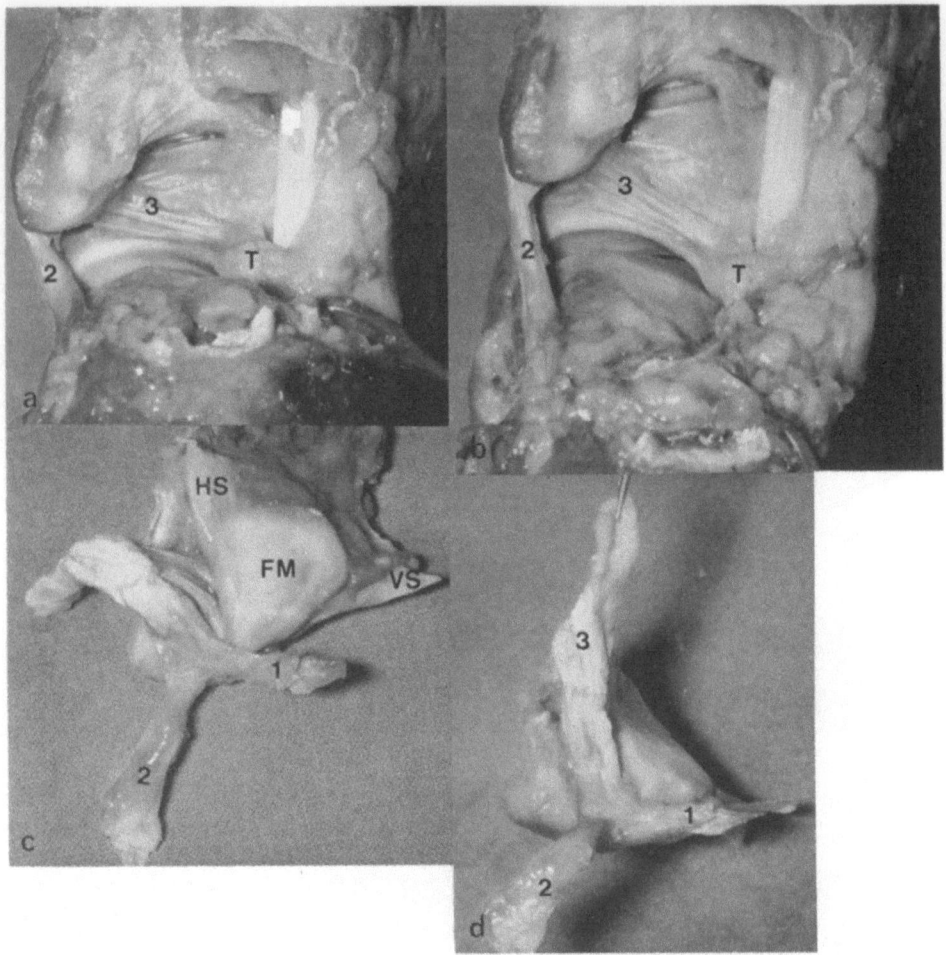

Abb. 11a–d. Topographie des Ligamentum fibulotalare posterius (FTP). a Nach Resektion der dorsalen Kapsel ist das FTP *(3)* erkennbar, das in Neutral-0-Stellung des Fußes nahezu horizontal zum Tuberculum laterale des Processus posterior tali *(T)* zieht, das FC *(2)* ist S-förmig gelockert. b Bei Dorsalflexion spannt sich das FTP an, jetzt mehr nach caudal verlaufend, Aufrichtung des FC. c, d Außenknöchel von medial/caudal mit ankerförmigem Zusammentreffen des FTA *(1)*, FC *(2)* und FTP *(3)*, wobei FTA und FTP innenseitig medialseitig durch eine feine Bandtasche miteinander verbunden sind, die die Spitze der Facies malleolaris lateralis tali *(FM)* slip-förmig umhüllt. VS (vorderes Syndesmosenband), HS (hinteres Syndesmosenband)

rades Bündel erst auf, wenn der Fuß invertiert und zunehmend dorsalflektiert wird (Abb. 10c, d; 11b).

c) Ligamentum fibulotalare posterius (FTP): Dieses Ligament ist das weitaus kräftigste der 3 fibularen Bänder. Es ist erst beim Aufklappen des Gelenkes oder nach Resektion der dorsalen Kapsel, mit der es fest verwoben ist, erkennbar (Abb. 11a, b). Das Band spannt sich nahezu horizontal aus der kleinen Grube der dorsalen Innenseite des Außenknöchels zum

Tuberculum laterale des Processus posterior tali (Abb. 11a, b). Auf dem Weg dorthin gibt es zahlreiche kurze Fasern an die laterale Hinterkante unmittelbar distal der Knorpelfläche ab (Abb. 12a–c). Es gibt in einem Drittel der Fälle (22 von 60) Faserbündel ab, die zur Hinterkante der Tibia ziehen und sich teilweise mit den Fasern des hinteren Syndesmosenbandes verbinden.

Das Band ist im Mittel 20 mm lang, 9 mm breit und 5 mm stark.

Bei Dorsalflexion und Supination des Fußes spannt es sich maximal an.

Bei anatomischer Gesamtbetrachtung aller 3 fibularen Bänder imponiert der auffallend engbenachbarte, kleeblattähnliche Ursprungsbereich an der Fibula (Abb. 11c, d), wobei das Ligamentum fibulotalare posterius medial der Rotationsachse, das Ligamentum fibulocalcaneare zu einem Drittel medial, das Ligamentum fibulotalare anterius vollständig lateral der Rotationsachse der Fibula entspringt (Abb. 11d). Der Verlauf der Bänder entspricht den 3 Richtungen des Raumes (Abb. 11d).

d) Ligamentum talocalcaneare fibulare: Es ist nur an jedem 4. Sprunggelenk (16 von 60) nachweisbar und damit ein inkonstant vorkommendes zusätzliches Band, das sich sehr unterschiedlich darstellt. In 6 von 16 Fällen ist es vom Kapselgewebe des Subtalargelenkes kaum zu unterscheiden. Es bildet immer die Basis eines etwa gleichschenkeligen Dreiecks, zusammen mit dem Ligamentum fibulotalare anterius und Ligamentum fibulocalcaneare. Die Höhe dieses Dreiecks ist dabei sehr variabel, so daß in einzelnen Fällen (n = 4) die innere Höhe dieses Dreiecks nur 5 mm ausmacht. In diesen Fällen erscheinen die Fasern des Ligamentum talocalcaneare fibulare mit den Bandfasern des Ligamentum fibulotalare anterius und fibulocalcaneare am Calcaneus und Talus zu verschmelzen. Es kann fast ausschließlich in den Fällen beobachtet werden, in denen das Ligamentum fibulocalcaneare sehr weit ventral am Außenknöchel entpringt (Abb. 13a, b).

Diskussion

Während die eigenen anatomischen Beobachtungen im Wesentlichen übereinstimmen mit topographischen Beschreibungen der klassischen Anatomie, stehen sie im Widerspruch zu den Befunden von Draenert und Müller (1980) sowie Draenert (1984). Diese Autoren projizieren die Anheftungsbereiche aller 3 fibularen Bänder an der Fibula medial der Rotationsachse, was sie als entscheidend für die passive Bewegungsfreiheit der Fibula erachten. Übereinstimmung findet sich nur in der Beobachtung, daß die Fibulaspitze frei von Bändern ist und das Ligamentum fibulotalare posterius medial der fibularen Rotationsachse besteht. Da es physiologischerweise bei Plantarflexion des Fußes, d. h. bei maximaler Spannung des FTA, zur kongruenten Außenrotation von Talus und Außenknöchel kommt (Barnett und Napier 1952; Close 1956; Henkemeyer et al. 1975; Inman 1976; Wirth et al. 1978) und pathophysiologischerweise eine Innenrotation des Talus bei FTA-Durchtrennung entsteht (Dehne 1933; Rasmussen und Tovborg-Jensen 1981), dürfte das Ligamentum fibulotalare anterius als Außenrotator gelten. Aus biomechanischen Überlegungen heraus müßte danach auch funktionell-anatomisch dieses Band lateral der Rotationsachse an der Fibula verhaftet sein. Zum Ligamentum fibulocalcaneare besteht eine Annäherung der Beobachtung darin, daß nach eigenen Befunden 1/3 der Bandfasern medial entspringen und daß das Band in Neutralstellung aber nur scheinbar medialwärts S-förmig verläuft.

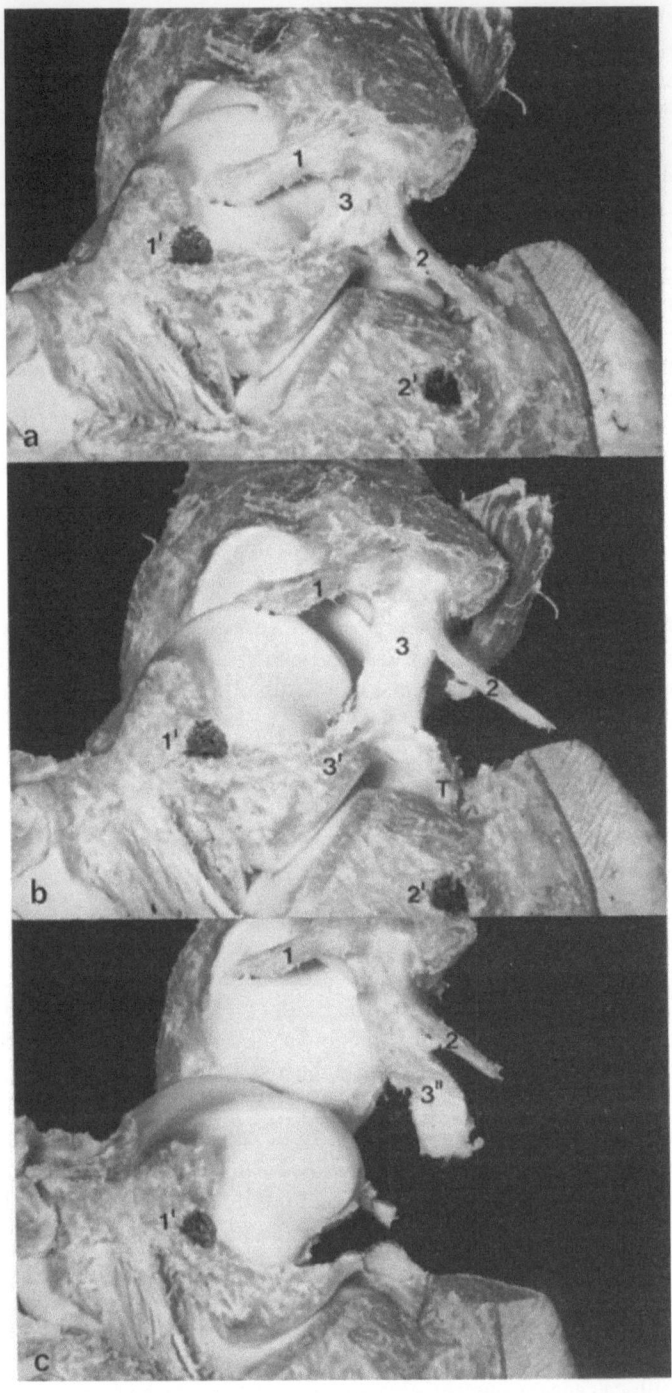

Abb. 12a—c

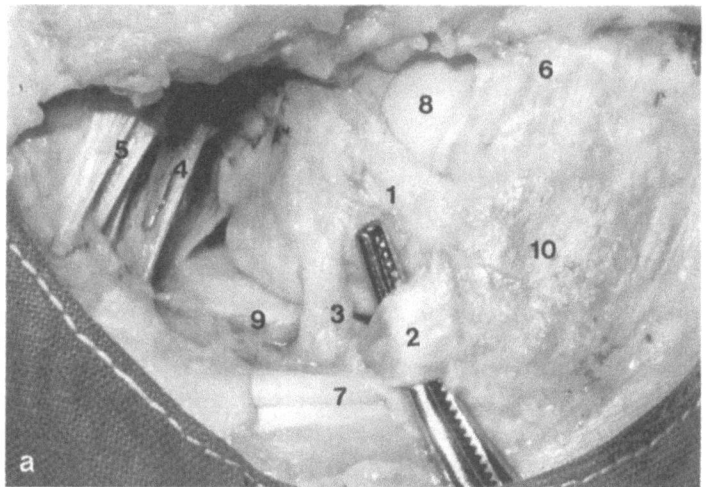

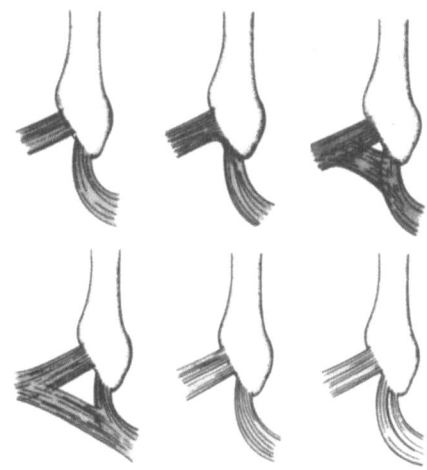

Abb. 13a, b. Präpariertes linkes Sprunggelenk einer frischen Leiche. **a** Die antero-laterale Kapsel und das Fettgewebe aus dem Sinus tarsi sind reseziert. *1* = Ligamentum fibulotalare anterius, *2* = Ligamentum fibulocalcaneare, *3* = Ligamentum talocalcaneare laterale, *4* = Ligamentum talocalcaneare interosseum (zweischenklig), *5* = Zwei tiefe Anteile des Ligamentum fundiforme, *6* = Vorderes Syndesmosenband, *7* = Peronealsehnen, *8* = Facies malleolaris lateralis tali, *9* = Subtalare calcaneare Gelenkfläche, *10* = Außenknöchel. **b** Variation des Ligamentum talocalcaneare fibulare (laterale) als Verstärkungszug der postero-lateralen Kapsel des Subtalargelenkes (s. Text)

◀ **Abb. 12a–c.** Faserverlauf des Ligamentum fibulotalare posterius (Präparation am formalin-perfundierten linken OSG-Amputat). **a** Ligamentum fibulotalare anterius *(1)* und Ligamentum fibulocalcaneare *(2)* sind am Ansatz (schwarzer Punkt 1', 2') abgelöst. Das Ligamentum fibulotalare posterius *(3)* wird beim Aufklappen des Gelenkes in unmittelbarer Höhe zwischen 1' und 2', senkrecht zur Linie 1'–2' stehend, erkennbar mit Teilablösung der kurzen Fasern an der hinteren Fawcettschen Linie des Talus. **b** Alle kurzen Fasern *(3')* zum Talus sind abgelöst, die langen Bandfasern sitzen dem Tuberculum laterale des Processus posterior tali *(T)* noch fest auf. **c** Die langen Fasern *(3")* sind scharf am Tuberculum abgelöst, der langstreckige Verhaftungsbereich an der Talushinterkante ist schwarz markiert

Die unterschiedlichen Berichte zum Vorkommen des Ligamentum talocalcaneare fibulare (laterale), daß dieses Band nach Schmidt und Grünwald (1981) in 77%, nach Prins (1978) stets, nach Präparationen von De Vogel (1970) nur gelegentlich vorhanden und im eigenen Material in nur jedem 4. Fall nachweisbar ist, sowie die zur übrigen Literatur diskrepanten Befunde von Schmidt und Jäger (1984), daß das Ligamentum fibulotalare anterius in 96,5% der Fälle gedoppelt sei oder das Ligamentum fibulocalcaneare nach Ludolph et al. (1984) die größten anatomischen Varianten aufweise, könnten auf ein gemeinsames Phänomen zurückgeführt werden:

Betrachtet man − wie in den eigenen Untersuchungen − das Ligamentum talocalcaneare fibulare als Verstärkungszug der subtalaren Kapsel, der in einigen Fällen sich als isoliertes, selbständiges Band darstellt, so bildet er die Basis eines gleichschenkeligen Dreiecks zusammen mit dem FTA und FC (Strasser 1917; Pernkopf 1943; Toendury 1968); verschmilzt das Ligamentum talocalcaneare fibulare mehr mit den Fasern des FTA oder des FC, kann es als Doppelung des einen oder anderen Bandes imponieren oder letztlich beide Bänder so verweben, daß sie wie ein durchgehendes Band (Abb. 13b) erscheinen (Müller 1978).

Schlußfolgerungen

Zur anatomischen Rekonstruktion chirurgisch insuffizient verheilter fibularer Ligamente sind Tenodese-Techniken ungeeignet, da sie weder Bandlänge, Bandverlauf noch Bandspannung des einzelnen Ligamentes ersetzen können.

1. Zum direkten Ersatz des Ligamentum fibulotalare anterius muß das Bandersatzgewebe exakt zwischen Ligamentum tibio-fibulare anterius inferius und Ligamentum fibulo-calcaneare verhaftet sein und mit 10−20° Neigung zum proximalen Talushals in Neutral-0-Stellung ziehen (auch ein Bandersatz, z. B. mit Verwendung des vorderen Syndesmosenbandes (Haig 1950) kann daher anatomischen Prinzipien nicht gerecht werden).
2. Bei Reinsertion oder Ersatz des Ligamentum fibulocalcaneare muß berücksichtigt werden, daß 1) die Knöchelspitze freibleibt, 2) die Verlaufsrichtung des Bandes im fibularen Bohrkanal den natürlichen Faserverlauf nach dorsal beibehält und 3) daß der Bandersatz oder das am Calcaneus zu reinserierenden Band mit dem FTA zusammen einen Winkel von 110° in Neutralstellung des Fußes bildet (Abb. 9a−c und 10a−d).
3. Bei Elongation des Ligamentum fibulotalare posterius kann ein biomechanisch wirksames Nachspannen des Bandes ohne anatomische Alteration am einfachsten durch Ausmulden der Fibulaumschlagskante in Höhe der Fovea malleolaris erreicht werden, um das Band so mit transossärer Naht zu raffen (vgl. Abb. 14, 58h).

5.2 Licht- und elektronenmikroskopische Befunde

Material und Methode

20 Gewebsproben des Ligamentum fibulotalare anterius wurden vom makroskopischen Rupturbereich (10 nach frischer Ruptur: 8 h bis 8 Tage nach dem Trauma) bzw. vom makroskopisch erkennbaren Narbenbereich (10 bei chronischer Instabilität: 3 Monate bis 9 Jahre nach dem primären Trauma) entnommen, nach Fixation in 10%iger Formalinlösung, Paraffin-Einbettung und 4 μ-Schnitten lichtmikroskopisch mittels 3 verschiedener Färbungen (H. E., von Gieson, Goldner) systematisch durchgemustert. 10 Gewebsproben (5 bei fri-

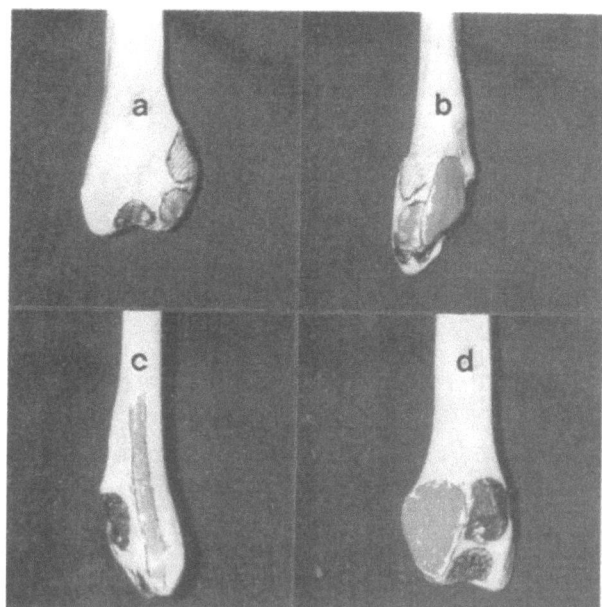

Abb. 14a–d. Topographie des Außenknöchels: **a** lateral, **b** antero-medial, **c** posterior, **d** medial, rot: Ursprung des Ligamentum fibulotalare anterius, grün: Ursprung des Ligamentum fibulocalcaneare, blau: Ursprung des Ligamentum fibulotalare posterius, gelb: Facies malleolaris lateralis tali, orange: Sulcus Mm. peroneus

scher, 5 bei veralteter Ruptur) wurden zusätzlich nach sofortiger Fixation in 5%iger Glutaraldehyd-Lösung in üblicher Technik mit dem Transmissionselektronenmikroskop[5] untersucht. Es interessierten 3 Fragen:
a) Gibt es licht- oder elektronenmikroskopisch nachweisbare rupturbegünstigende Alterationen?
b) Ist lichtmikroskopisch eine second-stage-Ruptur (Riß in alter Narbe) von einer frischen Bandruptur sicher unterscheidbar?
c) Welche pathomorphologischen Veränderungen sind bei frischer oder chronischer Instabilität licht- und elektronenmikroskopisch charakteristisch?

Ergebnisse
1. Bei frischer fibularer Bandruptur finden sich in Abhängigkeit von der Zeit des vorangegangenen Traumas Zeichen und Zellen der normalen Gewebsheilung:
   a) 8–48 h: Hämorrhagie und fibrinöse Exsudation,
   b) > 48 h: Inflammation mit Granulocyten-Immigration,
   c) > 120 h: Mononucleäre Zellen mit zunehmender Fibroblasten- und Gefäßproliferation.
   Primär degenerative rupturbegünstigende Alterationen sind weder licht- noch elektronenmikroskopisch bei frischer Bandzerreißung erkennbar.
2. Lichtmikroskopisch ist bei second-stage-Ruptur des Bandes und korrekter makroskopischer Probeexcision aus dem Rupturbereich neben Veränderungen der frischen Gewebsheilung die diskontinuierliche Rupturlinie vorzugsweise im nachweisbaren Narbengewe-

---

[5] in Zusammenarbeit mit Dr. H. Bartels, Abteilung für Zellbiologie und Elektronenmikroskopie im Zentrum Anatomie der Medizinischen Hochschule Hannover

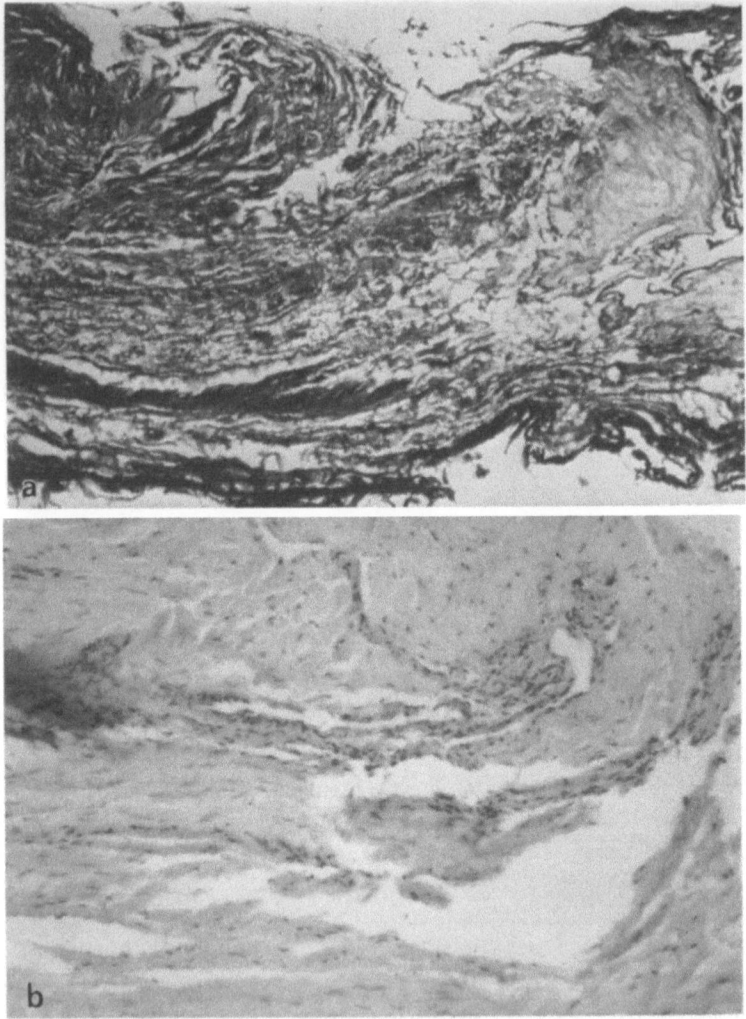

Abb. 15. a Frische Ruptur des Ligamentum fibulotalare anterius. Interstitielle Desintegration von Kollagenfibrillen und komplette Ruptur ganzer Kollagenfaserbündel *(rechte Bildhälfte)*. HE, ×16. b „Second-stage-Ruptur" des Ligamentum fibulotalare anterius. Neben normalen, typisch gewellten Kollagenfasern findet sich inselförmig Narbengewebe mit Zell- und Gefäßreichtum *(Bild-Mitte)*. Goldner, ×80

be darstellbar. Bei primärer Bandruptur fehlt Narbengewebe, die geordneten Kollagenfasern brechen im Faserverlauf diskontinuierlich ab (Abb. 15a, b).
3. Bei chronischer Instabilität des Bandes findet sich lichtmikroskopisch neben normalen parallelen Kollagenfasern reichlich zellarmes, gefäßreiches Narbengewebe (Abb. 15c). Elektronenmikroskopisch ist bei frischer Ruptur die celluläre Aktivität der Fibroblasten gesteigert. Das weite endoplasmatische Reticulum ist gefüllt mit Proteinen der Grundsubstanz (Abb. 16a, a1). Bei chronischer Instabilität ist die „ruhende", kontraktile Zelle reich an Mikrofilamenten, arm an Zellorganellen (Abb. 16b, b1).

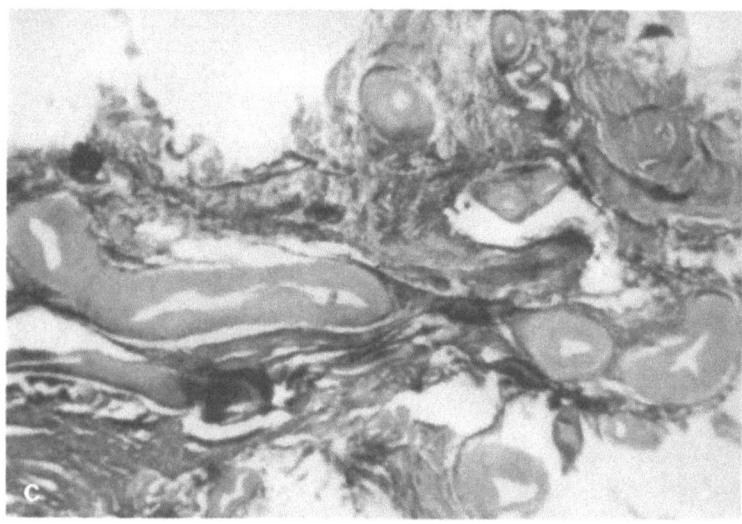

Abb. 15c. Narbenplatte des Ligamentum fibulotalare anterius mit ausgeprägtem Gefäßreichtum. Van Gieson, x80

Diskussion

Die lichtmikroskopischen Befunde bei frischer Ruptur stimmen überein mit den Beobachtungen von Leger und Olivier (1945) sowie Broström und Sundelin (1965), die ebenfalls keine rupturbegünstigenden Alterationen sahen. Da bei der eigenen Untersuchung auch elektronenmikroskopisch weder celluläre noch extracelluläre degenerative Alterationen erkennbar waren, kann angenommen werden, daß es nur bei adäquatem Trauma zur fibularen Bandruptur kommt. Damit könnte ein grundsätzlich verschiedenes pathomorphologisches Verhalten gegenüber kollagenem Gewebe von Sehnen postuliert werden, da rupturbegünstigende Degenerationen, z. B. an der Achillessehne, bekannt sind.

Die second-stage-Ruptur, die in der Literatur bisher histologisch nicht untersucht wurde, könnte für gutachterliche Fragen Bedeutung gewinnen, zumal hier ein prädisponierender Vorschaden in der Klinik nachweisbar ist. Da eine ligamentäre Ruptur in einer alten Narbe auch ohne adäquates Trauma denkbar ist, könnte dieser Verletzungstyp versicherungsrechtlich als Verschlimmerung eines zuvor bestehenden Leidens gedeutet werden.

Im Gegensatz zu den Untersuchungen von Broström und Sundelin (1965) konnte in allen Fällen einer chronischen Instabilität neben normalen parallelen Kollagenfasern kleinere oder größere Areale zellarmen, gefäßreichen Narbengewebes beobachtet werden.

Schlußfolgerungen

1. Degenerative Alterationen, wie z. B. im Kollagen der Achillessehne, sind bei fibularer Bandruptur nicht nachweisbar, so daß adäquate Traumen bei primärer Bandzerreißung angenommen werden müssen.
2. Die sog. second-stage-Ruptur ereignet sich im Bereich minderwertigen Narbengewebes, sie beinhaltet ein bereits vorausgegangenes Trauma und kann lichtmikroskopisch-histologisch zusammen mit dem makroskopisch-intraoperativen Befund gutachterlich Bedeutung erlangen.

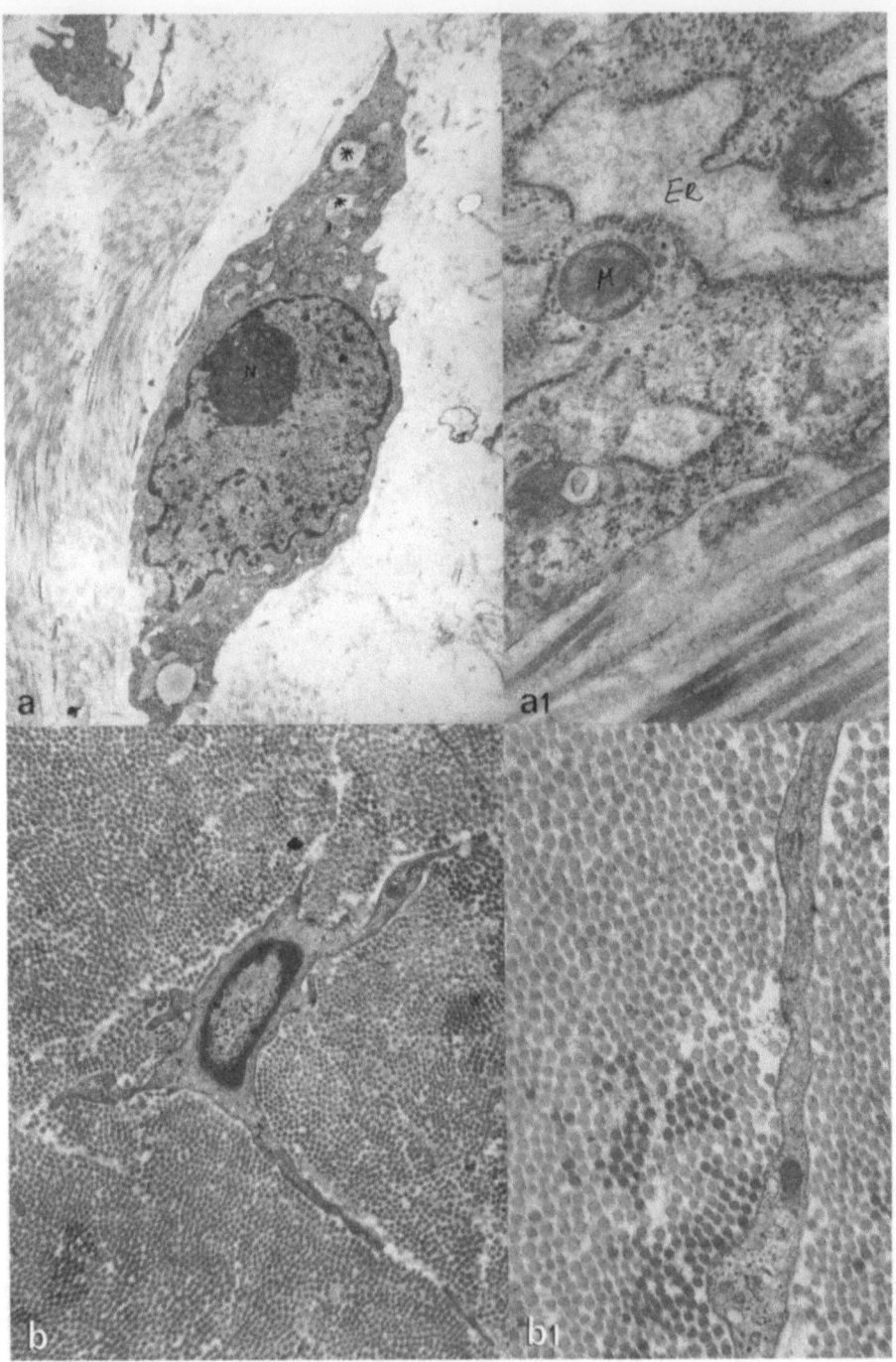

Abb. 16

3. Die akute und chronische Instabilität des Ligamentum fibulotalare anterius lassen licht- und elektronenmikroskopisch deutliche differente Charakteristika erkennen.

5.3 Pathomechanik der lateralen und medialen Instabilität

Material und Methodik

Es wurden isolierte und kombinierte Banddurchtrennungen der fibularen und tibialen Bänder an 48 Sprunggelenken frischer Leichen durchgeführt. Die teilweise eingetretene Leichenstarre wurde am Sprunggelenk im warmen Fußbad mit mehrfachem Durchbewegen des Gelenkes gelöst. Die Ligamenta fibulotalare anterius und fibulocalcaneare wurden über einen antero-lateralen Zugang, das Ligamentum fibulotalare posterius von dorso-lateral exploriert. Vor und nach jedem Sektionsschritt wurden gehaltene Aufnahmen a.p. und seitlich bei Varus-, Valgus- und tibio-talarem Streß (15 kp) nach ventral und dorsal angefertigt (Abb. 17a–d).

Der Ausgangswert und jeder einzelne Sektionsschritt wurde in 0°- und 30°-Fußposition an jeweils 6 Sprunggelenken kontrolliert. Talusvorschub (TV), Talusrückschub (TR) sowie laterale und mediale Taluskippung ($TK_{l/m}$) wurden mit einer definierten Meßmethode ermittelt (Abb. 17e).

Ergebnisse

In der ersten Versuchsreihe wurden die Ligamenta fibulotalare anterius (FTA), fibulocalcaneare (FC) und fibulotalare posterius (FTP) schrittweise durchtrennt. Die Sektion des FTA führte nach Varusstreß in 30°-Fußposition zu 8,2 ± 2,6 mm Talusvorschub und 9,6 ± 2,9° Taluskippung, in Neutral-0-Stellung des Fußes zu 5,1 ± 1,4 mm Talusvorschub und 6,3 ± 3,1° Taluskippung. Auch nach Durchtrennung aller drei fibularen Bandstrukturen fanden sich mittlere Werte unter 20° Taluskippung und 10 mm Talusvorschub (Abb. 18a, 22).

In einer zweiten Versuchsanordnung wurde mit der Durchtrennung des FC begonnen. Seine Sektion führte in 30°-Fußposition zu 4,1 ± 2,3 mm Talusvorschub und 5,8 ± 3,4° Taluskippung, in Neutral-0-Stellung des Fußes zu 4,0 ± 2,3 mm Talusvorschub bzw. 6,3 ± 3,8° Taluskippung. Erst nach Durchtrennung des FTA im dritten Schritt wurde eine enorme Zunahme für Talusvorschub und Taluskippung erkennbar (Abb. 18b).

◄ Abb. 16. a Frisch rupturiertes Ligamentum fibulotalare anterius, Glutaraldehyd-5%-Fixation; Transmissionselektronenmikroskopie: Spindelförmiger Fibroblast mit zahlreichen Zellorganellen, vor allem weite Zisternen des granulierten endoplasmatischen Reticulums (*). *N*, Nucleolus. x17000. a^1 Bei stärkerer Vergrößerung erkennt man fein granuläres Material in den Zisternen des endoplasmatischen Reticulums. *M*, Mitochondrien. x74000. b Chronisch vernarbtes Ligamentum fibulotalare anterius: sternförmiger Fibroblast mit dünnen Cytoplasmaausläufern und wenigen Zellorganellen. x29000. b^1 Cytoplasmaausläufer bei stärkerer Vergrößerung. x64000

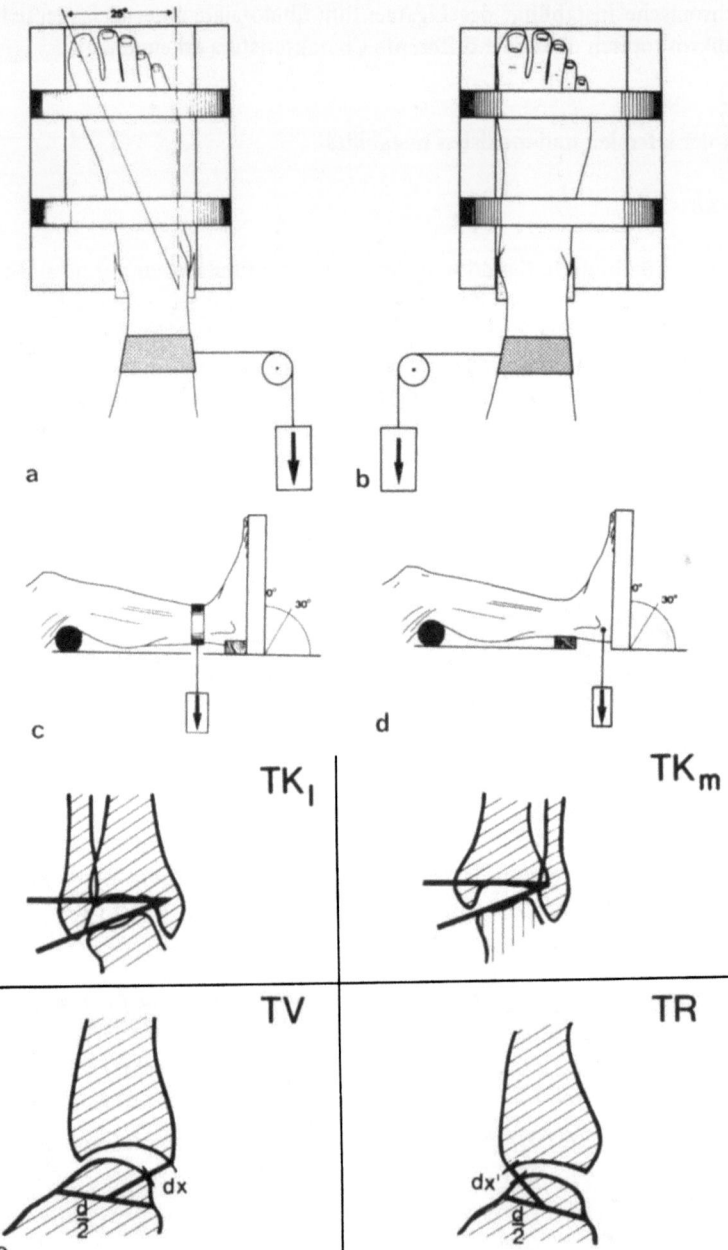

Abb. 17a–e. Haltegerät zur standardisierten Prüfung von lateraler Taluskippung (**a**), medialer Taluskippung (**b**), Talusvorschub (**c**), Talusrückschub (**d**), meßmethodische Auswertung der Röntgen-Streß-Aufnahme (**e**)

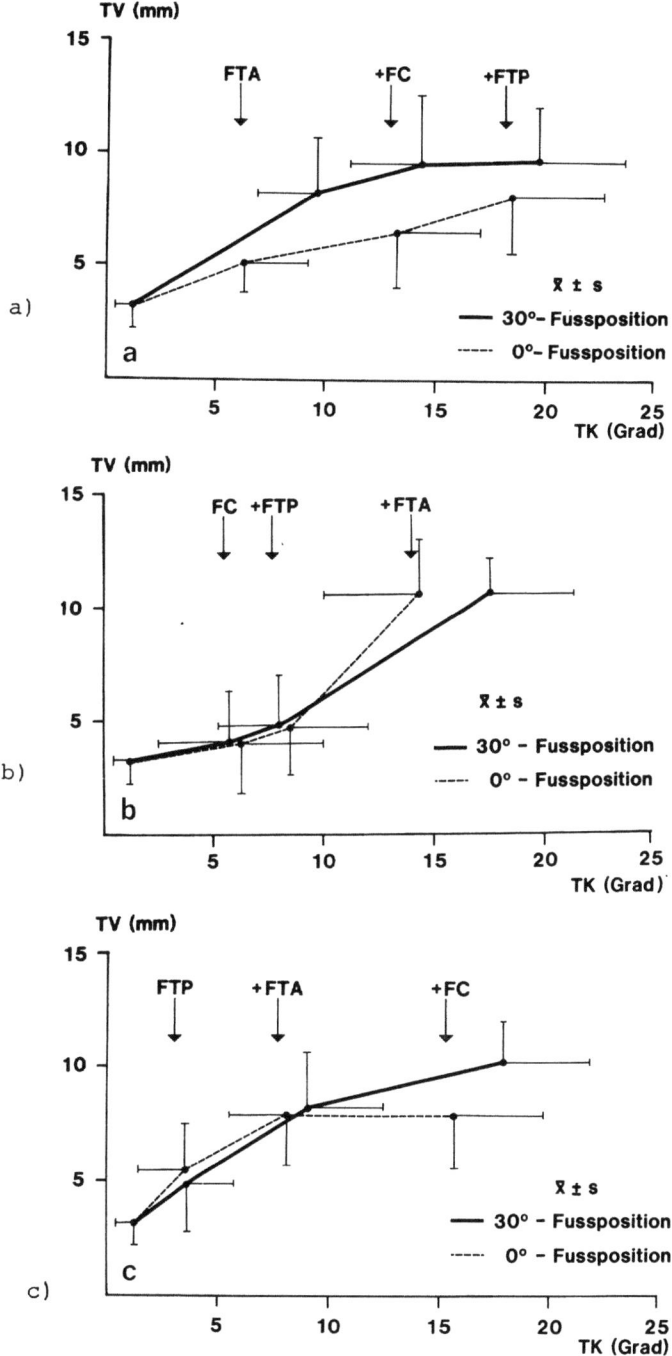

Abb. 18a–c. Graphische Darstellung der Mittelwerte mit Standardabweichung für Talusvorschub *(TV)* und Taluskippung *(TK)* bei verschiedener Sektionssequenz (a–c)

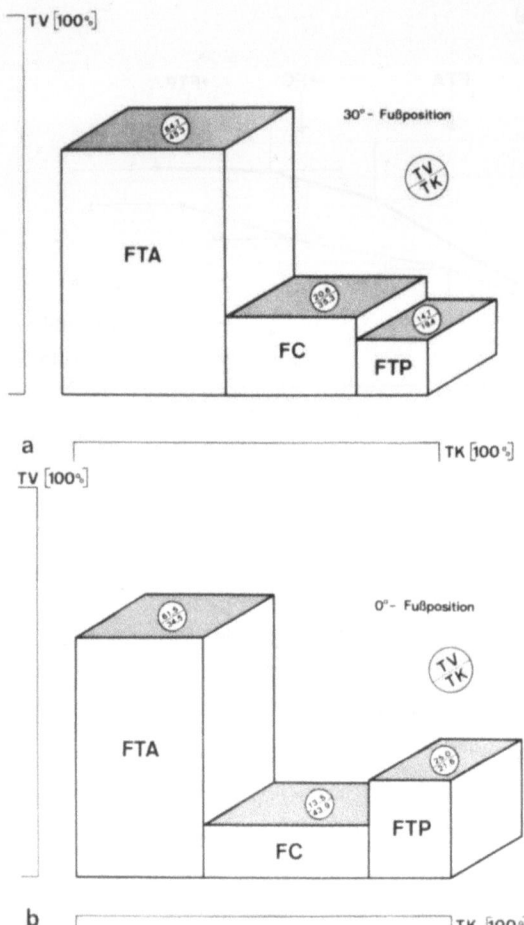

Abb. 19a, b. Graphische Darstellung des prozentualen Funktionsverlustes für Talusvorschub *(TV)* und Taluskippung *(TK)* in 30°-Fußposition (a) sowie in 0°-Position (b)

In einer dritten Versuchsreihe wurde mit der isolierten Sektion des FTP begonnen. Sie bewirkte 4,9 ± 2,3 mm Talusvorschub und 3,6 ± 2,0° Taluskippung in 30°-Fußposition, 5,5 ± 2,1 mm Talusvorschub und 3,5 ± 2,0° Taluskippung in 0°-Fußposition. Erst nach Durchtrennung des FTA konnte ein erheblicher Talusvorschub und erst nach zusätzlicher Sektion des FC eine auffällige Taluskippung nachgewiesen werden (Abb. 18c).

Nach Mittelung des Effektivwertes für Taluskippung und Talusvorschub (TK_e bzw. TV_e = gemessener Wert minus Ausgangswert) aller einzelnen Sektionsschritte der 3 Versuchsreihen ergaben sich folgende Werte, die in Abb. 20 zusammengestellt sind.

Bei Errechnung der absoluten und prozentualen Funktionsverluste ergaben sich für die Einzelfunktionen hinsichtlich der Fußposition deutliche Unterschiede (Abb. 19a, b):
a) Das Ligamentum fibulotalare anterius zeigt von allen 3 Bändern in 0°- und 30°-Fußposition mit 61,5% und 64,7% den größten Stabilisierungsverlust hinsichtlich des Talusvorschubes, in Spitzfußstellung im Hinblick auf die Taluskippung (45,3%).
b) Die Durchtrennung des Ligamentum fibulocalcaneare bewirkt in 0°-Fußposition von allen 3 Bändern mit 43,9% den größten Stabilitätsverlust, bezogen auf die Taluskippung.

mm/Grad	TALUSVORSCHUB		TALUSKIPPUNG	
Fussposition	0°	30°	0°	30°
FTA	3.2 (61.5%)	4.4 (64.7%)	5.1 (34.5%)	7.7 (45.3%)
FC	0.7 (13.5%)	1.4 (20.6%)	6.5 (43.9%)	6.0 (35.3%)
FTP	1.3 (25.0%)	1.0 (14.7%)	3.2 (21.6%)	3.3 (19.4%)
Gesamt	5.2 (100%)	6.8 (100%)	14.8 (100%)	17.0 (100%)

Abb. 20. Bandspezifische effektive Funktionsverluste absolut und prozentual in Abhängigkeit von der Fußposition

In Spitzfußstellung kommt es dagegen zu einem höheren Stabilitätsverlust hinsichtlich des Talusvorschubes (20,6% gegenüber 13,5% bei 0°-Fußposition).

c) Die Sektion des Ligamentum fibulotalare posterius bewirkt in Rechtwinkelstellung des Fußes einen höheren Stabilitätsverlust sowohl der Taluskippung (21,6%) als auch für Talusvorschub (25,0%) gegenüber 14,7% und 19,4% bei Spitzfußstellung des Fußes.

In 3 analogen Versuchsreihen wurde das oberflächliche Ligamentum deltoideum (Pars navicularis et calcanearis), das Ligamentum tibiotalare anterius und das Ligamentum tibiotalare posterius isoliert und kombiniert in wechselnder Reihenfolge durchtrennt. Die Durchtrennung des Ligamentum tibiotalare anterius zeigte ähnlich dem Ligamentum fibulotalare anterius den größten Stabilisierungseffekt für Talusvorschub und Taluskippung (Abb. 20).

Werte über 20° Taluskippung waren nur bei Durchtrennung des gesamten fibularen Collateralbandes und zusätzlicher partieller Sektion des Deltoidbandes nachweisbar bzw. für die mediale Taluskippung nach Durchtrennung des Deltoidbandes und zusätzlicher Teildurchtrennung des fibularen Bandapparates.

Ein mit der durchgeführten Methode prüfbarer Talusrückschub wurde bei Durchtrennung keines der lateralen oder medialen Bänder erkennbar. Erst nach Durchtrennung aller Bänder lateral- und medialseitig kam es zur Luxierbarkeit des Talus nach dorsal respektive ventral (Abb. 21).

Diskussion

Ähnliche grobqualitative Untersuchungen zur Taluskippung bei successiver Durchtrennung der fibularen Bänder wurden von verschiedenen Autoren durchgeführt (vgl. Abb. 5). Die vergleichsweise auffällig niedrigen Taluskippwerte in der vorliegenden Arbeit könnten dadurch erklärt werden, daß andere Autoren Messungen an skelettierten Amputaten durchführten, wodurch die Weichteilsteifigkeit gegenüber Leichenversuchen entfällt. Eine sehr gute Übereinstimmung der Taluskippwerte findet sich bei Sava (1976), der ebenfalls Sprunggelenke an frischen Leichen untersuchte.

Im Gegensatz zu Wirth et al. (1978), die nur bei isoliert durchtrenntem Ligamentum fibulotalare anterius in Spitzfußstellung und nur bei isoliert sektioniertem Ligamentum fibulocalcaneare in Rechtwinkelstellung des Fußes eine Instabilität nachwiesen, konnte in der

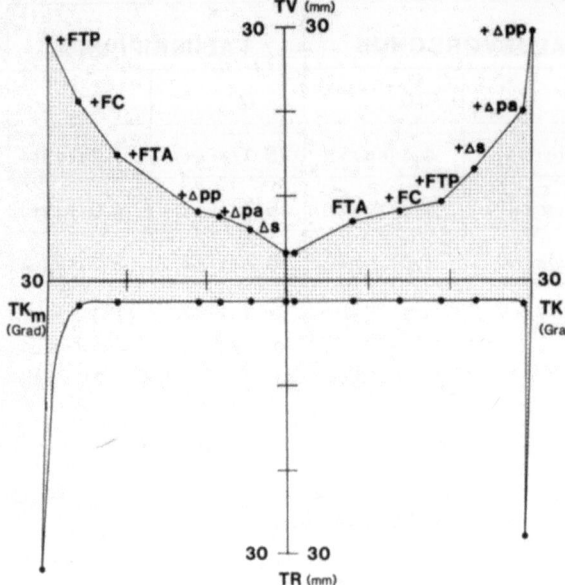

Abb. 21. Schrittweise Durchtrennung der fibularen und tibialen Ligamente des Talo-Crural-Gelenkes. TK_l = laterale Taluskippung, TK_m = mediale Taluskippung, TV = Talusvorschub, TR = Talusrückschub, Δs = Deltoideum superficiale, Δpa = Pars anterior deltoidei, Δpp = Pars posterior deltoidei. Postero-mediale und anterolaterale Luxation des OSG erst nach Durchtrennung aller Bänder möglich

eigenen Untersuchung festgestellt werden, daß in allen Positionen des Fußes und bei isolierter Sektion jedes Band sowohl eine pathologische Kippung als auch eine vermehrte Talusschublade nachweisbar wird. Das heißt, alle 3 fibularen Bänder sind — lediglich in unterschiedlichem Ausmaß — an der Stabilisierung des Talus in beiden Ebenen beteiligt (Abb. 22).

Rasmussen und Tovberg-Jensen (1981), die neben Taluskippung und -vorschub zusätzlich die Talusinnenrotation an 7 Amputaten eruierten, fanden für die antero-laterale Instabilität bei successiver Durchtrennung aller 3 Bänder die höchsten pathologischen Werte jeweils in Plantarflexion des Fußes. Taluskippung und -vorschub zeigten in der Sektions-Sequenz FTA – FC – FTP der eigenen Untersuchung ebenfalls in Plantarflexion die höher pathologischen Werte, was durch die fehlende mechanische Taluskippung in 30°-Fußposition erklärt werden kann.

In Übereinstimmung mit Padovani (1975) und Frick (1978) und im Gegensatz zu Siebert et al. (1978) konnte eine antero-mediale Instabilität bei Sektion des Deltabandes und Valgusstreß beobachtet werden (Abb. 23). Beim eigenen Vorgehen erschien außerdem beachtlich, daß hochpathologische Werte für TK und TV nur bei zusätzlicher Sektion des medialen/lateralen Collateralbandes gemessen wurden, was bisher nicht beschrieben wurde und von klinischer Relevanz sein dürfte (z. B. möglich persistierende Instabilität nach fibularer Rekonstruktion/Bandplastik). Im Gegensatz zu Wirth et al. (1978) konnte eine postero-laterale Instabilität auch bei Durchtrennung des FTP nicht gefunden werden.

Schlußfolgerungen

1. Das Ligamentum fibulotalare anterius zeigt von allen 3 fibularen Bändern in 0°- und 30°-Fußposition den größten Stabilisierungseffekt bezüglich des Talusvorschubes mit nahezu 2/3 der Gesamtstabilisierung des fibularen Bandapparates. Im Hinblick auf die Taluskip-

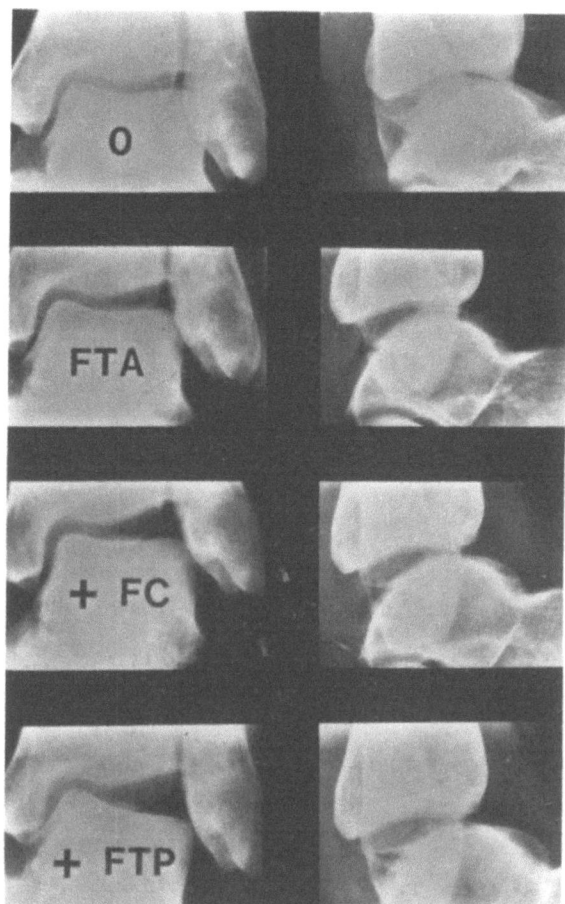

Abb. 22. Zunehmende antero-laterale Rotationsinstabilität bei successiver Durchtrennung: *FTA*, *FTA + FC*, *FTA + FC + FTP*

pung hat es den etwa gleichen Stabilisierungseffekt (45,3%) wie das Ligamentum fibulocalcaneare in 0°-Fußposition (43,9%). Selbst in 0°-Fußposition zeigt es einen annähernd gleichen Stabilitätseffekt (34,5%) wie das Ligamentum fibulocalcaneare in 30°-Fußposition (35,3%). Dieses Band kann daher als der primäre Stabilisator zur Verhinderung der Talusschublade gelten. Zur Verhinderung der Taluskippung ist es im gleichen Umfang beteiligt wie das Ligamentum fibulocalcaneare.
2. Da das Ligamentum fibulocalcaneare in gleichem Maße die Taluskippung verhindert wie das Ligamentum fibulotalare anterius – nur in umgekehrter Fußposition – und an der Verhinderung der vorderen Schublade kaum beteiligt ist (13,5% und 20,6%) könnte seine wichtigste Funktion der Stabilisierung des Subtalargelenkes zukommen.
3. Das Ligamentum fibulotalare posterius hat die geringste Funktion hinsichtlich der Sicherung des Talusvorschubes und der Taluskippung. Ein radiologisch meßbarer Talusrückschub wird nach Durchtrennung dieses Bandes nicht beobachtet. Seine Hauptfunktion dürfte in der Rotationssicherung des Talus bzw. der Fibula bestehen.
4. Das Ligamentum deltoideum zeigt nach Durchtrennung seiner einzelnen Bandstrukturen eine analoge biomechanische Funktion in dem Sinne, daß es geeignet ist, eine anteromediale Rotationsinstabilität zu verhindern. Ein radiologisch meßbarer Talusrückschub

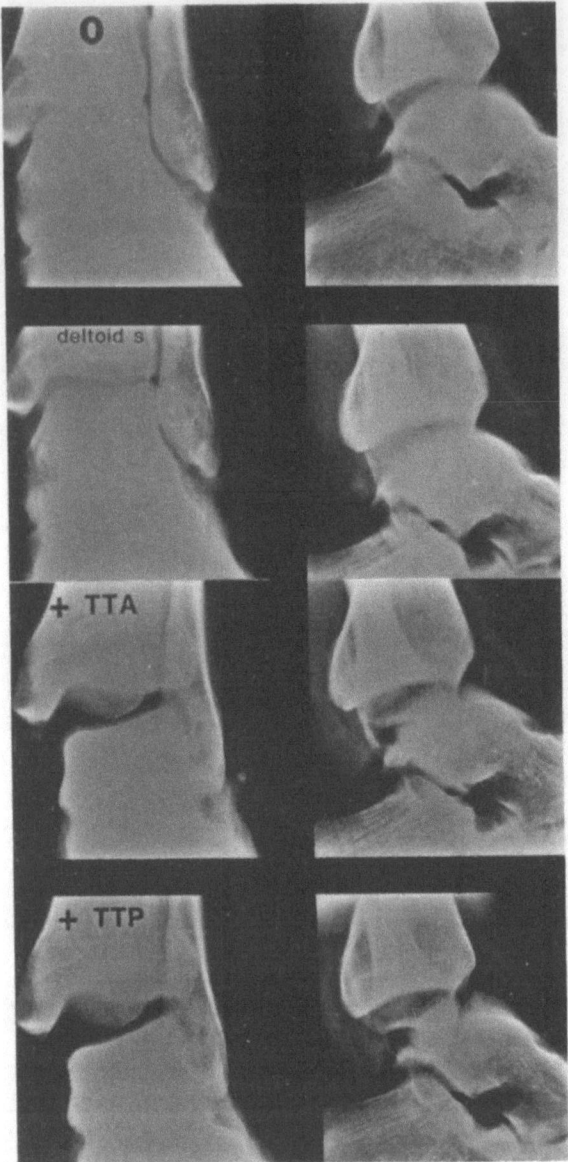

Abb. 23. Zunehmende anteromediale Rotationsinstabilität bei successiver Durchtrennung des oberflächlichen Deltoidbandes *(deltoid s)*, des Ligamentum tibiotalare anterius *(TTA)* und des Ligamentum tibiotalare posterius *(TTP)*

ist auch bei Durchtrennung dieser Bandanteile nicht beobachtbar. Erst nach Durchtrennung aller lateralen und medialen Ligamente ist eine Luxation des Talus nach ventral oder dorsal möglich. Das Ligamentum tibiotalare posterius verhindert dabei im stärksten Umfang die Luxation nach dorsal, das Ligamentum fibulotalare anterius nach ventral.
5. *Klinisch* darf ein isolierter Talusvorschub nicht als Beweis für eine fibulare Bandruptur gelten, da auch eine Deltoidruptur einen Talusvorschub bewirken kann. Hochpathologische Werte für Talusvorschub und -kippung könnten als Hinweis für eine begleitende

Deltoidruptur gewertet werden. Wegen der biomechanisch eminent wichtigen Funktion des Ligamentum fibulotalare anterius sollte auch eine isolierte Verletzung dieses Bandes als gravierender Befund einer Instabilität in 2 Ebenen gewertet werden.

5.4 Normwert-Evaluation für Taluskippung und -vorschub

Material und Methode

Da willkürliche Reihenuntersuchungen kein kritisch-sensitives Personenkollektiv mit verläßlichen anamnestischen Angaben erwarten lassen, sollte diese Studie ausschließlich an selbstbehandelten, klinisch-radiologisch kontrollierten Patienten nach primärer fibularer Bandoperation durchgeführt werden. Von 226 kontrollierten Patienten, im Mittel 3 Jahre postoperativ, konnten nur 120 (53,1%) mit Sicherheit angeben, nie ein Supinationstrauma der kontralateralen Seite erlitten zu haben, so daß allein die Daten dieser 120 Patienten analysiert wurden. Aufgrund der Krankheitserfahrung war einerseits eine verläßliche Anamnese bezüglich des unverletzten Sprunggelenkes, andererseits ein klinisch-radiologischer und intraoperativ-kontrollierbarer Befund des verletzten Sprunggelenkes gegeben.

Für das methodische Vorgehen wurden folgende Forderungen gestellt:
1. Kritische, verläßliche Anamnese der Untersuchten.
2. Standardisierte gehaltene Aufnahmen vom OSG in 2 Ebenen.
3. Definierte Meßmethode für Taluskippung und -vorschub.
4. Kontrollmessung des unverletzten Sprunggelenkes.
5. Prae- und postoperative Messung des verletzten OSG.
6. Vergleichsmessung an unverletzten Leichensprunggelenken (n = 60).

Die verwendete Haltevorrichtung (Fröhlich und Gotzen 1978) erlaubt standardisierte gehaltene Aufnahmen des oberen Sprunggelenkes in 2 Ebenen unter 15–20 kp Varusstreß bei 12° Plantarflexion und 25° Innenrotation des Unterschenkels (Abb. 24).

Definition

Taluskippung und Talusvorschub werden wie in Abb. 25 dargestellt gemessen. Die Taluskippung ergibt sich aus dem Winkel zwischen Tibia- und Talusgelenkebene, der Talusvorschub wie folgt: Die Linie zwischen ventraler und dorsaler Knochen-Knorpel-Grenze des Talus wird halbiert (d/2). Von diesem Mittelpunkt wird eine Verbindungslinie zur Knochen-Knorpel-Grenze der hinteren Tibia angelegt, die die Talusgelenkfläche schneidet. Die Strecke von diesem Schnittpunkt bis zur Tibiahinterkante wird als Talusvorschub angenommen (dx). Ergibt sich trotz exakter Einstellung des Fußes eine Doppelprojektion der Talusgelenkfläche, so wird die Doppelkonturierung der Trochlea tali gemittelt.

Unter analogen radiologischen Bedingungen wurden auf einem selbst konstruierten Halteapparat Messungen für Taluskippung und Talusvorschub in 0°-, 12°- und 30°-Fußposition an 60 Sprunggelenken von 30 frischen Leichen gemessen. Erst nach dem Röntgenvorgang wurden die fibularen Bandstrukturen präpariert. Zur Auswertung kamen nur Sprunggelenke mit unversehrtem Bandapparat.

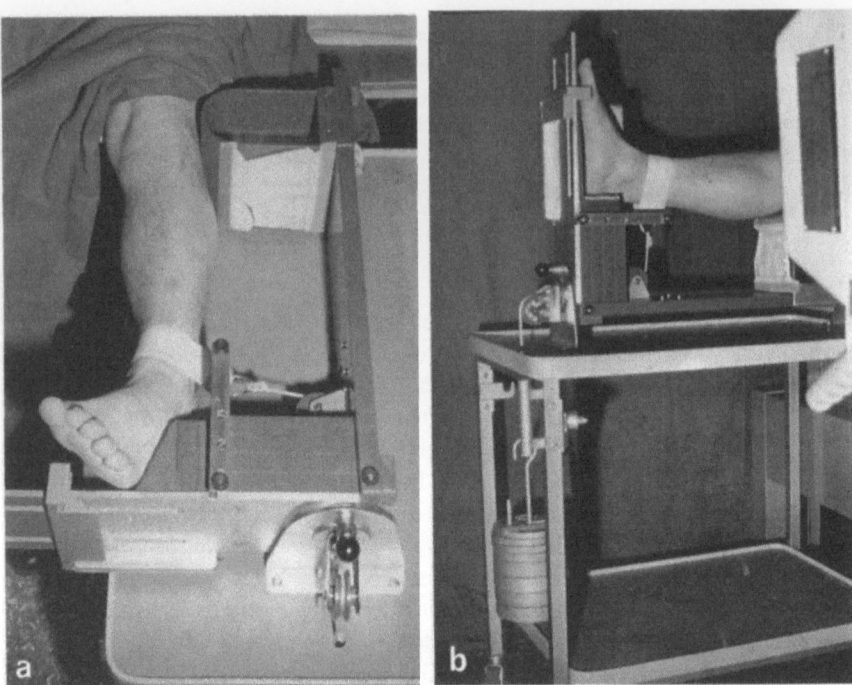

Abb. 24. Haltevorrichtung zur standardisierten Prüfung von Taluskippung (**a**) und Talusvorschub (**b**)

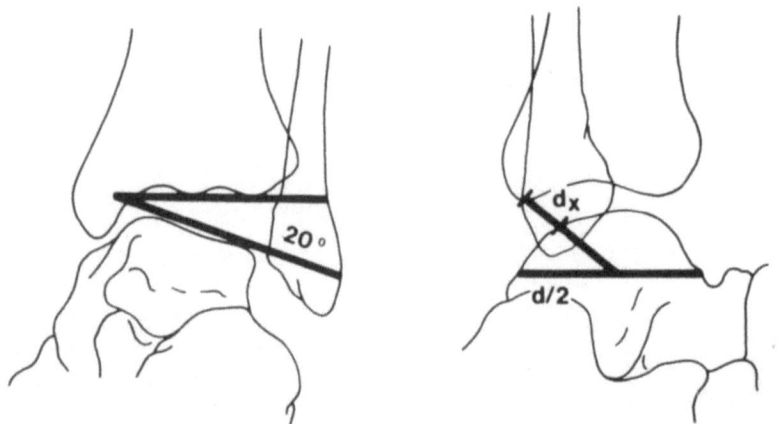

Abb. 25. Radiologische Messung von Taluskippung und -vorschub

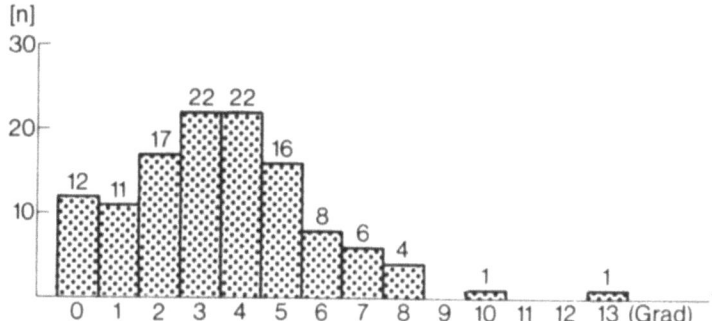

Abb. 26. Taluskippung unverletztes Sprunggelenk (n = 120). $\bar{x}_3 = 3{,}53 \pm 2{,}32$

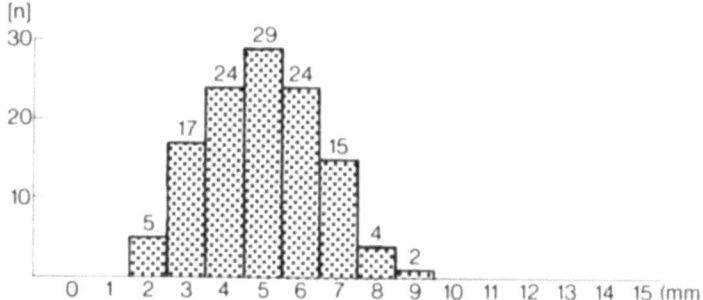

Abb. 27. Talusvorschub unverletztes Sprunggelenk (n = 120). $\bar{x}_3 = 5{,}01 \pm 1{,}56$

Ergebnisse

Bei der Untersuchung eines selektierten Patientengutes (n = 120) konnten für das eine, sicher unverletzte Sprunggelenk kontrollierte Werte für Taluskippung und Talusvorschub ermittelt werden. Die Taluskippung der unverletzten Sprunggelenke (n = 120) betrug im Mittel 3,53 ± 2,32 mm ($\bar{x}_3$)*. Das graduelle Verteilungsmuster für Taluskippung und Talusvorschub ist in den Abb. 26 und 27 dargestellt. Werte über 5° Taluskippung gingen in 69% der Fälle auf Patienten zurück, die jünger als 16 Jahre waren.

In 75 von 120 Fällen fand sich ein Talusvorschub bis 5 mm, in den übrigen Fällen bis 9 mm. Werte, die über 5 mm lagen, fanden sich bei Patienten mit angedeutetem Pes cavus oder bei Talusvarianten mit Hypotrophie der dorsalen Trochlea, die radiologisch durch einen kurzgedrungenen Talus mit starker Konvexität der cruralen Gelenkfläche imponierten. Dadurch zeigten sich nach der verwendeten Meßmethode pathologische Werte, die aber bei vergleichenden Messungen der Tibiavorderkante keinen absoluten Vorschub des Talus aus der Sprunggelenksgabel heraus erkennen lassen (Abb. 28).

---

* $\bar{x}_3 = \dfrac{\bar{x}_1 + \bar{x}_2}{2}$

$\bar{x}_1$ = Mittelwert des Erstbefundes, $\bar{x}_2$ = Mittelwert des Kontrollbefundes

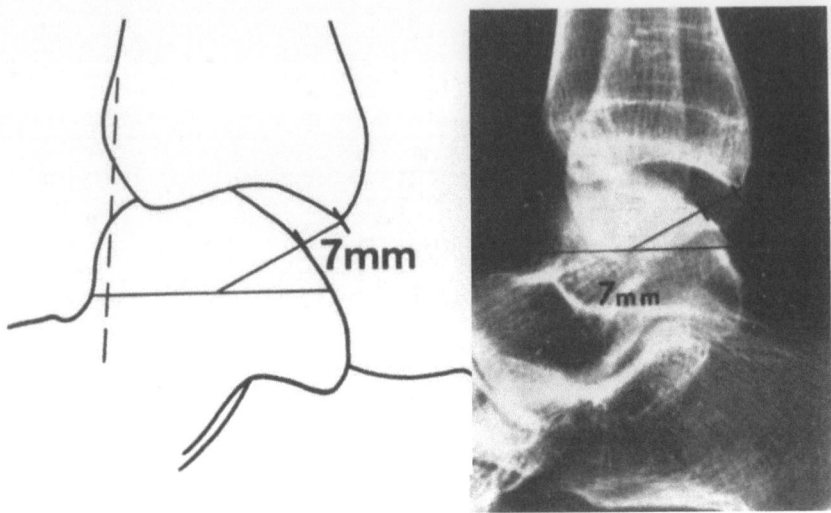

Abb. 28. Scheinbarer Talusvorschub bei starker Konvexität der ventralen Trochlea tali

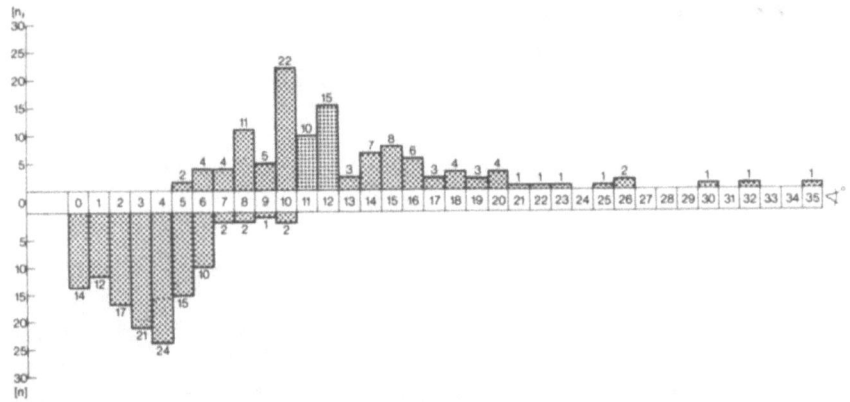

Abb. 29. Taluskippung verletztes Sprunggelenk (n = 120). *Oben:* präoperativ x̄ = 12,98 ± 5,41, *unten:* postoperativ x̄ = 3,33 ± 2,18

Für das ehemals verletzte obere Sprunggelenk der 120 untersuchten Patienten konnte radiologisch ein mittlerer Taluskippwinkel präoperativ von 12,98 ± 5,41° und ein mittlerer Talusvorschub von 8,14 ± 2,78 mm gemessen werden. Bei der Nachuntersuchung, im Mittel 3 Jahre postoperativ, wurden bei sicher ausgeschlossenem Rezidivtrauma 3,33 ± 2,18° Taluskippung bzw. 5,28 ± 1,79 mm Talusvorschub gemessen. Das Verteilungsmuster ist in den Abb. 29 und 30 dargestellt.

Die prä- und postoperative Differenz (dTK/dTV) von Taluskippung und -vorschub des verletzten gegenüber dem unverletzten Sprunggelenk ist in den Abb. 31 und 32 dargestellt. Präoperativ konnte ein vermehrter Talusvorschub von 3,1 ± 2,42 mm im Mittel gegenüber dem unverletzten Sprunggelenk gemessen werden. 3 Jahre postoperativ war praktisch keine Differenz nachweisbar (0,05 ± 1,17 mm).

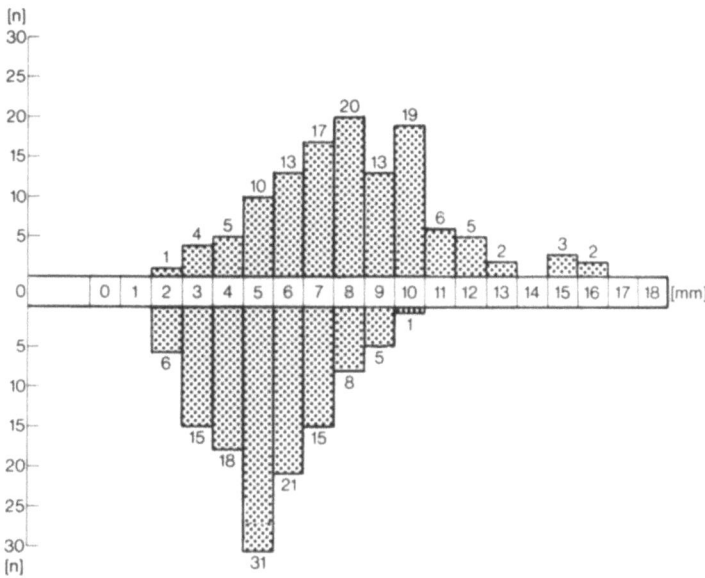

Abb. 30. Talusvorschub verletztes Sprunggelenk (n = 120). *Oben:* präoperativ x̄ = 8,14 ± 2,78, *unten:* postoperativ x̄ = 5,28 ± 1,79

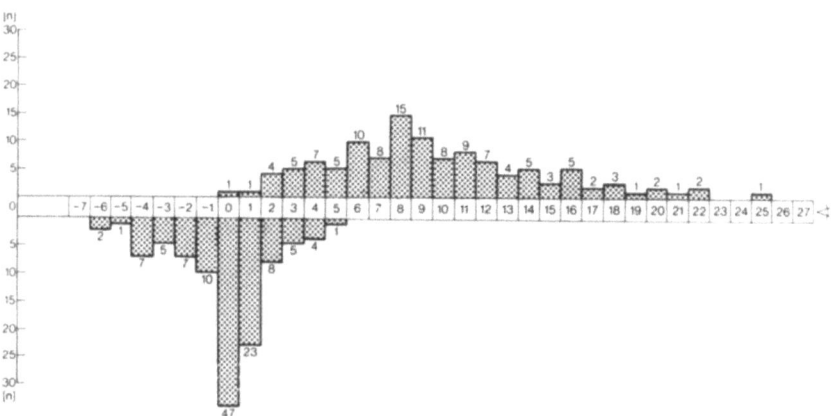

Abb. 31. Differenz der Taluskippung verletztes gegenüber unverletztes Sprunggelenk (n = 120). *Oben:* präoperativ x̄ = 9,66 ± 4,99, *unten:* postoperativ x̄ = 0,75 ± 2,01

Präoperativ war am verletzten oberen Sprunggelenk ein um 9,66 ± 4,99° größerer Taluskippwinkel gegenüber dem unverletzten feststellbar. 3 Jahre postoperativ fehlte ein signifikanter Unterschied (− 0,075 ± 2,01°).

Bei der Untersuchung der 60 Sprunggelenke von Leichen fand sich ein mittlerer Taluskippwinkel von 1,25° (0–8°) und ein mittlerer Talusvorschub von 3,25 mm (2–7 mm). Ein auffälliger Unterschied bezüglich der Fußposition ergab sich nicht, dagegen nur bei 5 nicht verwerteten Sprunggelenken, die ein dünnes, instabiles Narbengewebe im Bereich des Ligamentum fibulotalare anterius aufwiesen.

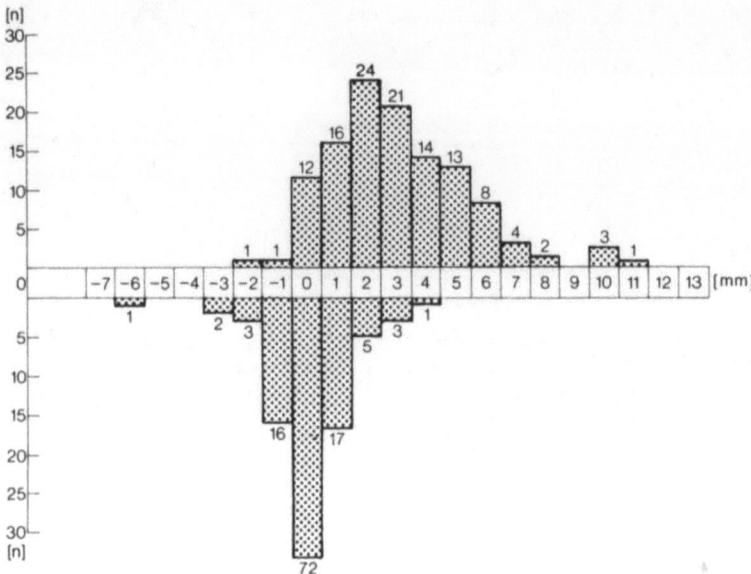

Abb. 32. Differenz des Talusvorschubes verletztes gegenüber unverletztes Sprunggelenk (n = 120). *Oben:* präoperativ x̄ = 3,15 ± 2,42, *unten:* postoperativ x̄ = 0,05 ± 1,17

Diskussion

Die in der Literatur teils äußerst diskrepanten Angaben zu normalen Werten der Taluskippung haben lange Zeit zur Unsicherheit in der Indikationsstellung zum operativen oder konservativen Vorgehen bei fibularer Bandverletzung beigetragen. So berichtete Bonnin (1944), daß 4–5% der Bevölkerung mit konstitutioneller Hypermobilität des Rückfußes Taluskippwinkel von 5° bis 25° („hypermobile ankle") aufweisen.

Rubin und Witten (1960) fanden Taluskippwinkel von 0–23° an 156 normalen Sprunggelenken mit Werten über 10° in immerhin 7% der Fälle.

Andere Autoren publizierten, daß nur eine Taluskippung von 0° (Pennal 1943; Watson-Jones 1943; Windfeld 1953; Anderson und Lecocq 1954; O'Connor 1958), oder maximal 5° normal sein könne (Lee 1957; Cox und Hewes 1979).

Auch unterschiedliche Werte für den normalen Talusvorschub wurden angegeben: 2,5–3,0 mm (Landeros et al. 1968); 4,8–9,2 mm (Laurin und Mathieu 1975); 3,97 ± 1,03 mm (Hackenbruch et al. 1976).

Diese diskrepanten Angaben in der Literatur könnten einerseits auf differente Untersuchungskriterien, wie Anwendung verschiedener Halteapparate mit ungleicher Streßbelastung, handgehaltener Aufnahmen, nicht einheitlicher Meßmethoden etc., zurückgeführt werden, andererseits darauf, daß Reihenuntersuchungen an Personen durchgeführt wurden, die lediglich angaben, nie ein Supinationstrauma erlitten zu haben. Eine falsch-negative Anamnese ist dabei denkbar, denn:

Analog zur Kniegelenkspathologie ist bekannt, daß eine mechanische Instabilität des OSG über Jahre hinweg dynamisch kompensiert werden kann (Zwipp et al. 1981). Jahrelang zurückliegende Traumen werden dem Patienten erst nach gezielter Befragung erinnerlich oder spontan bewußt, wenn bei zunehmender Dekompensation Beschwerden auftreten.

Der Vorteil der vorliegenden Studie konnte in folgenden Punkten gesehen werden:
1. Ermittlung der Befunde an einem kritisch-sensitiven Probanden-Kollektiv.
2. Apparativ standardisierte Prüfung von Taluskippung und -vorschub mit definierter Meßmethode.
3. Zweifache Messung für Taluskippung und Talusvorschub des sicher unverletzten Gelenkes (3-Jahres-Intervall).
4. Vergleichbare Daten des postoperativ stabilen Gelenkes mit dem kontralateralen unverletzten Gelenk.
5. Intraoperativ kontrollierbare pathologische Daten zur Abgrenzung physiologischer Werte.

Subsummiert man die in der Literatur beschriebenen Befunde, so ist feststellbar, daß allenfalls 4–5% der Untersuchten von der Norm abweichen, d. h. Werte über 5° Taluskippung oder 5 mm Talusvorschub erkennen lassen.

Inwieweit diese Abnormitäten durch unzuverlässige anamnestische Angaben indolenter Patienten oder durch biomechanisch insuffiziente Fehlanlagen der Ligamente (Sosna und Sosna 1977) bedingt sind, muß offen bleiben. Für die Indikation zum operativen Vorgehen bleibt ohnehin der klinische Untersuchungsbefund von vorrangiger Bedeutung.

Schlußfolgerungen

1. Werte von 3,5° Taluskippung und 5 mm Talusvorschub können als mittlere physiologische Werte angenommen werden.
2. Werte bis 7° Taluskippung und 7 mm Talusvorschub können als obere Normvarianten (95.-Perzentile) angesehen werden.
3. Werte über 7° Taluskippung oder 7 mm Talusvorschub dürfen in 5% der Fälle als alters- oder talusformabhängige Normvarianten gelten, in 95% der Fälle als sicher pathologisch (rupturbedingt) gelten.

5.5 Röntgennachweis der subtalaren Instabilität

Methodik und Ergebnisse

Im ersten Schritt der Untersuchung wurde an 6 frischen Unterschenkelamputaten das Ligamentum talocalcaneare interosseum (TCI), das Ligamentum fibulocalcaneare (FC) und das Ligamentum bifurcatum (B) präpariert und isoliert/kombiniert durchtrennt (Abb. 33). Die Sektion des Ligamentum talocalcaneare interosseum bewirkt eine vermehrte Ventralverschiebung und Innenrotation des Calcaneus bei Varusstreß. Diese Instabilität wird verstärkt bei zusätzlicher Durchtrennung des Ligamentum fibulocalcaneare und Ligamentum bifurcatum. Dabei führt die Durchtrennung des Ligamentum fibulocalcaneare zu einer vermehrten Kippung zwischen Talus und Calcaneus, die Sektion des Ligamentum bifurcatum zu einer vermehrten Instabilität zwischen Calcaneus, Naviculare und Cuboid. Erst nach Durchtrennung aller Bänder und der lateralen talo-navicularen Kapsel kommt es zum erheblichen Klaffen des Subtalargelenkes (Abb. 34).

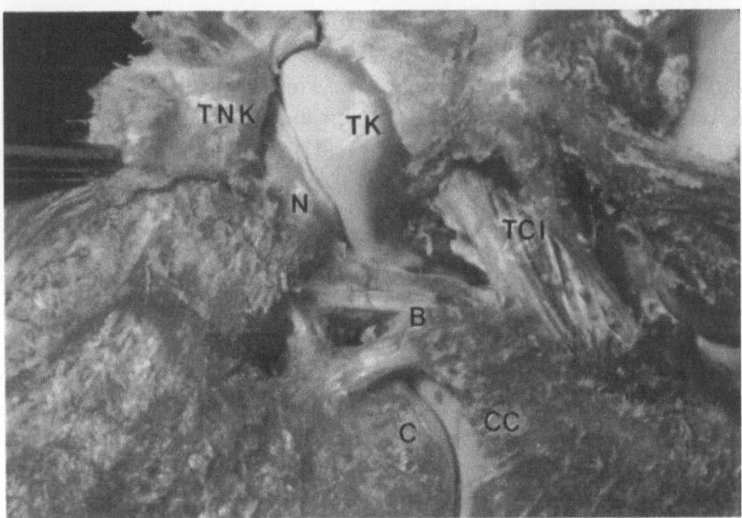

Abb. 33. Situs der Ligamente des hinteren und vorderen unteren Sprunggelenkes am formalin-perfusionsfixierten linken Unterschenkelamputat: *TCI* = Ligamentum talocalcaneare interosseum, *B.* = Ligamentum bifurcatum, *TNK* = Talo-naviculare Kapsel, *TK* = Taluskopf, *N* = Naviculare, *C* = Cuboid, *CC* = Calcaneus

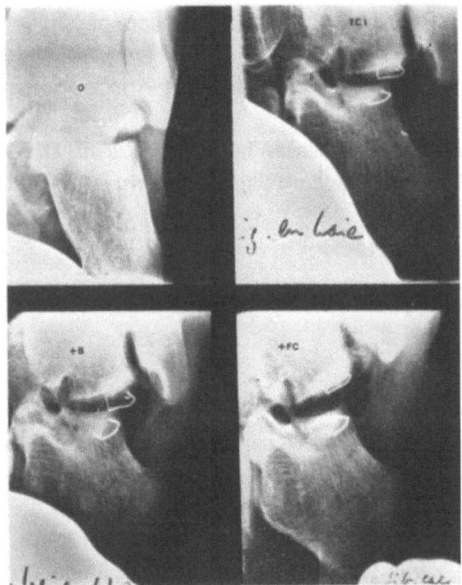

Abb. 34. Gehaltene Aufnahme des Subtalargelenkes (mit Klammer in Talus und Calcaneus markiert) bei intakten Bändern *(o)*, nach Durchtrennung des Ligamentum talocalcaneare interosseum *(TCI)*, nach zusätzlicher Sektion des Ligamentum bifurcatum *(+B)* und zuletzt auch des Ligamentum fibulocalcaneare *(+FC)*

Im zweiten Schritt wurden zahlreiche Anordnungen zur gehaltenen Aufnahme des Subtalargelenkes im a.p.- und seitlichen Strahlengang, unter Bildwandlerkontrolle und zuletzt einschließlich Tomographie unter Metallclip-Markierung der lateralen talaren und subtalaren Gelenkfläche erprobt. Als geeignetste reproduzierbare und radiologisch meßbare Nachweismöglichkeit der Rotationsinstabilität fand sich folgende Fußposition:

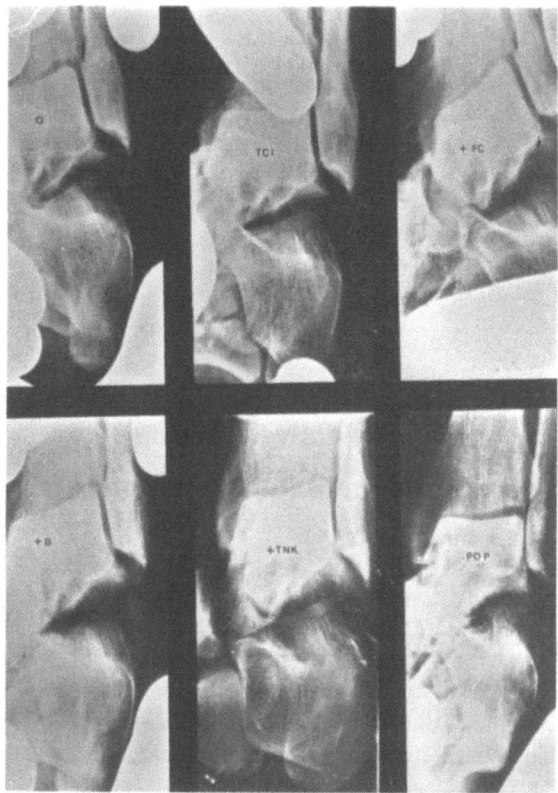

Abb. 35. Gehaltene Aufnahme des Subtalargelenkes nach successiver Sektion: *TCI* = Ligamentum talocalcaneare interosseum, *FC* = Ligamentum fibulocalcaneare, *B* = Ligamentum bifurcatum, *TNK* = Talo-naviculare Kapsel, *POP* = Zustand nach experimenteller Ausführung einer mod. Elmslie-Plastik (s. 5.6.4.5)

Rechtwinkelstellung des Fußes, 30° Innenrotation des Unterschenkels, 45° caudo-cranialer Strahlengang bei Varusstreß direkt auf den Calcaneus. Radiologisch meßbar wird dabei die Medialversetzung des Calcaneus gegenüber dem Talus und ein nach außen offener talocalcanearer Kippwinkel (Abb. 34–36, 47).

Im dritten Schritt der Untersuchung wurden Normwerte der physiologischen Rotation im hinteren unteren Sprunggelenk an 30 Patienten mit nachgewiesener alleiniger frischer Zerrung des oberen Sprunggelenkes ermittelt. Bei Anwendung der experimentell gewonnenen Untersuchungstechnik zeigte sich in 19 Fällen, daß Talus und Calcaneus im Subtalargelenk bei Varus-Inversions-Streß nicht gegeneinander versetzt sind. In 11 Fällen fand sich ein seitengleicher Befund mit Medialversetzung des Calcaneus bis 5 mm und Calcaneuskippung bis 5° (Abb. 36).

Diskussion

Der radiologische Nachweis einer Instabilität im Subtalargelenk ist dadurch erschwert, daß die physiologische Bewegung zwischen Talus und Calcaneus einer schraubenähnlichen Drehung (Henke 1863; Inman 1976) entspricht und die Bewegungsachsen schräg zu den Körperebenen stehen: 23° zur Sagittal- und ca. 42° zur Horizontalebene des Fußes (Inman 1976).

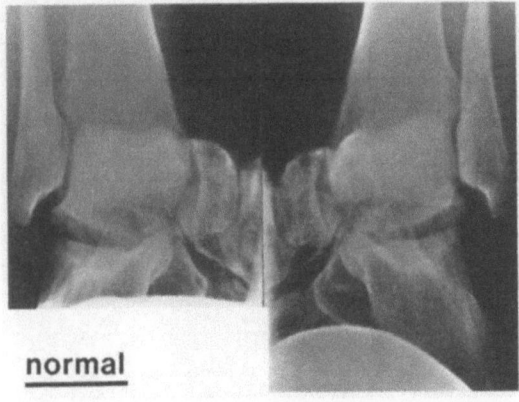

bis 5mm Medialversetzung
bis 5° talo-calcaneare Kippung

Abb. 36. Vergleichende subtalare Streß-Aufnahme

Erste Hinweise zur subtalaren Instabilität gaben Meary (zit. nach Vidal et al. 1974) und Vidal et al. (1974). Dabei soll die Achse des 2./3. Mittelfußstrahles in Relation zur Taluslängsachse im a.p. Strahlengang bei rechtwinkelig gehaltener Streß-Aufnahme des Fußes einen Winkel von 10° nicht überschreiten. Da es bei exakt rechtwinkelig gehaltenem Fuß zur Überprojektion der Fußwurzelknochen kommt, erscheinen nur bedingt aussagekräftige Daten — nach eigenkontrollierter Versuchsanordnung — in 10° Plantarflexion des Fußes möglich.

Die von Brantigam et al. (1977) angegebene, später von Zollinger et al. (1984) reproduzierte Methode eines Streß-Tomogramms konnte in der vorliegenden Untersuchung nicht verifiziert werden.

Im Gegensatz zu Laurin et al. (1968), die eine ähnliche Versuchsanordnung wie in der vorliegenden Untersuchung empfahlen, konnte festgestellt werden, daß nicht der Nachweis einer Kippung zwischen Talus und Calcaneus allein beweisend für eine subtalare Instabilität ist, sondern vielmehr die radiologisch erkennbare Medialversetzung des Calcaneus gegenüber dem Talus, ggf. kombiniert mit einem leichten lateralen Klaffen. Da es nach Durchtrennung der Ligamente (TCI, FC und B) unter Varusstreß des Fersenbeins zu vermehrter Ventral- und Medialverschiebung sowie Varuskippung und Innenrotation des Calcaneus gegenüber dem Talus kommt, kann von einer antero-lateralen Rotationsinstabilität des Subtalargelenkes gesprochen werden.

Schlußfolgerungen

1. In unklaren Fällen chronisch rezidivierender Supinationstraumen kann bei intaktem oberen Sprunggelenk eine Instabilität im Subtalargelenk bestehen, die mit der beschriebenen Methode einfach, reproduzierbar und meßgenau dargestellt werden kann.
2. Nur bei dorsalflekiertem Fuß ist der Talus in der Knöchelgabel ausreichend mechanisch stabilisiert, so daß nur in dieser Position ein Abkippen des Calcaneus gegenüber dem Talus klinisch und radiologisch differenziert werden kann.

3. Bei klinischem Verdacht auf eine kombinierte Instabilität im oberen und hinteren unteren Sprunggelenk sollten zur operativen Planung grundsätzlich präoperativ gehaltene Aufnahmen des hinteren unteren Sprunggelenkes durchgeführt werden, da diese Instabilität einer besonderen operativen Behandlung bedarf.

5.6 Analyse des eigenen Krankengutes

5.6.1 Differentialdiagnostische Schritte (Systematisierung)

a) Klinische Diagnostik: Die exakte anamnestische Erhebung ist unerläßlich. Die Beschreibung des genauen Unfallmechanismus im Sinne eines Supinations-Adduktions-Inversions-Stresses (∧ fibulare Bandruptur [Weber 1966]), eines Hyperextensionstraumas (∧ Abbruch des Tuberculum mediale des Processus posterior tali [Cedell 1975]) oder im Sinne einer Supinations-Eversionsverletzung (∧ isolierte Syndesmosenruptur [Lauge-Hansen 1949; Frick 1984]) sind diagnostisch wegweisend.

Die klinische Untersuchung des frisch verletzten Sprunggelenkes sollte ausschließlich am liegenden Patienten vorgenommen werden. Klinisch bedeutsam ist der subtile Palpationsbefund mit Lokalisation der Druckschmerzmaxima. Dabei empfiehlt sich ein systematisches Vorgehen (Abb. 37): Zunächst Prüfung auf Druckschmerzhaftigkeit im Bereich des vorderen Syndesmosenbandes *(1)*, des Ligamentum fibulotalare anterius am Außenknöchel *(2)* und am Talushals *(3)*, des Ligamentum fibulocalcaneare am Außenknöchel *(4)* und am Fersenbein *(5)*. Danach Abtasten des Sinus tarsi *(6)*, des Ligamentum bifurcatum *(7)*, des Ligamentum calcaneo-cuboidale laterale *(8)* sowie Palpation des proximalen Retinaculum Mm. peron. *(9)*.

Grundsätzlich sollte auch die Innenknöchelregion auf Druckschmerz geprüft werden, um eine begleitende Innenknöchelfraktur oder Ruptur des Ligamentum deltoideum bereits

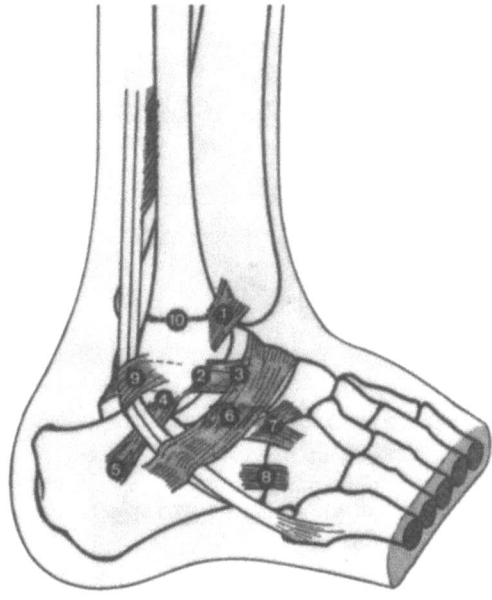

Abb. 37. Lokalisation der Druckschmerzmaxima am OSG/USG

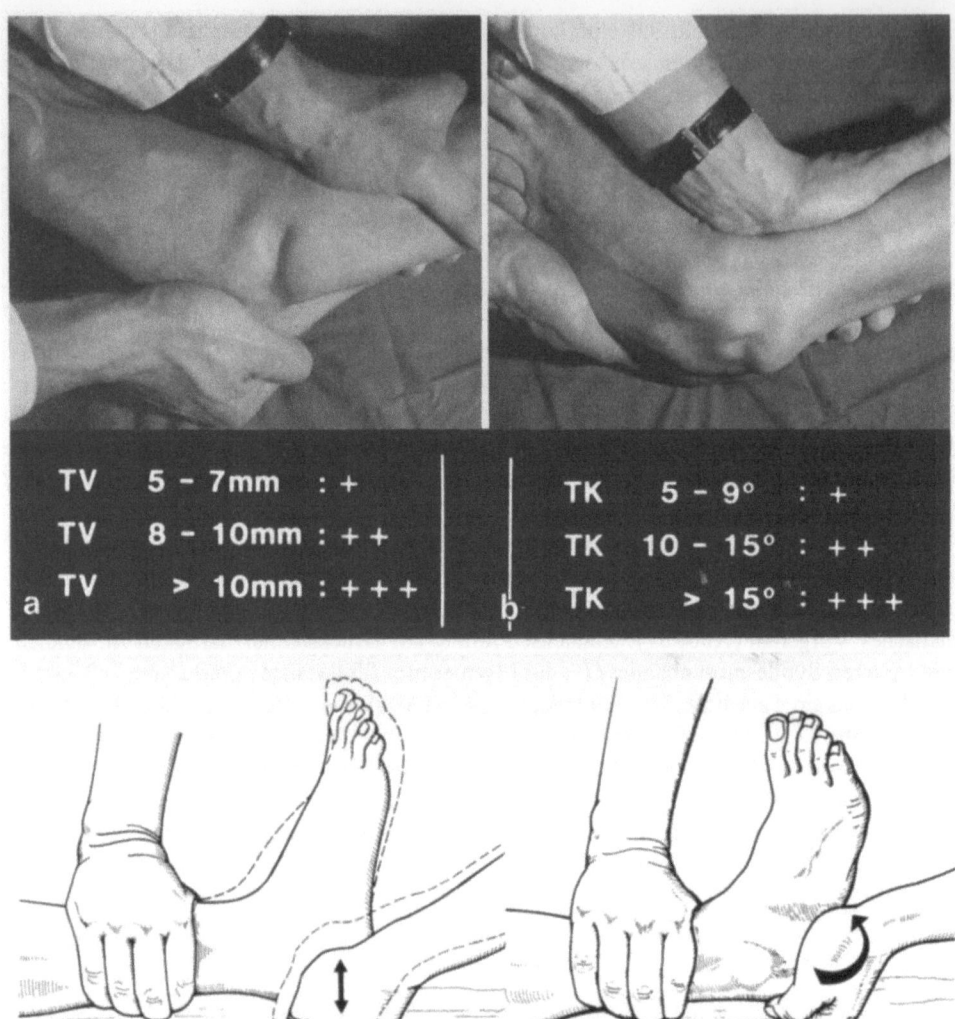

Abb. 38a–d. Stabilitätsprüfung des OSG: Talusvorschub (a, c); Taluskippung (b, d)

klinisch mitzuerfassen. Bei Kindern ist es besonders wichtig, den Außenknöchel selbst auf Schmerzreaktion zu prüfen, um eine Epiphysenlösung als Pendant zur fibularen Bandruptur oder in Kombination mit dieser klinisch zu realisieren.

Bei Verdacht auf eine isolierte Ruptur des vorderen Syndesmosenbandes sollte oberhalb des Sprunggelenkes ein Knöchelgabelkompressions- sowie ein Pronations-Eversions-Schmerz ausgeschlossen werden.

Größte Bedeutung kommt der Stabilitätsprüfung des oberen Sprunggelenkes zu. Die Beurteilung umfaßt grundsätzlich Taluskippung und Talusvorschub. Der pathologische Talusvorschub ist klinisch in der Regel leichter nachweisbar, da der Patient diesen Stabilitätstest wegen der geringeren Schmerzhaftigkeit weniger abwehrt als die Prüfung der Taluskippung.

Daher sollte immer mit der Prüfung des Talusvorschubes begonnen werden und zwar grundsätzlich zunächst am unverletzten Sprunggelenk. Um die Schublade sicher auslösen zu können, sollte die Ferse fest umfaßt werden, um ein Rück- und Vorschieben des Fußes bei fixiertem Unterschenkel ausführen zu können (Abb. 38a, c). Da der Patient liegt und entspannt ist, der Fuß von sich aus plantarflektiert herabfällt, läßt sich der Talus sichtbar und fühlbar aus der Gabel nach vorne herausluxieren. Der klinische Nachweis der pathologischen Taluskippung gelingt in der Regel auch, wenn der untersuchende Arzt mit Fragen oder belanglosen Worten während der Untersuchung den Patienten ablenkt. Bei fixiertem Unterschenkel wird ein Varusstreß auf das Fersenbein ausgeübt und es benötigt oft nur eines geringen Überraschungsmomentes, so daß der Patient mit seinen gegenspielerischen Fußhebermuskeln den Talus nicht halten kann. Bei subtiler Beobachtung, vor allem bei weniger ausgeprägtem Hämatom oder in chronischen Fällen (Abb. 38b, d), kann dabei das Heraustreten der lateralen Talusrolle beobachtet werden.

Differentialdiagnostische Stabilitätsteste
Bei der Prüfung der Taluskippung sollte sich der Untersucher vergewissern, daß sich die Varuskippung nicht auf die Einheit Talus-Calcaneus bezieht. Ist dies nicht sicher zu beurteilen, sollte insbesondere bei chronischen Fällen das hintere untere Sprunggelenk gezielt auf die Stabilität geprüft werden. Dabei wird der Fuß maximal dorsalflektiert, so daß sich z. B. der Untersucher mit der rechten Hand und mit dem eigenen Körpergewicht gegen den Vorfuß stemmt und mit der linken Hand einen Varusstreß auf das Fersenbein ausübt. Kommt es dabei zum ruckartigen Einwärtsdrehen und Adduzieren des Rückfußes (Abb. 39), sind zusätzlich gehaltene Aufnahmen des hinteren unteren Sprunggelenkes unerläßlich.

Finden sich beim Palpationsbefund bereits Schmerzen im Bereich des Sinus tarsi oder im Calcaneo-Cuboid-Bereich, sollte routinemäßig auch die *Stabilität des vorderen unteren Sprunggelenkes* geprüft werden. Dabei wird ein Varusstreß auf den fixierten Rückfuß und Vorfuß ausgeübt (vgl. Abb. 48).

Sind alle Stabilitätsteste wegen zu starker Schmerzen nicht prüfbar, sollte nach radiologischem Ausschluß einer Fraktur eine nochmalige Untersuchung in Leitungsanästhesie des

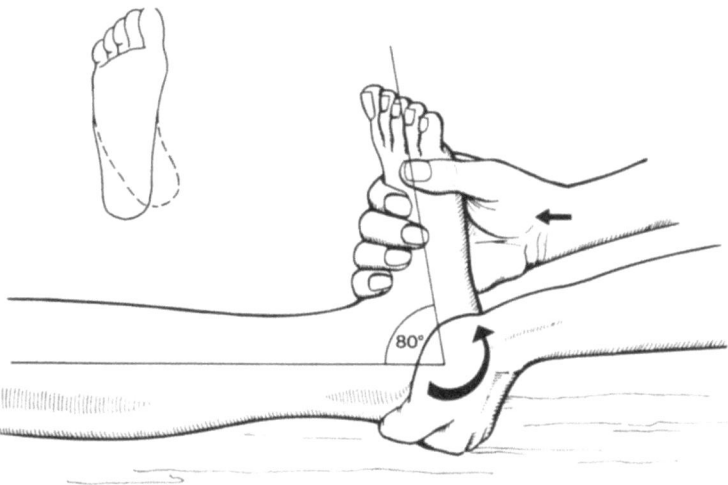

Abb. 39. Stabilitätsprüfung des Subtalargelenkes

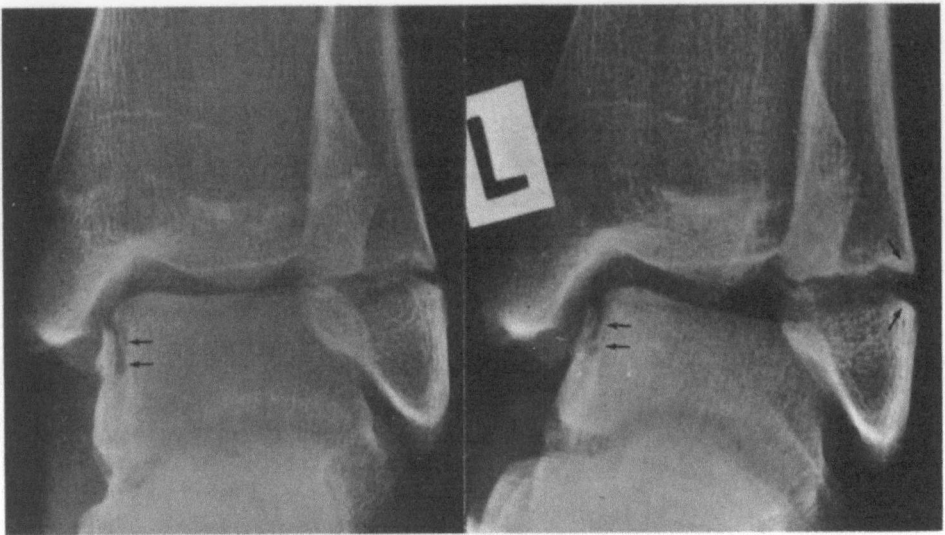

Abb. 40. Trias: fibulare Bandruptur – Epiphyseolysis – mediale Taluskantenfraktur bei einem 12jährigen Mädchen

Nervus peroneus superficialis oder profundus erfolgen, um einen exakten Befund über das Ausmaß der Verletzung erheben zu können.

Bei nur geringer klinischer Symptomatik und anamnestisch rezidivierenden Supinationstraumen sollte an ein posttraumatisches Sinus tarsi-Syndrom (Taillard 1981), an ein Nervus peroneus superficialis-Entrappement (Weber 1966), ein sog. „Meniscoid" (Wolin 1956) sowie an eine funktionelle Instabilität (Freeman 1965b) gedacht werden, um eine weiterführende Ausschlußdiagnostik zu betreiben.

b) Radiologische Diagnostik: Das verletzte Sprunggelenk wird zunächst in 2 Ebenen geröntgt, die orthograde a.p.-Aufnahme wird dabei entsprechend der Fußform nach Wentzlik (1956a) durchgeführt.

Eine Vergleichsaufnahme vom gesunden Sprunggelenk ist bei klinischem Verdacht auf Lösung der distalen Fibulaepiphyse durchzuführen. Gelegentlich wird diese Lysis erst durch gehaltene Aufnahmen, oft kombiniert mit fibularer Bandruptur, sicher erkennbar (Abb. 40, 41). Drittverletzungen wie eine osteochrondrale Fraktur der Trochlea tali oder ein Innenknöchelbruch sind möglich (Abb. 40, 41).

Bei Verdacht auf eine isolierte Syndesmosenruptur sollte die gesamte Fibula zum Ausschluß einer hohen Fibulafraktur im Sinne einer Maisonneuve-Verletzung radiologisch dargestellt werden. Bei einem klinisch nicht sicheren Befund am OSG sollte immer die Fußwurzel in 2 Ebenen mitgeröntgt werden, um Verletzungen entlang der „Frakturlinie der Supination" nach Hellpap (1963) nicht zu übersehen.

Ergibt sich anhand der Übersichtsaufnahmen der Verdacht auf eine osteochondrale Fraktur, so ist diese in der Regel bei instabilem Gelenk auf der gehaltenen Aufnahme sicher erkennbar (Zwipp und Oestern 1983). Ansonsten kann dieser Befund anhand von Schrägaufnahmen sowie durch Projektionen in maximaler Plantar- und Dorsalflexion weiter abgeklärt werden, ggf. durch Vergrößerungsaufnahmen oder Tomographie.

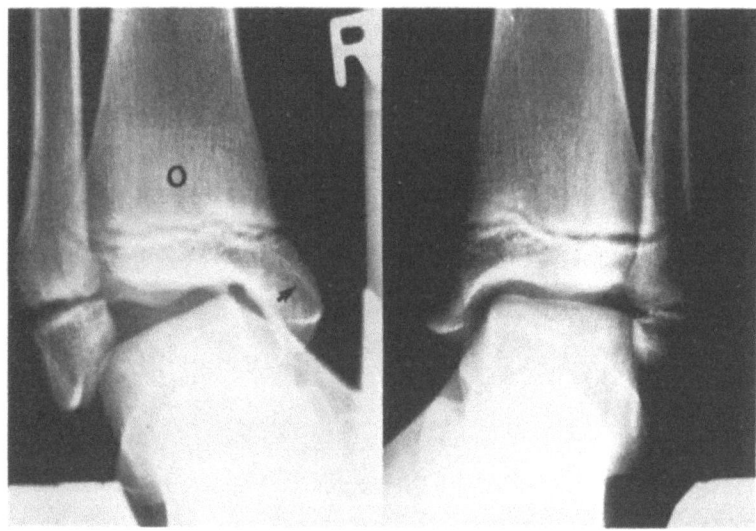

Abb. 41. Trias: fibulare Bandruptur – Epiphyseolysis – Innenknöchelfraktur bei einem 9jährigen Jungen

Taluscysten oder osteophytäre Randanbauten im Bereich des fibulo-talaren oder tibiotalaren Gelenkes sind meist Ausdruck einer chronisch rezidivierenden Distorsion. Dazu gehört auch die Talusnase (DD: Osteoid-Osteom, Weber 1972), als Ausdruck einer Instabilität im Talo-Navicular-Gelenk. Ventrale und dorsale Tibiakantenausziehungen im seitlichen Röntgenbild als Ausdruck eines knöchernen Impingement werden oft bei chronischer antero-lateraler Instabilität gesehen und von Morris (1943) als „Athlete's Ankle" beschrieben (Abb. 42).

Schwierig ist die Deutung eines sog. „Os subfibulare", insbesondere dann, wenn der Patient bereits vorausgegangene Supinationstraumen angibt. Nach den Befunden des eigenen

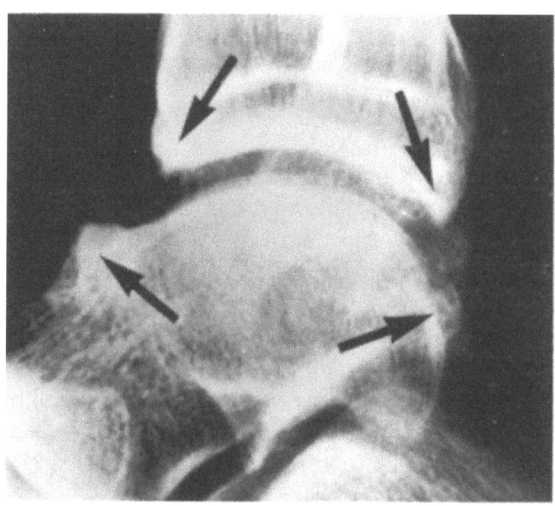

Abb. 42. Sog. „Athletes Ankle" bei chronischer ALRI des OSG

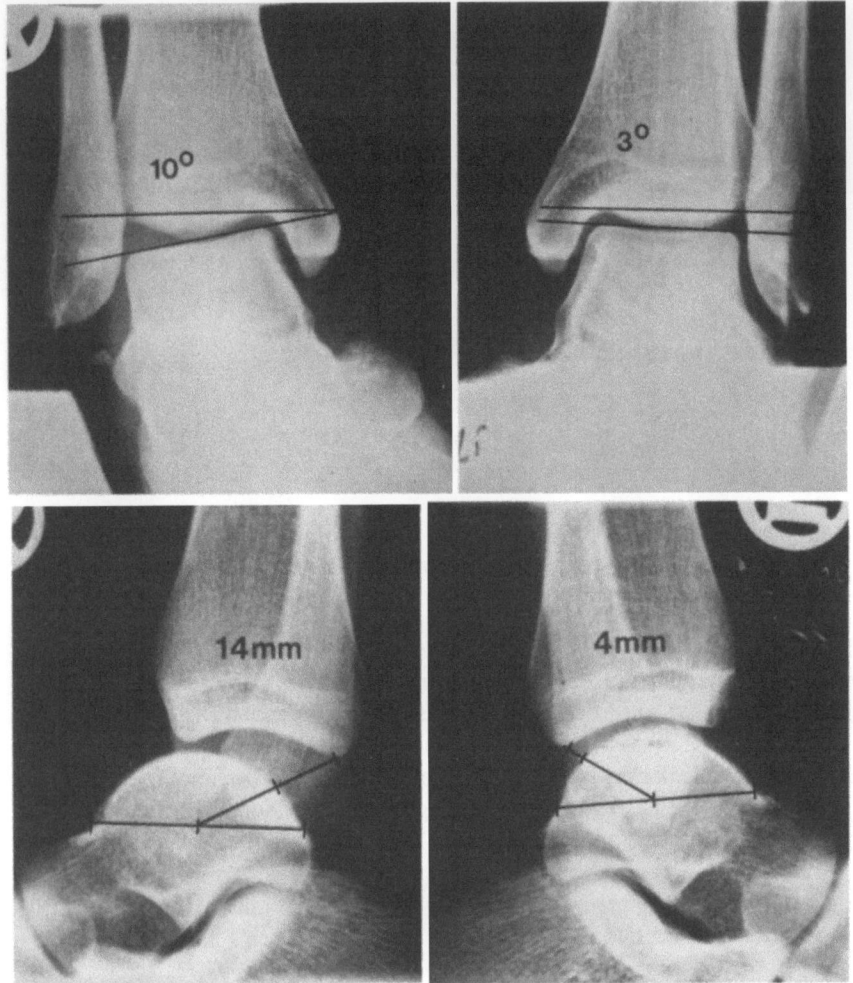

Abb. 43. Differentialdiagnose des sog. Os subfibulare. Hier sicherer Hinweis für eine chronische ALRI des OSG mit altem talaren Bandausriß

Krankengutes handelt es sich dabei in der Regel um einen alten knöchernen Bandausriß (Abb. 43). Zu den radiologischen Differentialdiagnosen, insbesondere auch zu den Normvarianten des Os trigonum und zur Abgrenzung der Fraktur des Tuberculum laterale des Processus posterior tali soll nur auf die umfangreichen Darstellungen von Köhler und Zimmer (1982) hingewiesen werden.

Sprechen nach dieser Ausschlußdiagnostik weiterhin alle Befunde für eine frische fibulare Bandruptur, werden gehaltene Aufnahmen auch beim Vorliegen einer isolierten Innenknöchelfraktur als Ausdruck einer Weber-A-d-Fraktur (Weber 1966) oder bei der distalen Fibulaepiphysenlösung angefertigt, da diese Verletzungstypen häufig mit einer fibularen Bandruptur kombiniert sind (Abb. 40, 41).

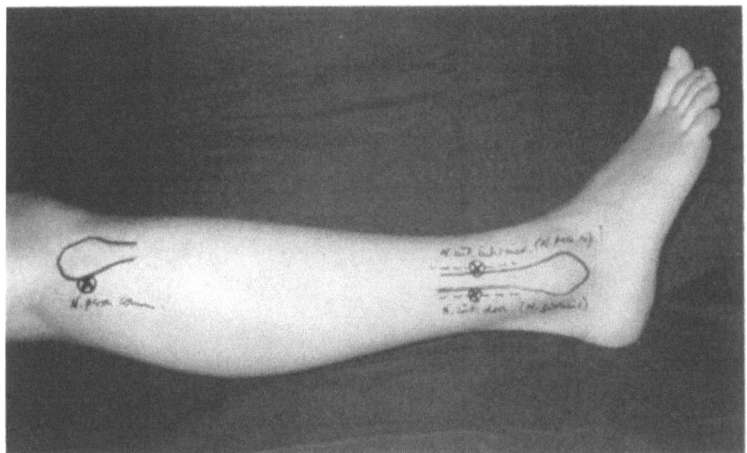

Abb. 44. Leitungsanästhesie bei frischer Ruptur

c) Gehaltene Aufnahmen: Voraussetzung für die gehaltenen Aufnahmen des oberen Sprunggelenkes – mit der Hand oder apparativ durchgeführt – ist eine einwandfreie *Anästhesie*. Schmerzbedingte Abwehrreaktionen der Peronealmuskulatur oder Fußabduktoren können zu falsch-negativen Befunden für Taluskippung und Talusvorschub führen. Ist eine Leitungsanästhesie des Nervus cutaneus intermedius (Ast des Nervus peroneus superficialis) und des Nervus cutaneus dorsalis (Ast des Nervus suralis), die etwa handbreit oberhalb des Außenknöchels angelegt wird, nicht ausreichend, so sollte eine Leitungsanästhesie des Nervus peroneus communis im Bereiche des Fibulaköpfchens oder proximal davon dorso-medial der Bicepssehne durchgeführt werden (Abb. 44). Selbst bei nicht vollständiger Schmerzfreiheit kann die Peroneus-communis-Blockade durch den motorischen Ausfall der Peronealmuskulatur einen sicheren Nachweis der pathologischen Taluskippung erbringen (Abb. 45).

Beim Verdacht auf eine chronische mechanische Instabilität und normalen Befunden für Taluskippung und Talusvorschub werden routinemäßig *gehaltene Aufnahmen des hinteren unteren Sprunggelenkes* durchgeführt, insbesondere, wenn die gehaltene Aufnahme des OSG Achsabweichungen sub- oder infratalar erkennen läßt (Abb. 49).

Bei jahrelang bestehender chronischer ALRI des OSG kann eine *sog. „weight bearing"-Aufnahme* wertvolle Zusatzinformationen über das Instabilitätsausmaß beim normalen Stehen des Patienten liefern. Postive Befunde wie in Abb. 46 sind als schwere arthrosefördernde Deformität anzusehen (Harrington 1979).

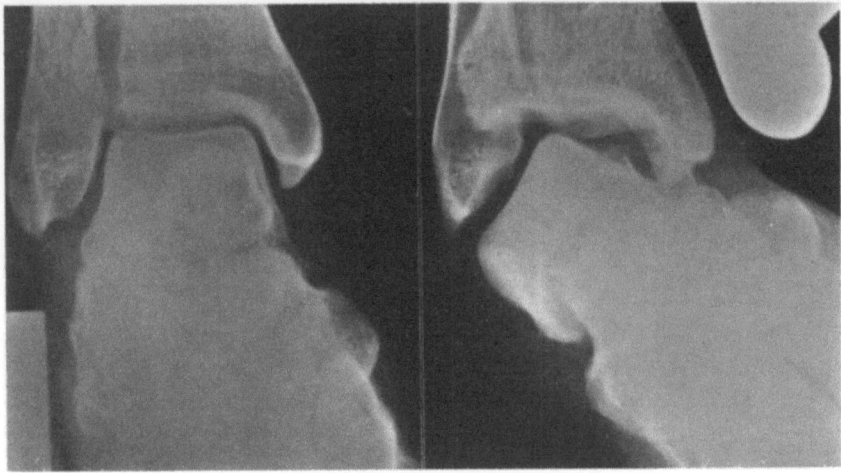

Abb. 45. Falsch-negativer Befund links bei unzureichender Anästhesie, rechts nach Peroneus communis-Blockade

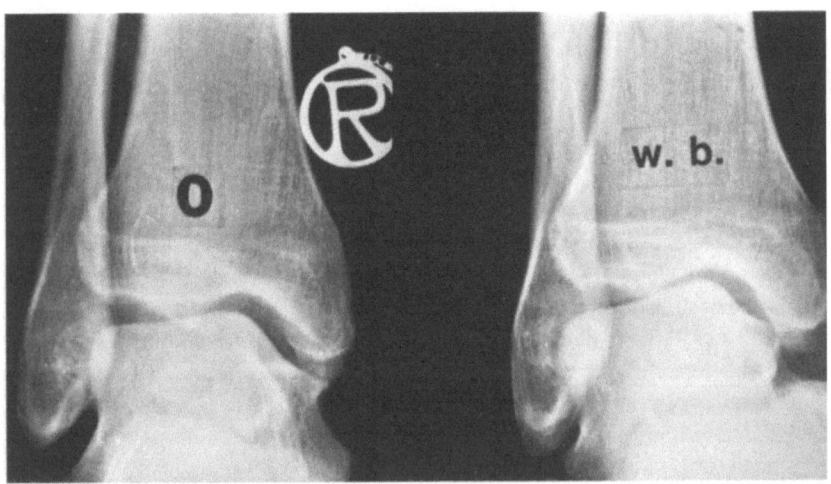

Abb. 46. „Weight bearing"-Aufnahme: In der a.p.-Aufnahme ist die laterale Subluxation als Ausdruck einer fortgeschrittenen, langjährigen chronischen Instabilität erkennbar. Die vermehrte Sklerosierung des medialen Kompartimentes zeigt die unphysiologische Belastung bereits beim normalen Stehen

Die Technik der gehaltenen hinteren USG-Aufnahmen und die Methodik zur Ausmessung der Befunde sind in Abb. 47 dargestellt:
1. Der Unterschenkel muß 30° innenrotiert liegen.
2. Der Fuß soll in Rechtwinkelstellung gehalten werden.
3. Der Inversionsstreß muß ausschließlich am lateralen Fersenbein ansetzen, wobei z. B. die linke Hand den Unterschenkel im mittleren bis distalen Drittel umfaßt und fixiert, die rechte Hand mit der Fläche des Daumenballens gegen das distale Fersenbein drückt.

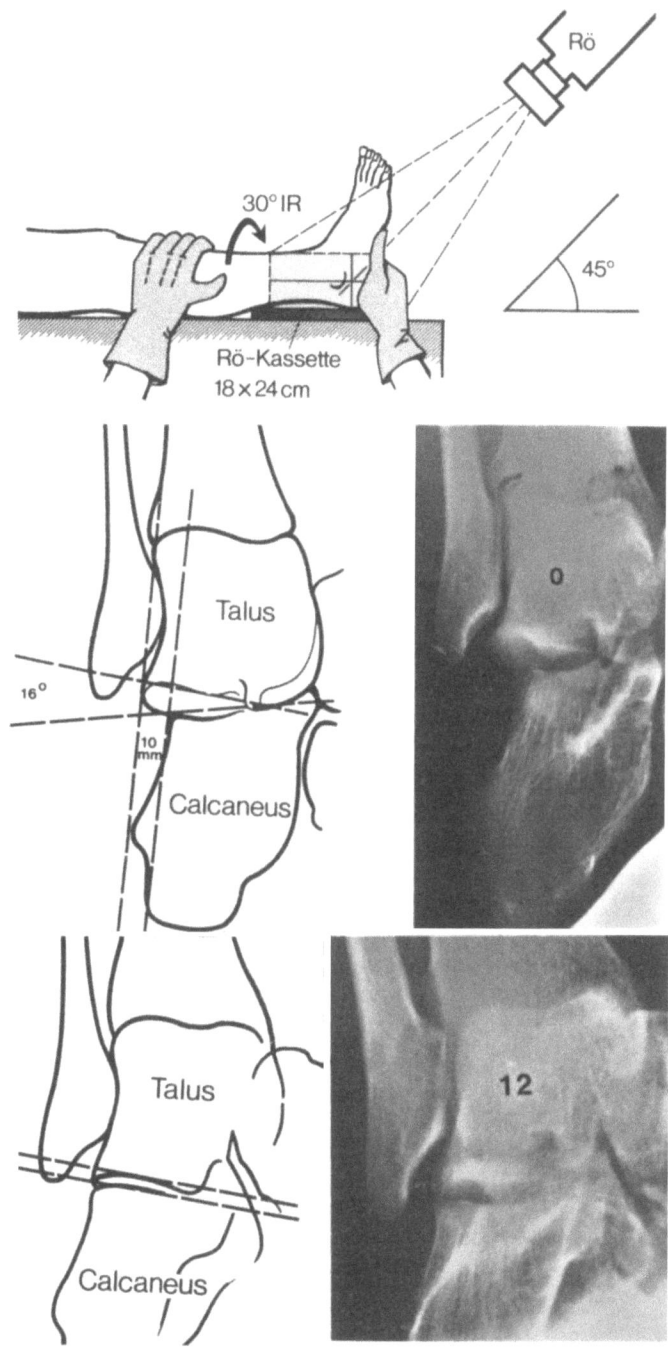

Abb. 47. Technik der gehaltenen Aufnahme des Subtalargelenkes *(oben)*, radiologische Meßpunkte *(Mitte, unten)*

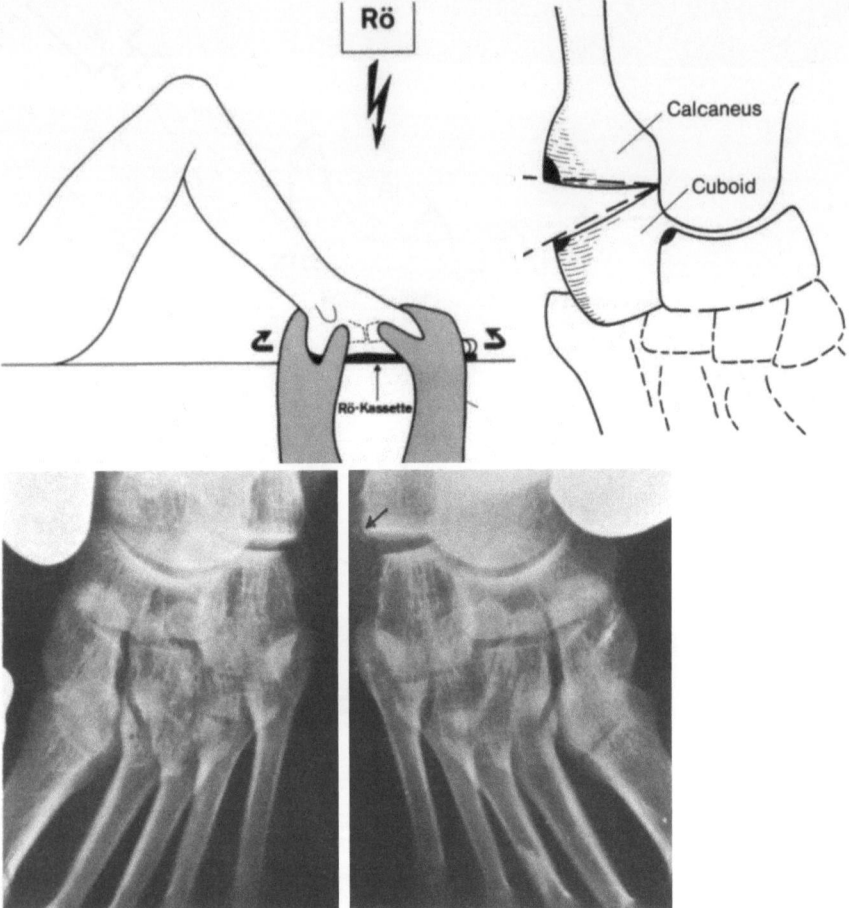

Abb. 48. Technik der gehaltenen Aufnahme des vorderen unteren Sprunggelenkes. Knöcherner Bandausriß am Calcaneus *(rechts unten)*, die Instabilität im Calcaneus-Cuboid-Gelenk ist im Seitenvergleich deutlich

4. Der Strahlengang muß mit 45° auf das Subtalargelenk treffen.
5. Der Unterrand der Ferse sollte etwa mit dem Unterrand der Röntgenplatte (18 x 24) abschließen.
6. Das Achsenkreuz der Lichtblende der Röntgenröhre kommt etwas unterhalb des Außenknöchels zu liegen.
7. Der Abstand Röntgenröhre/Fuß sollte konstant 1 Meter betragen.

Als Normalwerte für die Medialversetzung des Calcaneus gegenüber dem Talus gelten Werte bis 5 mm und für die talo-calcaneare Kippung ein Winkel bis 5° (Abb. 36).

Zur weiteren Ausschlußdiagnostik sind auch *gehaltene Aufnahmen des vorderen unteren Sprunggelenkes* durchzuführen. Dabei wird, wie bei der klinischen Prüfung, ein Varusstreß zwischen Rückfuß und Vorfuß ausgeübt, wobei der Fuß plantar auf der Röntgenkassette aufliegt. Der Strahlengang kommt senkrecht von oben und läßt so ein Klaffen zwischen Calcaneus und Cuboid erkennen (Abb. 48).

d) Arthrographie: Bei Verdacht auf eine isolierte Ruptur des vorderen Syndesmosenbandes und/oder bei Verdacht auf eine wesentliche zusätzliche Läsion des Ligamentum deltoideum wird 24 bis spätestens 36 h nach frischer Verletzung eine Arthrographie veranlaßt. Eine Syndesmosenruptur läßt sich dabei durch das Aufsteigen des Kontrastmittels bis in die gerissene Membrana interossea hinein gut erkennen.

e) Arthroskopie: Bei chronisch-persistierenden Beschwerden trotz konservativer Maßnahmen und bei Versagen der herkömmlichen Untersuchungsmethoden, wie Tomographie, Arthrographie und Computertomographie ist die Indikation zur arthroskopischen differentialdiagnostischen Abgrenzung gegeben. Sie dient der visuellen, bioptischen und operationstaktischen Diagnostik und kann gelegentlich zur arthroskopischen Operation erweitert werden.

5.6.2 Abgrenzung der Indikation (Erfahrungswerte)

Ist bei frischer Verletzung klinisch und radiologisch eine frische antero-laterale Instabilität des oberen Sprunggelenkes nachweisbar, so ist bei fehlender Kontraindikation, insbesonders bei jungen und sportlich aktiven Patienten, die Indikation zur primären Bandnaht gegeben. Kontraindikationen (0,8%) im eigenen Krankengut werden bei schwerem Polytrauma, Schwangerschaft, lokalen oder allgemein-internistischen Gegenanzeigen oder bei über 60jährigen inaktiven Patienten gesehen.

Als radiologisch instabil gelten Werte über 7° Taluskippung und über 7 mm Talusvorschub bzw. eine Differenz von 5° oder 5 mm gegenüber der gesunden Seite[6]. *Die Indikation zur Operation wird grundsätzlich nur zusammen mit einem eindeutigen klinischen Befund gestellt.*

In chronischen Fällen einer antero-lateralen Instabilität ist die Indikation zur Operation bei entsprechender klinischer Symptomatik und Versagen der konservativen Maßnahmen gegeben. Eine Altersgrenze wird nicht gesehen, sofern der Patient körperlich aktiv ist und ein stabiles Sprunggelenk benötigt.

Präoperativ muß in chronischen Fällen der Ort der Instabilität klinisch und radiologisch verifiziert werden (Abb. 49), da differente operative Techniken von der Instabilitätsform abhängig sind. So können z. B. bei einer isolierten Instabilität im hinteren unteren Sprunggelenk keine direkten bandrekonstruktiven Maßnahmen wie bei isolierter Instabilität im oberen Sprunggelenk durchgeführt werden. In diesen Fällen ist der Patient über die möglichen Nachteile einer bandplastischen Maßnahme aufzuklären.

5.6.3 Konservative Maßnahme

„*One cannot help feeling that these ligaments will heal without fixation if the ends are not grossly separated, whereas they will fail to heal if grossly separated, even fixed in plaster*".

Charnley, 1950

---

[6] Nach eigenen Untersuchungen werden Normalwerte für Taluskippung mit 3,5 ± 2,3° und für Talusvorschub mit 5,0 ± 1,6 mm angenommen (s. Kapitel 5.4)

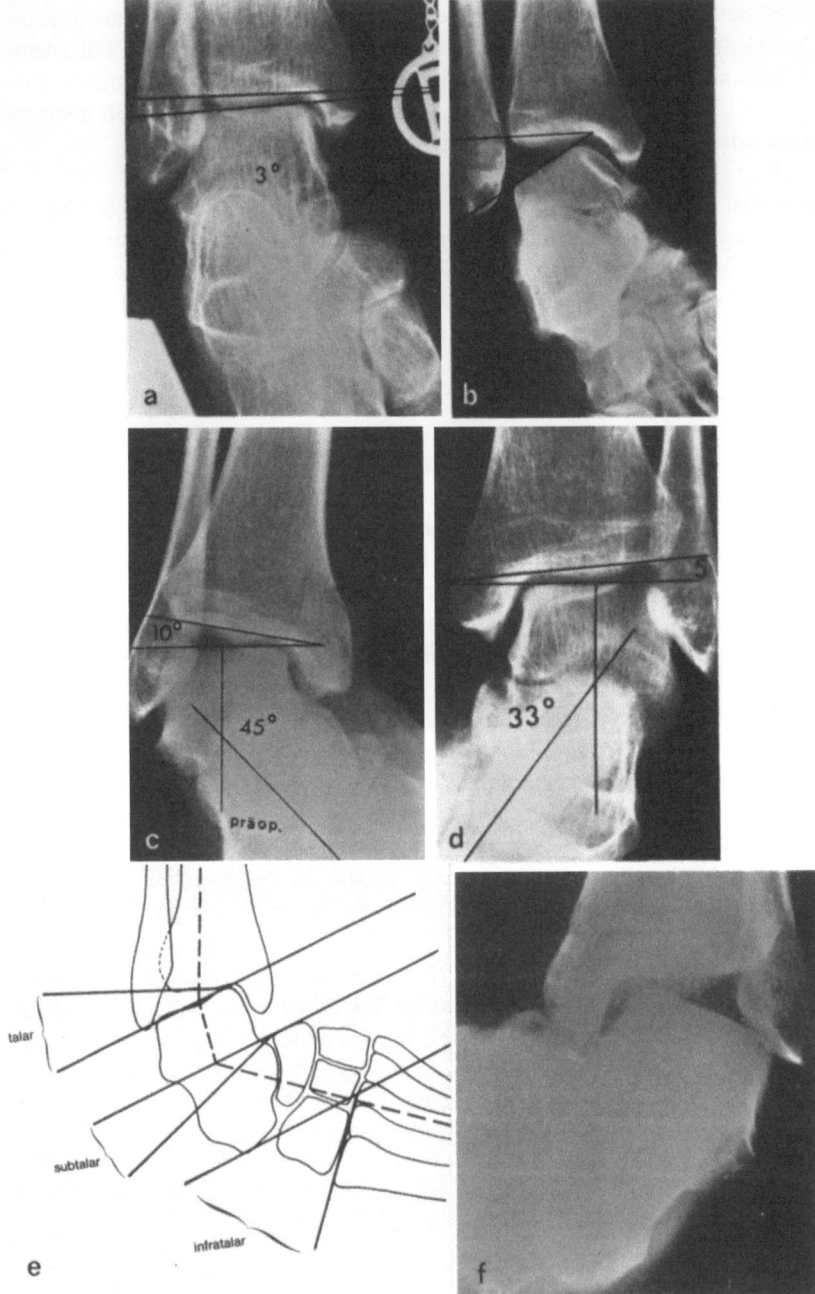

Abb. 49 a–f. Radiologische Hinweise für den Ort der Instabilität. **a** Stabile Sprunggelenke (tibiale Achse erhalten), **b** isolierte Instabilität des OSG (talare Achse vom 3. MFK nicht abweichend), **c** kombinierte Instabilität des oberen und subtalaren Gelenkes (talare und subtalare Achsenabweichung, **d** isolierte Instabilität des Subtalargelenkes, **e** Achsenabweichung, **f** Instabilität in allen 3 Etagen

1. Leichte Zerrung: Bestehen klinisch-radiologisch keine Hinweise für eine fibulare Bandruptur und fehlt ein Belastungsschmerz, erfolgt eine rein funktionelle Therapie mit antiphlogistischer Salbe und elastischer Bandage.

2. Erhebliche Zerrung und/oder Gelenkkontusion: Finden sich Zeichen einer erheblichen Zerrung oder Gelenkstauchung mit starkem Belastungsschmerz ohne Nachweis einer akuten antero-lateralen Instabilität, erhält der Patient einen Unterschenkelspaltgipsverband für 3–4 Tage und anschließend einen Gehgipsverband für 3 Wochen. Alternativ kann in diesen Fällen nach Abschwellen auch ein TAPE-Verband zur Anwendung kommen.

3. Frische fibulare Kapselbandruptur: Bestehen lokale oder allgemeine Kontraindikationen für eine Operation oder lehnt der Patient eine operative Behandlung ab, wird eine konservative Behandlung eingeleitet: Der Unterschenkel wird im Spaltgipsverband hochgelagert, ein orales Antiphlogistikum wird verordnet. Nach Abschwellen des Hämatoms erhält der Patient einen Unterschenkelgehgipsverband in Rechtwinkelstellung des Fußes in betonter Pronation für insgesamt 6 Wochen. Im Anschluß daran wird dem Patienten eine laterale Schuhranderhöhung von 0,5 cm für 6 Monate sowie intensives Fußhebertraining mit Eigenreflexaufschulung nach der Methode Freeman (1965b) verordnet.

Alternativ zur Gipsimmobilisation kann auch im Sinne der frühfunktionellen Behandlung ein Tape-Verband, ein lateral stabilisierter Turnschuh oder eine Aircast-Schiene angelegt werden (Abb. 50).

4. Posttraumatisches Sinus tarsi-Syndrom: Eine lokale Infiltrationsbehandlung des Sinus tarsi mit einem Lokalanästhetikum ggf. 1– bis 2mal kombiniert mit einem Corticosteroid führt in der Regel zum Verschwinden der Symptome (Abb. 51). Nur selten wird die Indikation zur Ausräumung des Sinus tarsi notwendig.

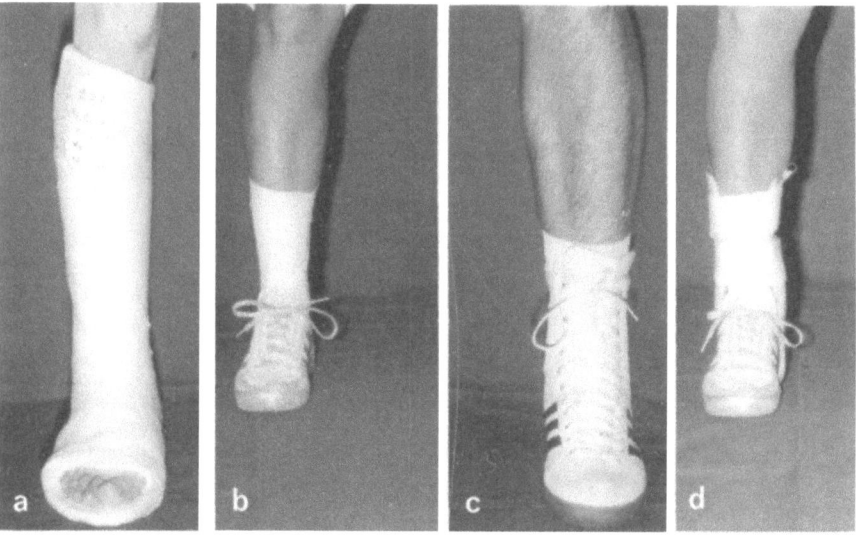

Abb. 50a–d. Konservative Manßnahmen: a Gipsverband in betonter Pronations-Eversions-Stellung, b Tape-Verband, c lateral stabilisierter Turnschuh, d Luftkissen-Schiene

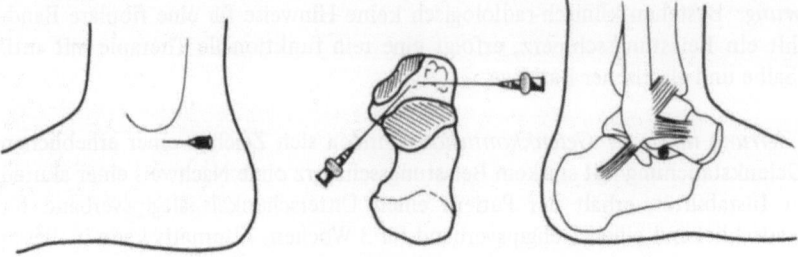

Abb. 51. Infiltrationstechnik des Canalis tarsi (*links*) und Sinus tarsi (*rechts*)

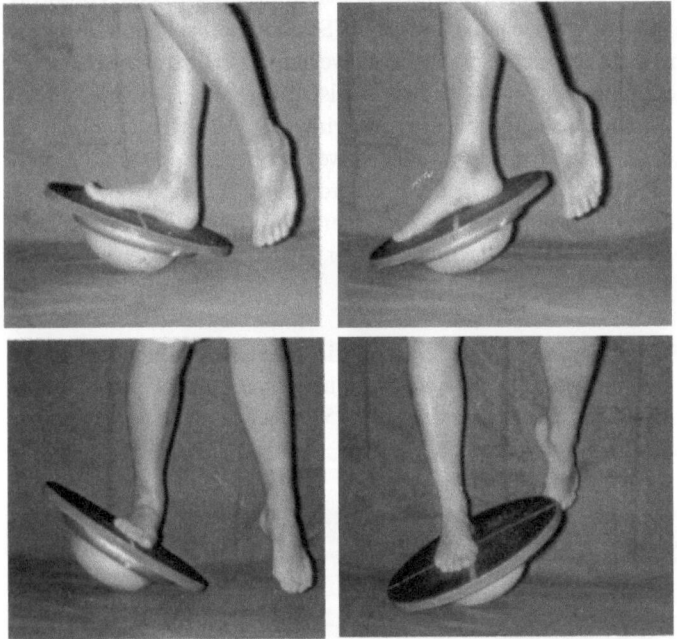

Abb. 52. Propriozeptiv-Training: Dorso-plantare und pronatorisch-supinatorische Balanceübungen

5. Funktionelle Instabilität: Ein gezieltes Koordinationstraining mit Aufschulung der Eigenreflexe und Training der Fußhebermuskulatur über mehrere Wochen bringt das Krankheitsbild in der Regel zur Ausheilung, sofern eine mechanische Instabilität oder andere organische Ursachen nicht übersehen wurden (Abb. 52).

6. Chronische Instabilität des oberen und/oder unteren Sprunggelenkes: Die Verordnung einer einfachen lateralen Schuhranderhöhung von 0,5 cm kann dieses Krankheitsbild rasch günstig beeinflussen und den Circulus vitiosus von mechanischer und funktioneller Instabilität durchbrechen. Wenn zusätzliches intensives Koordinationstraining und eine Aufschulung der Peronealmuskulatur nicht zur dynamischen Stabilisierung führen, ist eine operative stabilisierende Maßnahme zu empfehlen.

5.6.4 Operative Techniken

5.6.4.1 Primäre Bandnaht („Syndesmorrhaphy")

„Syndesmorrhaphy", by which, as the word indicates, is meant the suture of ligaments as in the simple repair of a cut or torn ligament".

Charles E. Phillips, 1914

In Blutsperre wird ein bogenförmiger Hautschnitt (Abb. 53) angelegt, der 2–3 Querfinger oberhalb der Außenknöchelspitze beginnt, mitten über den Knöchel verläuft und 2–3 Querfinger distal der Knöchelspitze in Richtung Basis des V. Mittelfußknochens reicht. Senkrechte Durchtrennung der Subcutis und oberflächlichen Fascia cruris anterior im Hautschnittverlauf bis zum Knöchelunterrand. Distal davon wird die Fascie dicht ventral der Peronealsehnen durchtrennt. Abschieben en bloc der Subcutan- und Fascienschicht nach medial direkt auf den Fasern des *Ligamentum fibulotalare anterius*. Darstellung des proximalen und distalen Bandstumpfes und der rupturierten antero-lateralen Kapsel. Spülung und Exploration des Gelenkes zum Ausschluß eines Taluskantenabbruches („dome fracture") oder sonstiger Knorpelläsionen. Inspektion und Stabilitätsprüfung des *Ligamen-*

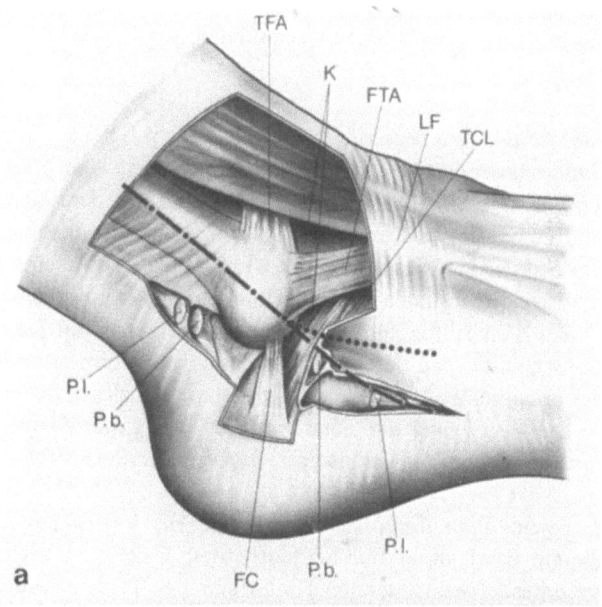

Abb. 53a–c. Situs der oberflächlichen und tiefen Strukturen im Sprunggelenk bei partieller Resektion der Lamina superficialis fasciae cruris/dorsalis pedis (*doppel-konturierte Linie*). a Haut- und Fascienincisionen liegen lateral über dem Außenknöchel. Auf Höhe der Knöchelspitze divergieren beide Incisionen. Die Hautincision zielt auf die Tuberositas des 5. Mittelfußknochens, die Fascienincision liegt weiter ventral knapp vor dem Retinaculum distale der Peronealsehnen (*Hautincision gestrichelt, Fascienincision gepunktet*). *TFA* = Ligamentum tibiofibulare anterius, *FTA* = Ligamentum fibulotalare anterius, *FC* = Ligamentum fibulocalcaneare, *TCL* = Ligamentum talocalcaneare laterale, *LF* = Ligamentum fundiforme, oberflächlicher Anteil, *K* = Kapselschicht, *P.l.* = Sehne des Musculus peroneus

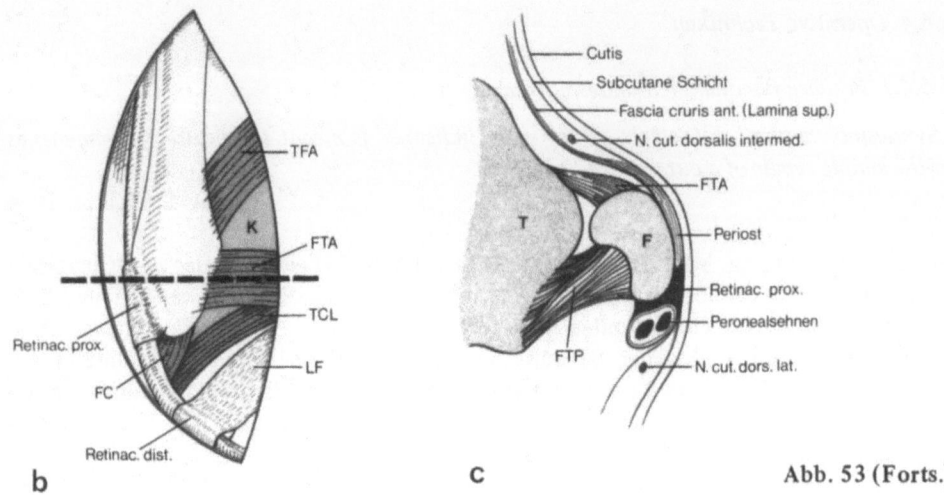

Abb. 53 (Forts.)

longus, *P.b.* = Sehne des Musculus peroneus bevis. **b, c** Situs der Bänder bei epimalleolärer Schnittführung in der Aufsicht und im transversalen Schnitt in Höhe des Ligamentum fibulotalare anterius *(FTA)*. In dieser Höhe strahlt die Lamia superficialis der Fascia cruris/ dorsalis pedis in das Periost des Außenknöchels ein, distal vom Außenknöchel in das Retinaculum distale der Peronealsehnen. *F* = Fibula, *T* = Talus

tum fibulotalare posterius bei augehaltenem Gelenk. Unterfahren und Prüfung des vorderes Syndesmosenbandes mit dem Meniscushaken vom offenen Gelenk aus. *Exploration des Ligamentum fibulocalcaneare:* Dieses wird mit dem Meniscushaken zwischen Fibulaspitze und Peronealsehnen umfahren und hochgezogen, so daß entweder die Ruptur oder das Maß des Stretch-Traumas erkennbar wird. Wegweiser für eine Ruptur dieses Bandes ist die traumatische Eröffnung der Peronealsehnenscheide unterhalb des proximalen Retinaculums.

Bei Hämarthros im Subtalargelenk Eröffnung der Kapsel, Prüfung der subtalaren Rotationsstabilität und der Festigkeit des Ligamentum talocalcaneare interosseum. Darstellung des potentiell vorhandenen Ligamentum talocalcaneare laterale.

Die *Versorgung der Bänder* sollte *unter guter Vorspannung* und *mit sicherer Verankerung* des Fadens (ggf. transossär) *in folgender Reihenfolge* durchgeführt werden:

1. Ligamentum fibulotalare posterius: Die Versorgung – wenn notwendig – beginnt mit diesem Band, da es nur bei klaffendem Gelenk zugänglich ist. Ein Abscheren der kurzen Faserbündel zum lateralen Hinterrand des Talus erfordert allenfalls ein Aufrauhen dieses Bereiches mit dem Raspatorium, da sich diese Bündel nach Reposition des Talus wieder gut anlegen. Ein aufgespleißtes Band kann adaptiert, ein elongiertes Band kann „over the top" (Abb. 58e) nach Ausmulden der Umschlagskante periostal oder besser transossär gerafft werden. Bei dem sehr seltenen kompletten Abriß der langen Faserbündel vom Tuberculum laterale des Processus posterior tali sollte beim maximal aufgehaltenem Gelenk und unter Innenrotation des Talus mindestens eine transossäre Naht am lateralen Talushinterrad angestrebt werden.

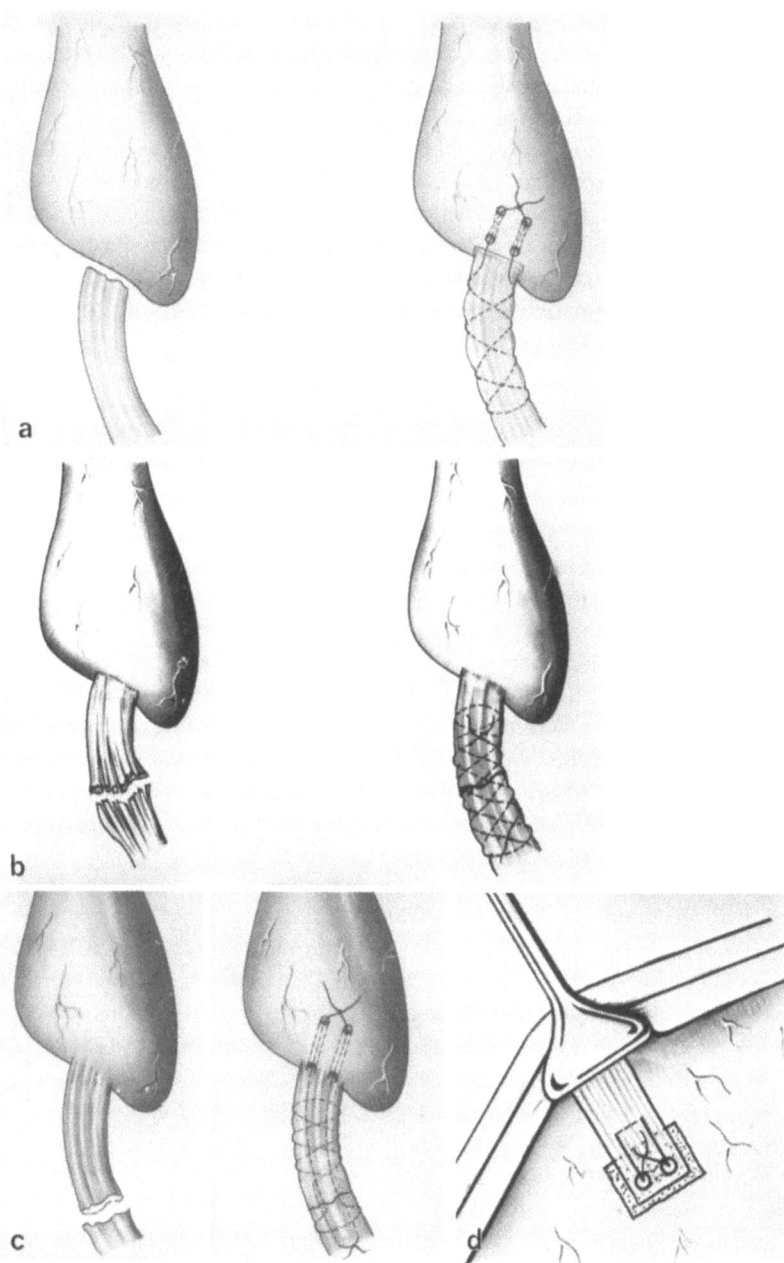

Abb. 54. a Fibularer periostaler Abriß des Ligamentum fibulocalcaneare mit Durchflechtung und transossärer Naht. **b, c** intraligamentäre, calcaneusnahe Ruptur mit gegenläufiger Durchflechtungsnaht. **d** Periostaler Abriß am Calcaneus, transossäre Naht

2. *Ligamentum fibulocalcaneare:* Die fibulanahe Ruptur oder der fibulare periostale Abriß des Bandes kann ohne Mobilisation der Peronealsehnen mit Sehnenscheide erfolgen (Abb. 54a). Intraligamentäre Rupturen können nur durch wechselweises Weghalten der teilmobilisierten Peronealsehnenscheide nach cranial oder caudal dargestellt und so mit einer gegenläufigen Durchflechtungsnaht verspannt werden (Abb. 54b). Die calcaneusnahe Ruptur erfordert die sorgfältige Exploration des blutig imbibierten Fettgewebes im Calcaneusbereich, die Darstellung des Stumpfes und die gegenläufige Durchflechtungsnaht (Abb. 54c). Beim periostalen Abriß am Calcaneus kann eine sichere Einheilung nur nach Aufrauhen des Insertionsbereiches mit transossärer Naht ermöglicht werden (Abb. 54d). Bei allen Manipulationen in diesem Bereich sollte der Nervus cutaneus dorsalis lateralis sicher geschont werden.

3. *Ligamentum fibulotalare anterius:* Die intraligamentäre Ruptur sowie der Riß der anterolateralen Kapsel kann mit U-Nähten oder fortlaufender Naht versorgt (Abb. 55), periostale Abrisse am Talus (Abb. 57a) oder an der Fibula können (Abb. 57b) nach Aufrauhen des Bandanheftungsbereiches mit transossär geführten Nähten readaptiert werden.

Für die Bandnaht am oberen Sprunggelenk empfiehlt sich die Verwendung eines atraumatischen, resorbierbaren Nahtmaterials der Stärke 2 x 0; bei transossären Nähten ggf. ein nicht resorbierbarer Faden. Die vorgelegten Nähte werden zum Schluß unter fortgesetzter Pronations-/Eversions- und Rechtwinkelhaltung des Fußes nach Lösen der Blutsperre geknotet. Besonders ist darauf zu achten, daß der Fuß stets so gelagert bzw. gehalten wird, daß keine vordere Schublade durch Druck auf die Ferse ausgelöst wird.

Eine Ruptur der peronealen Sehnenscheide, des proximalen Retinaculums oder des Ligamentum fundiforme wird mit einer feinen fortlaufenden Naht versorgt. Hautnaht der Stärke 5 x 0. Anlegen eines sterilen Watte-Kompressions-Verbandes. Unterschenkelspaltgipsverband noch in Narkose und in betonter Pronationsstellung des Fußes. Entlassung des Patienten in ambulante Behandlung nach 24 bis 48 h.

5.6.4.2 *Versorgung der Begleitverletzungen*

Begleitende Rupturen des vorderen Syndesmosenbandes, ggf. des Deltoids bei Luxatio pedis cum talo werden nach analogen Techniken versorgt, ebenso Abrisse des proximalen Retinaculums Mm. peron. Ein Innenknöchelbruch wird stabil anatomisch verschraubt, die distale fibulare Epiphysenlösung reponiert, ggf. mit 2 Spickdrähten transfixiert.

Bei medialer osteochondraler Fraktur der Trochlea tali kann arthroskopisch das op-taktische Vorgehen festgelegt werden; laterale *„talar-dome"-Frakturen* können in der Regel vom fibularen Zugang aus versorgt werden.

Kleinere Fragmente von einer Größe unter 0,5 cm im Durchmesser werden reseziert, festsitzende Fragmente grundsätzlich in situ belassen. Bei größeren komplett dislozierten Fragmenten muß intraoperativ entschieden werden, inwieweit eine alleinige Fibrinklebung eine sichere Refixation erlaubt, inwieweit eine Kombination von Klebung und Spickdrahtfixation sinnvoll erscheint oder ob eine alleinige Spickdrahttransfixation ausreicht.

Nach anatomischer Refixation des osteochondralen Fragmentes wird der Kirschner-Spickdraht nach peripher soweit vorgetrieben, daß er retrograd nach Umsetzen der Bohrmaschine unter das Knorpelniveau zurückgezogen werden kann. Nach subcutaner Kürzung kann er so nach Einheilung des Fragmentes in Lokalanästhesie entfernt werden (Abb. 56). Eine Entlastungsdauer des Sprunggelenkes ist je nach Befund von 6 bis 12 Wochen anzustreben.

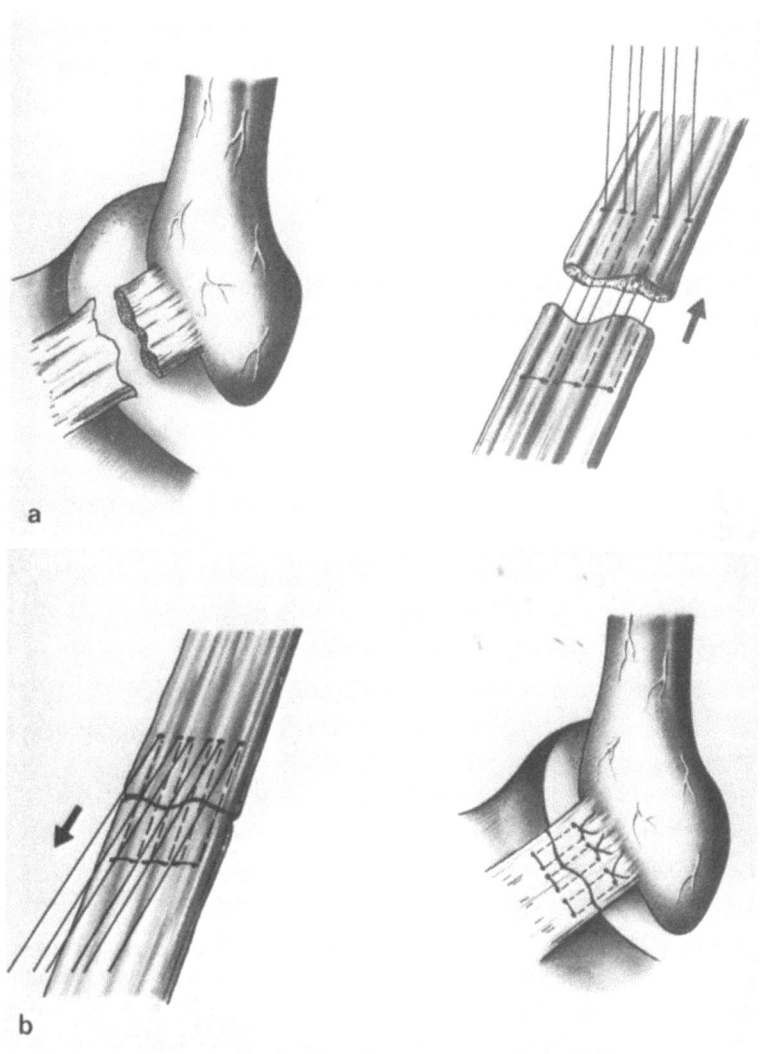

Abb. 55. Intraligamentäre Ruptur des Ligamentum fibulotalare anterius, Vorlegen der U-Nähte (a), Anziehen und Knoten der U-Nähte (b)

5.6.4.3 Direkte Bandrekonstruktion („Syndesmoplasty")

„*Syndesmoplasty, by which is meant a plastic operation on a ligament whereby the ligament may be shortened, lengthened, imbricated, or strengthened by folding, grafting, or transplantation of other ligamentous structures to take the place of, or reinforce, a weakened or lacerated ligament*".

Charles E. Phillips, 1914

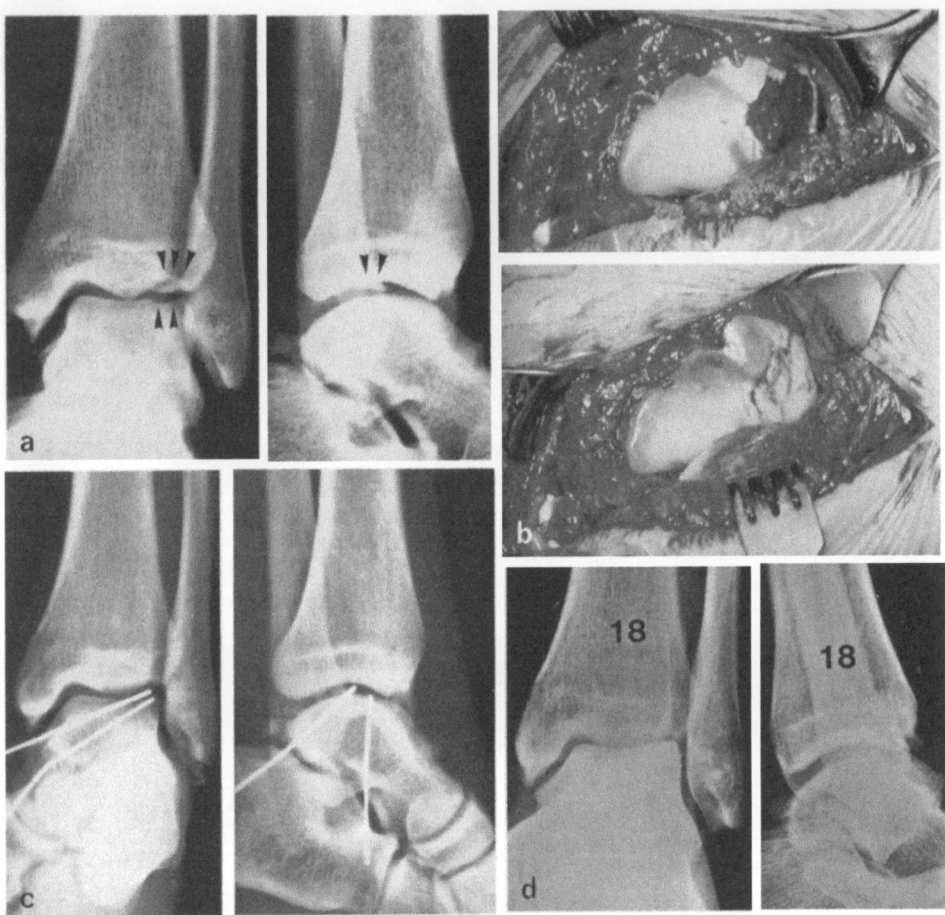

Abb. 56a–d. Fallbeispiel einer osteochondralen Fraktur der lateralen Trochlea tali bei akuter ALRI im OSG: a laterale talar dome-fracture (Typ 4 nach Berndt und Harty, 1959): Drehung des Fragmentes um 180°, b intraoperativer Situs, c Refixation mit Fibrinkleber und zwei Kirschner-Spickdrähten, d Kontrolluntersuchung nach 18 Monaten: radiologisch und auch klinisch Restitutio ad integrum

a) Ligamentum fibulotalare anterius (FTA): Ist dieses Band nach vorausgegangener periostaler Abscherung am Talus oder an der Fibula nicht im anatomischen Ursprungs- oder Ansatzbereich verheilt, wird das fehlverheilte Band in diesem Bereich abgelöst und ein neues Bett im anatomischen Anheftungsbereich geschaffen. Dabei wird zur sicheren Bandeinheilung dieses Bett mit dem Raspatorium oder Meißel so tief angefrischt, bis es aus der Spongiosa blutet. Danach wird das Band unter guter Vorspannung über ein oder zwei V-förmig-transossäre Nähte readaptiert (Abb. 57a–d). Nach einem knöchernen Bandausriß mit pseudarthrotischer Fehlverheilung werden kleinere Fragmente am Talus oder an der Fibula aus dem Band ausgeschält, das Band in beschriebener Weise reinseriert. Ist das Band chronisch vernarbt und elongiert, aber in sich kräftig genug, wird es an der Fibula abgelöst und unter Verkürzung reinseriert (Abb. 57b, d).

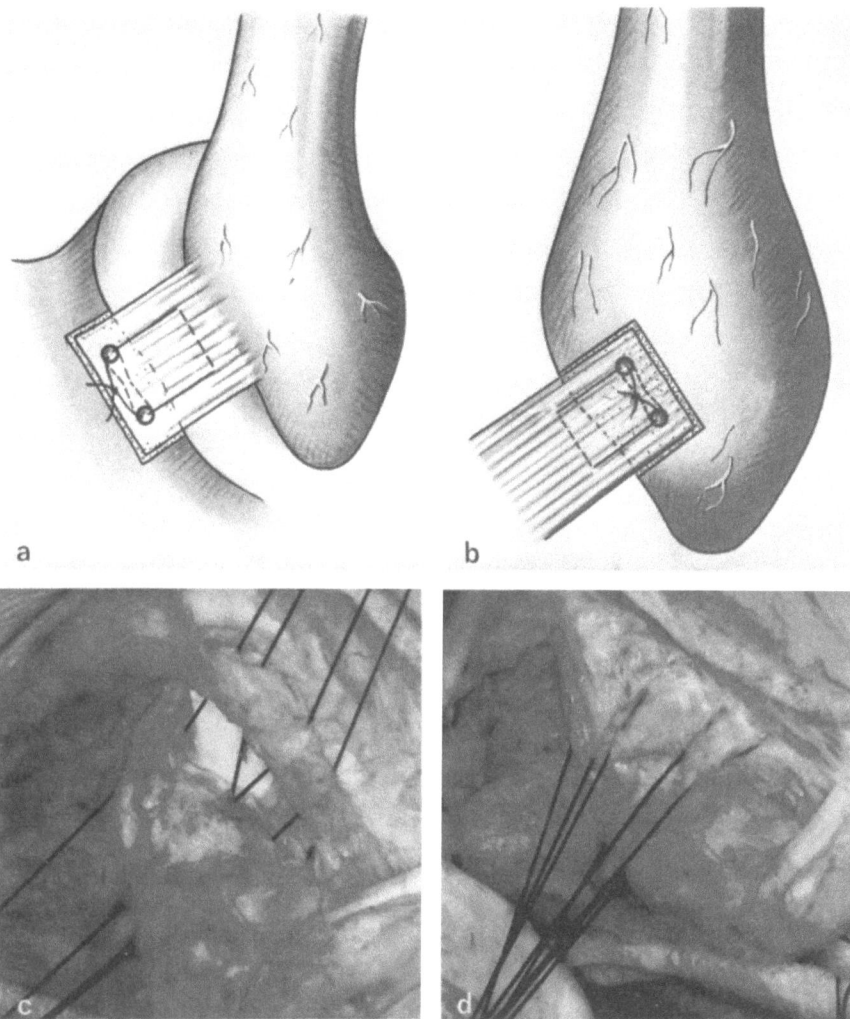

Abb. 57. a Technik der Reinsertion des Ligamentum fibulotalare anterius am Talus mit transossärer Naht. **b** Vorgehen bei elongiertem Ligamentum fibulotalare anterius mit Ablösen des Bandes an der Fibula, Anfrischung des Insertionsbereiches und transossärer Naht. **c** Chronisch elongiertes Ligamentum fibulotalare anterius an der Fibula abgelöst. **d** Nach Anfrischung des Insertionsbettes Refixation mit transossärer Nahttechnik unter Verkürzung und Vorspannung des Bandes

b) Ligamentum fibulocalcaneare (FC): Ist dieses Band im anatomischen Verlauf regelrecht, aber chronisch elongiert, wird es an der fibularen Anheftungsstelle zusammen mit einer ca. 6 x 4 x 4 mm großen Knochenlamelle ausgelöst, mit einem kräftigen Faden angeschlungen und in einen 4,5 mm weiten Bohrkanal in Faserverlaufsrichtung hineingezogen, die Fadenenden durch 2 mm weite parallele Bohrkanäle gezogen und an der dorsalen Fibulakante verknotet (Abb. 58a). Ist es an der Fibula narbig verheilt und elongiert, wird es ohne Knochenlamelle in gleicher Technik versorgt (Abb. 58b). Bei dystop verheiltem Band nach

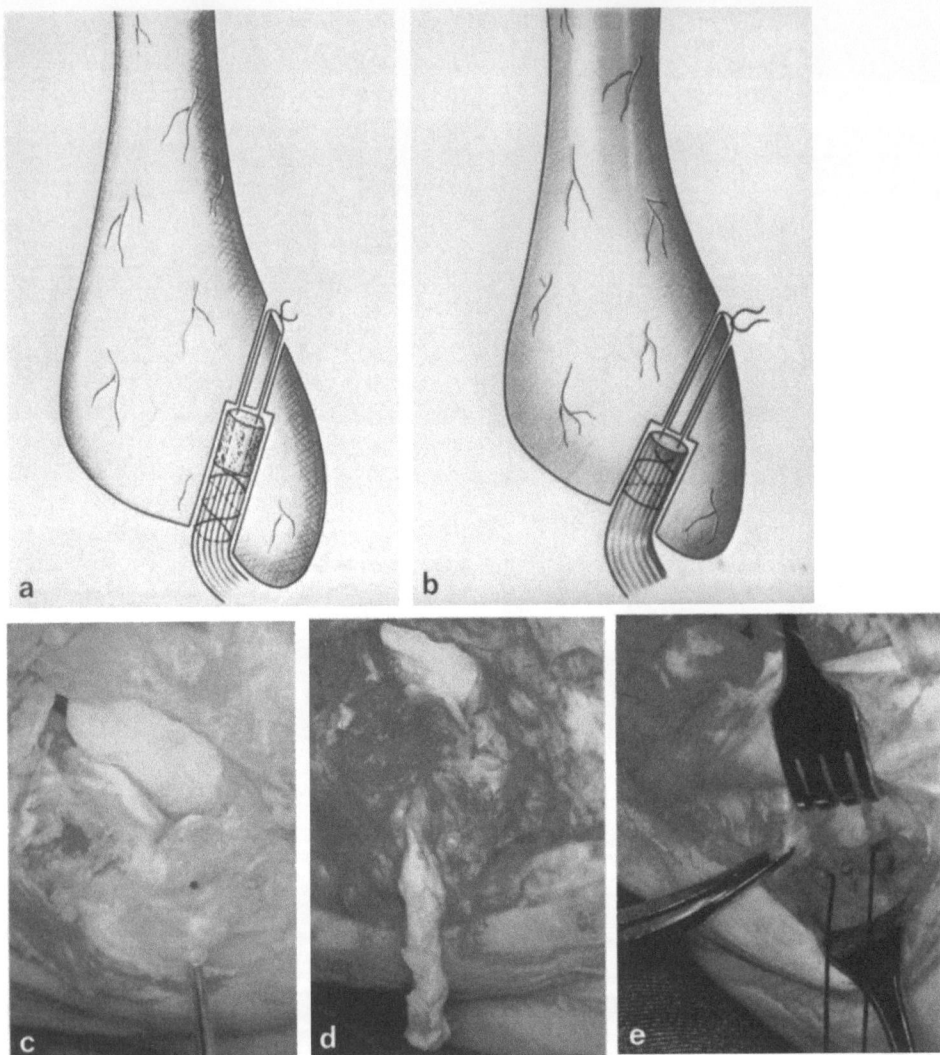

Abb. 58. a Technik bei Elongation mit transossärer Straffung des Bandes mit Knochenlamelle. b Technik bei Elongation mit instabiler Narbe am fibularem Ansatz. c Ligamentum fibulocalcaneare nach calcanearem Abriß medio-ventral der Peronealsehnen fehlverheilt (*unter dem Haken*). d Kräftiges, erhaltenes Band nach Präparation. e Refixation am anatomischen Ort dorso-medial der (weggehaltenen) Peronealsehne mit transossärer Naht nach Anfrischung der calcanearen Insertionsfläche

vorausgegangener periostaler Abscherung am Calcaneus wird es im Bereich der Fehlerverheilung in toto ausgelöst, medio-dorsal der Peronealsehnenscheide hindurchgezogen und im anatomischen, ursprünglichen Bereich nach Anfrischung des Anheftungsbereiches mittels transossären Nähten reinseriert (Abb. 54d).

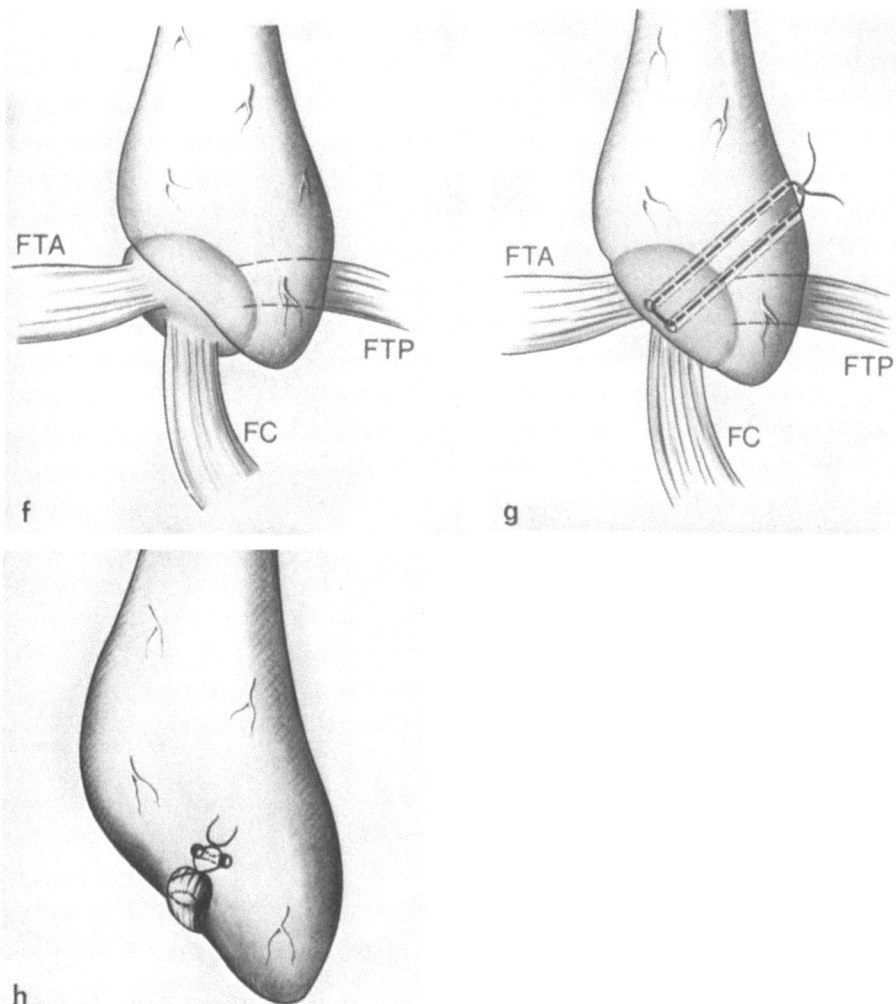

Abb. 58. f, g Refixation eines pseudarthrotisch fehlverheilten Bandes mit transossärer Naht nach Anfrischen des ehemaligen Fragmentbettes und Einpassen des rundlichen Fragmentes, an dem verschieden kombiniert die einzelnen Bänder haften können (evt. Anschraubung). h Vorspannen des elongierten Ligamentum fibulotalare posterius „over the top" nach Ausmulden der fibularen Umschlagskante

c) *Ligamentum fibulotalare posterius (FTP):* Ist dieses Band chronisch elongiert, was, wenn es überhaupt geschädigt ist, dem Regelbefund entspricht, wird es nach Ausmulden der Fibulaumschlagskante „over the top" mit transossärer oder periostaler Naht gerafft (Abb. 58 h).

Handelt es sich um einen alten knöchernen Ausriß mit pseudarthrotischer Fehlverheilung des Fragmentes, an dem das FTA, FC, FTP isoliert oder kombiniert, komplett oder

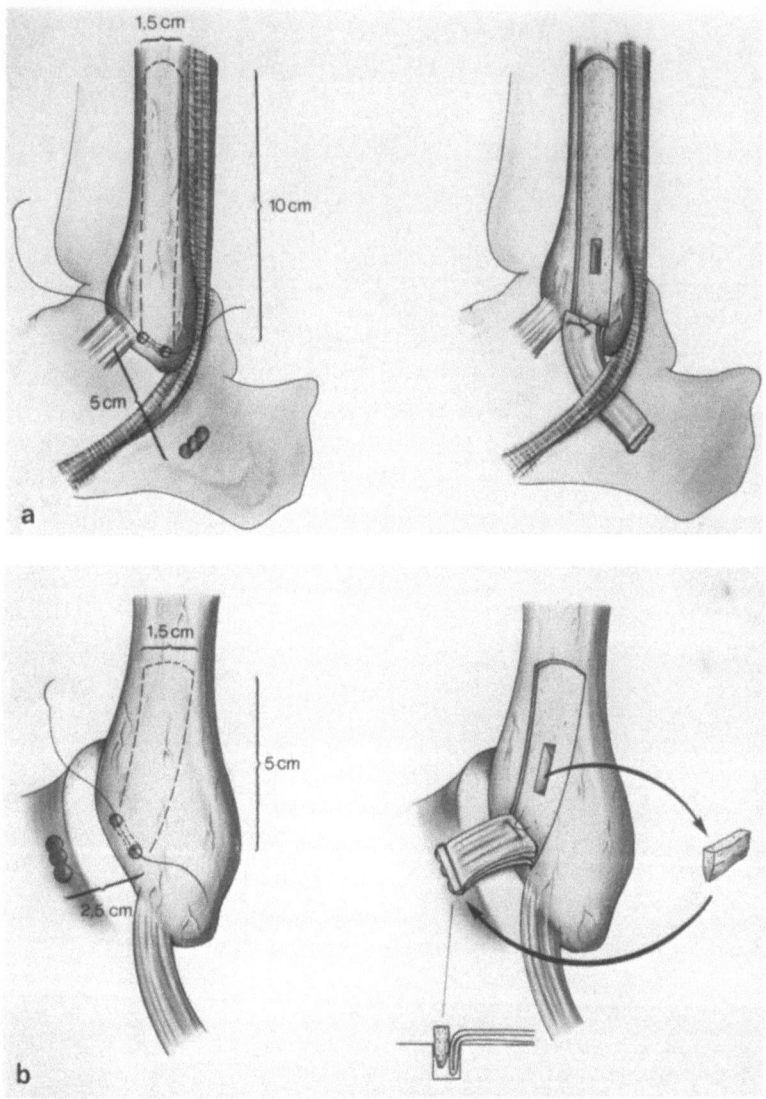

Abb. 59. Periost-Lappenplastik für das FTA (**a**) und das FC (**b**)

inkomplett angeheftet sein kann, wird dieses Fragment von der Fibula abgelöst, angefrischt und in eine ausreichend große, mit der Fräse angefrischte Mulde mit transossär geführtem, kräftigem, nicht resorbierbarem Faden hineingezogen oder angeschraubt (Abb. 58f, g). Kleinere knöcherne Fragmente werden wie beim FTA oder FC aus dem Band ausgeschält, um eine Reinsertion am anatomischen Ort zu ermöglichen.

5.6.4.4 Doppelte Periost-Lappenplastik

Sie ist angezeigt zur Verstärkung oder zum Ersatz nur *eines* nicht direkt rekonstruierbaren Bandes, da für 2 Bänder (FTA und FC) bei meist notwendiger Doppelung des Perioststreifens zur besseren Stabilität zu wenig Material zur Verfügung steht. Auch ist das Periost an der Fibula nur bei langjährigem chronischen Verlauf der Instabilität oder bei jugendlichen Patienten ausreichend kräftig. Ist das FTA oder FC nach meist intraligamentärer Ruptur dünn und zerreißlich in sich vernarbt, wird ein ausreichend breiter und langer Perioststreifen (für das FTA von mindestens 5 x 1,5 cm (Abb. 59a) mit dem Skalpell ausgeschnitten und mit dem Raspatorium nach distal bis zur Umschlagfalte abgeschoben. Nahe der Umschlagstelle wird der Perioststreifen mit einer transossären Naht gefaßt, der Lappen so gedoppelt, daß das innere, dem Knochen anliegende Periost-Blatt aufeinander zu liegen kommt. Das gedoppelte periphere Lappenende wird in einen queren, ca. 10 mm breiten, 4,5 mm weiten und 10 mm tiefen Bohrkanal unmittelbar distal der Anheftungsstelle hineingestülpt und mit einem kleinen, an der Fibula entnommenen cortico-spongiösen Span unter kräftiger Vorspannung eingebolzt. Das proximale gedoppelte Ende wird in beiden Schichten gefaßt und mit der transossär geführten Naht festgeknotet, um ein Abscheren an der Fibulaumschlagfalte zu verhindern. Das Vorgehen zum Ersatz des FC mit einem entsprechend längeren Periost-Lappen ist in Abb. 59b dargestellt.

5.6.4.5 Modifizierte Tenodese-Techniken

a) Mod. EVANS-Plastik: Ist weder eine direkte Bandrekonstruktion noch eine indirekte Rekonstruktion mittels Periost-Lappenplastik möglich, z. B. bei absolut instabilen Narben des FTA und FC oder bei völligem Fehlen beider Bänder (Abb. 60), wird die M. peroneus brevis-Sehne im muskulären Übergangsbereich bis zur Hälfte abgesetzt und bis distal des proximalen Retinaculums längs gespalten, aber in diesem belassen.

Der gewonnene halbe Sehnenspan wird durch einen 50°–60° geneigten und 4,5 mm weiten Bohrkanal gezogen, der 2 Querfinger oberhalb der Außenknöchelspitze von dorsocranial nach ventro-caudal angelegt wird (Abb. 61a). Unterhalb des proximalen Retinaculums wird der Span bei Pronations-/Eversionshaltung des Fußes an der in situ belassenen

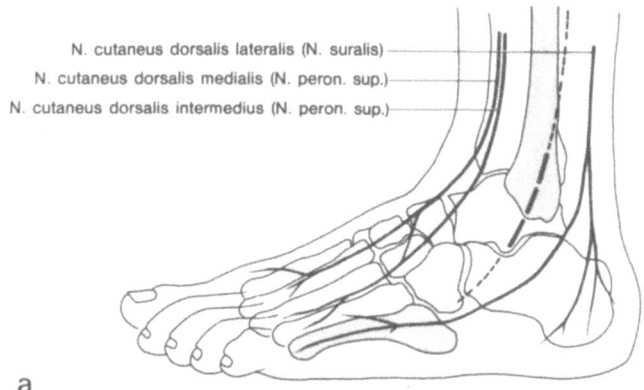

Abb. 60a, b. M. peroneus brevis-Tenodese. a Schnittführung: fett gestrichelt zur Exploration und Rekonstruktion, fein gestrichelt zur Erweiterung bei ggf. notwendiger Bandplastik. b Situs bei 12jähriger Anamnese: Das FTA ist nur als winziger Rest erkennbar (*Sternchen*), das FC überhaupt nicht mehr nachweisbar (*leerer Haken*), T = Talus, TCL = Ligamentum talocalcaneare laterale, F = Fibula, B = Bursa-artiges Segel, zurückgeschlagen, P = Peronealsehnen, TFA = Ligamentum tibiofibulare anterius

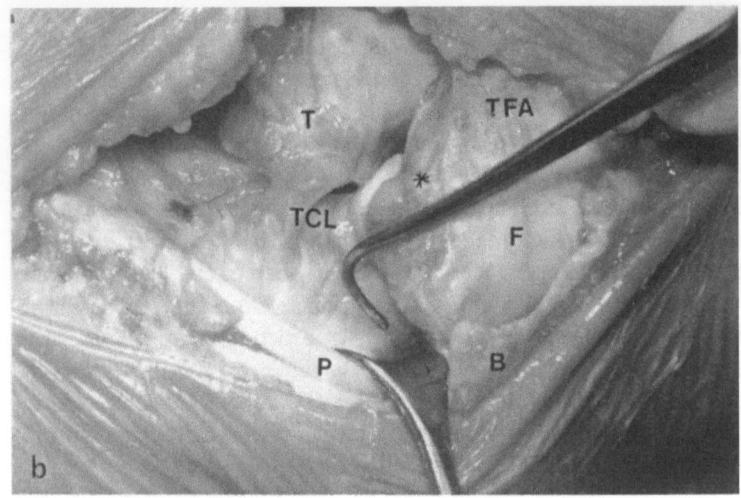

Abb. 60b

Peroneus brevis-Sehne mittels Durchflechtungsnaht in sich vernäht. Bei nur schwacher Sehne kann auch der gesamte Sehnenspan verwandt werden (Abb. 61b).

b) Mod. ELMSLIE-Plastik[7]: Sie ist indiziert bei isolierter Instabilität im hinteren unteren Sprunggelenk oder bei der kombinierten Instabilität im oberen und unteren Sprunggelenk.

Da präoperativ trotz subtiler klinischer und radiologischer Diagnostik nicht immer eindeutig der Ort der Instabilität diagnostizierbar ist, wird mit einer nach dorsal leicht kon-

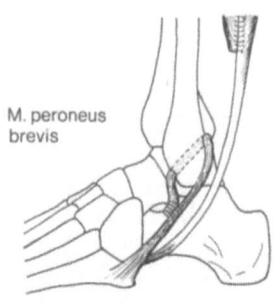
Evans—Modifikation (1/1)

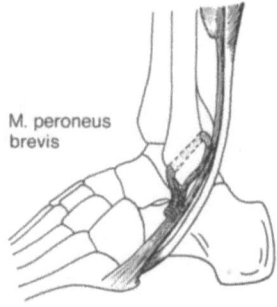
Evans—Modifikation (1/2)

Abb. 61. Mod. Evans-Plastik mit halbem (*links*) oder vollständigem Sehnenspan (*rechts*)

---

[7] Diese Modifikation hat wenig gemein mit der originären Elmslie-Plastik, die nach dem Vorschlag von Elmslie (1932) den Ersatz für das Ligamentum fibulotalare anterius und fibulocalcaneare mit Fascia lata vorsieht. Da Chrisman und Snook (1969) diese Methode, die beschrieben werden soll, als modifizierte Elmslie-Plastik bezeichneten, ebenso später Vidal und Mitarb. (1974), wurde dieser Name beibehalten

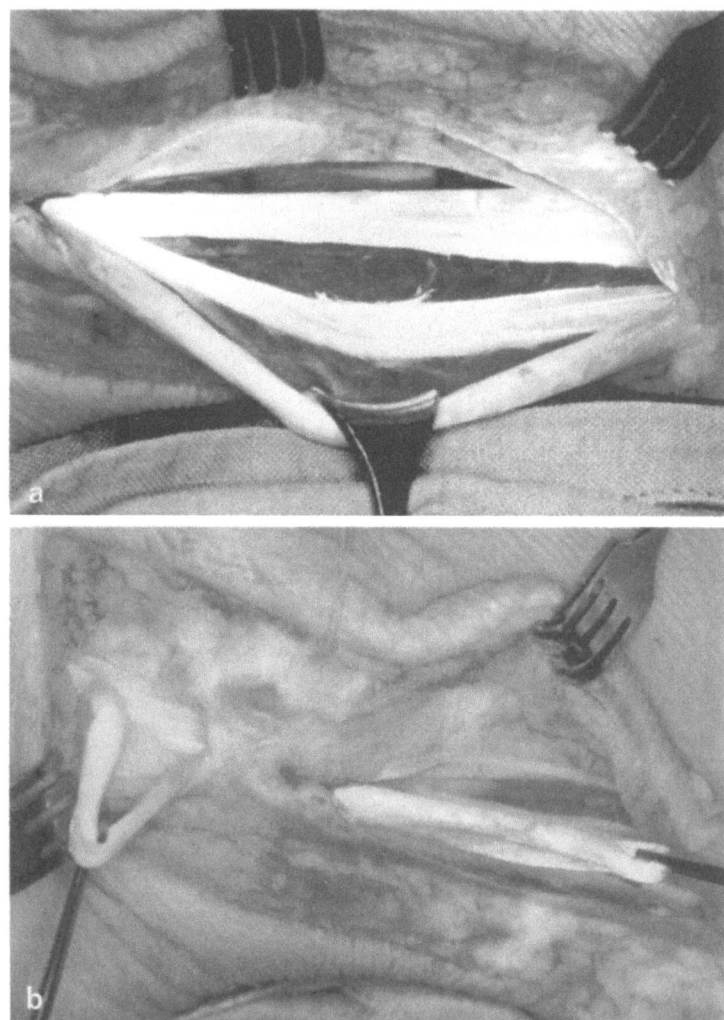

Abb. 62a–f. Operative Schritte der modifizierten Elmslie-Plastik. **a** Darstellung und Spaltung der M. peroneus brevis-Sehne, die ventro-medial der weggehaltenen Longus-Sehne liegt. **b** Herausluxieren des halben Spanes aus dem proximalen (*s. Haken*) und distalen Retinaculum

vexen Incision direkt über dem Außenknöchel, 2 Querfinger oberhalb bis 2 Querfinger unterhalb der Knöchelspitze reichend, begonnen. Ergibt die Exploration der Bänder am oberen Sprunggelenk keinen pathologischen Befund, wird der Schnitt nach distal bis nahe an die Basis des V. Mittelfußknochens verlängert. Findet sich nach Resektion des Fettkörpers im Sinus tarsi ein schwaches elongiertes Ligamentum talocalcaneare interosseum und nach Arthrotomie des Subtalargelenkes eine nachweisbare erhebliche Rotationsinstabilität (Abb. 62a) wird der Schnitt nach proximal bis gut handbreit oberhalb des Außenknöchels entlang der Fibulahinterkante erweitert. Spaltung der Peronealsehnenscheide oberhalb des proximalen Retinaculums nach cranial. Darstellung der M. peroneus brevis-

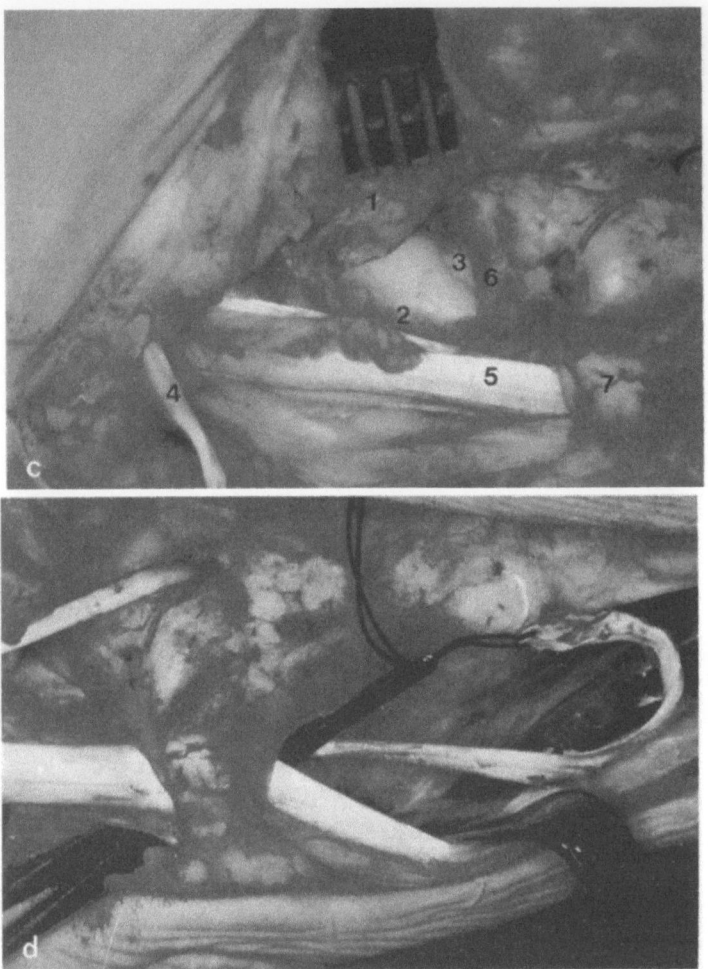

Abb. 62. c Situs nach Resektion des Fettkörpers im Sinus tarsi. Jetzt ist das vernarbte, schlaffe Ligamentum talocalcaneare interosseum (1) erkennbar, nach Resektion der Kapsel die subtalare (2) und talare (3) Gelenkfläche, die in Neutralstellung des Fußes kongruent aufeinanderstehen. Hier – bei Varusstreß – kommt es zur erheblichen Verschiebung des Calcaneus gegenüber dem Talus nach ventral. Halber M. peroneus brevis-Span (4), Peroneus longus-Sehne (5), Ligamentum talocalcaneare laterale (6), proximales Retinalculum Mm. peron. (7). d Durchzug des Sehnenspanes von ventral nach dorsal durch den 4,5 mm starken Bohrkanal in der distalen Fibula, anschließend medial der Peronealsehnenscheide zum Calcaneus hin

Sehne, die ventro-medial zur M. peroneus longus-Sehne liegt. Ist der Sehnenspiegel des M. peroneus brevis extrem kurz, d. h. weniger als 12 cm cranialwärts des proximalen Retinaculums lang, sollte ausnahmsweise ein halber Peroneus longus-Span verwendet werden. Die Spaltung der M. peroneus brevis-Sehne erfolgt bis nahe an die Basis des 5. Mittelfußknochens, wobei der abgetrennte halbe Sehnenspan aus dem proximalen und distalen Retinaculum peron. herausluxiert wird (abb. 62b). Die Spaltung der Sehne in Höhe der

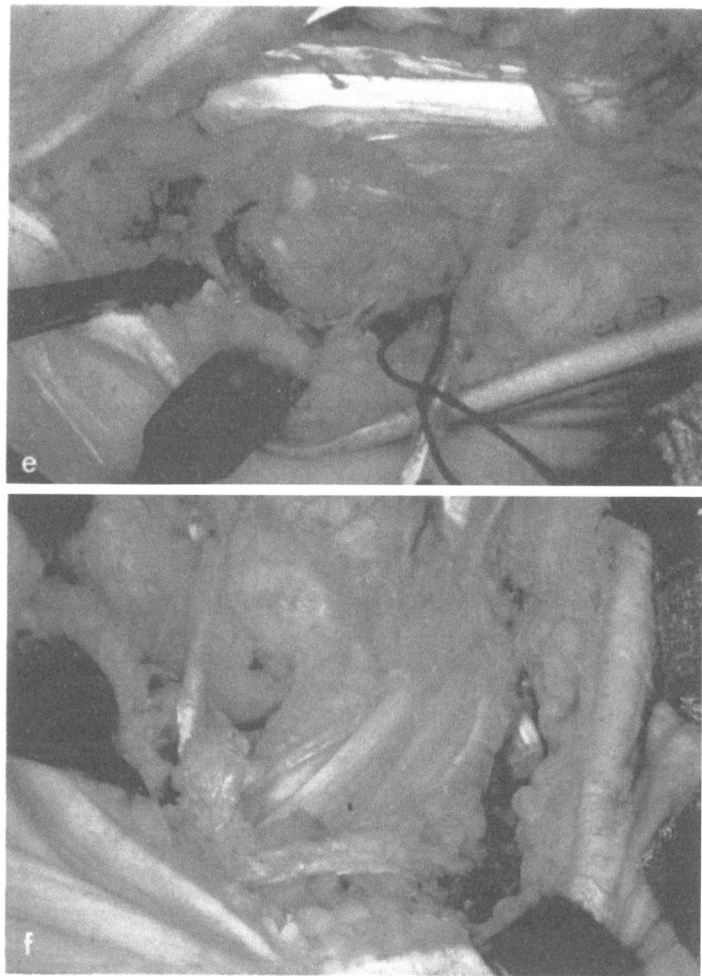

Abb. 62. e Nach Anlegen des flach V-förmigen Bohrkanals am Calcaneus Durchzug der Sehne. Ein- und Austritt der eingebrachten großen Nadel. **f** Fertiger Situs mit triangulär verspannter Sehne nach Naht des proximalen Sehnenendes mit der distalen Sehne nahe der Insertion an der fünften Mittelfußbasis

Retinacula geschieht am einfachsten durch wechselweises Pro- und Supinieren des Fußes. Nach Einschlagen der herausgelösten Sehne in eine feuchte Kompresse wird ein Bohrkanal mit dem 4,5-mm-Bohrer zwischen Oberrand des Ligamentum fibulotalare anterius und Unterrand des vorderen Syndesmosenbandes senkrecht zur mittleren Fibulaachse angelegt. Durchzug des angeschlungenen Sehnenspanes von ventral nach dorsal und Weiterführen des Spanes medial der Peronealsehnenscheide zum Calcaneus (Abb. 62d). Hier wird dicht unterhalb des Ansatzes vom Ligamentum fibulocalcaneare ein V-förmiger Bohrkanal angelegt. Der Abstand beider Bohrlöcher sollte mindestens 1,5 cm betragen, der Neigungswinkel zum Calcaneus jeweils etwa 30°. Nur so kann eine ausreichend weite Corticalisbrücke zwischen beiden Bohrlöchern entstehen und die Sehne relativ leicht durch diesen 4,5 mm

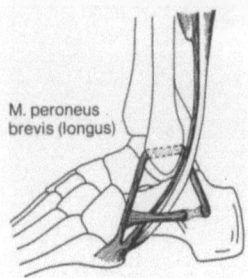
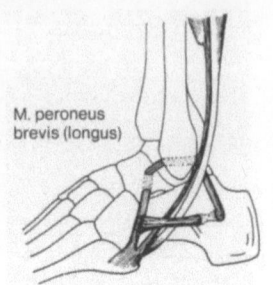

Elmslie–Modifikation (ALRI–USG)   *Elmslie–Modifikation (ALRI–OSG/USG)*

Abb. 63. Modifizierte Elmslie-Plastik bei isolierter Instabilität des Subtalargelenkes mit triangulärer Verspannung (*links*), bei kombinierter Instabilität OSG/USG zusätzliche Fesselung des Talus (*rechts*)

starken, flach V-förmigen Kanal gezogen werden (Abb. 62e). Zuletzt wird in Rechtwinkel- und Eversionsstellung des Fußes mittels Pulvertaftnaht die proximale Sehnenhälfte mit der distalen nahe an der Basis des 5. Mittelfußknochens in sich vernäht (Abb. 62f, 63). In Höhe des Ligamentum fibulotalare anterius kann die Sehne mit ein bis zwei Nähten an dieses Band gesteppt werden. Bei zusätzlicher Instabilität im oberen Sprunggelenk mit Taluskippung und erheblichem Talusvorschub wird die Technik in der Form geändert, daß der halbe Sehnenspan zuvor durch einen V-förmigen Bohrkanal durch den Talushals geführt wird, um den Talus wie bei der WATSON-JONES-Plastik besser nach vorne zu zügeln (Abb. 63).

5.6.4.6 Diagnostisch-operative Arthroskopie

Das obere Sprunggelenk ist über 4 Standardzugänge einsehbar (Abb. 64a, b).

Für das praktische Vorgehen empfiehlt sich die Rückenlage des Patienten bei vorderem Zugang, die Bauchlage bei hinterem Zugang. Markierung des Zuganges vor Gelenkauffüllung. Verzicht auf eine Folie oder Ausschneiden derselben um die Hautinzision herum, um ein Verschleppen der Folie in das Gelenk zu vermeiden. Auffüllung des Gelenkes über eine 1er Braunüle und präliminäre Auffüllung mit 10–20 ccm Ringerlactat. Ein sicheres Zeichen für die korrekte Lage der Braunüle im Gelenk ist ein spontaner Rückfluß in den Spritzenkonus.

Zu den notwendigen Accessoires gehören das 3,8-mm- und das 5-mm-Arthroskop mit einer 30° oder 70° Winkeloptik, Haken, Messer, Faßzangen, Rotationsmesser sowie die Möglichkeit für eine permanente Spülung und Saugung. Als technische Erleichterung können gelten:
1. Distension durch permanente Gelenkfüllung
2. Distraktion bei Muskelrelaxation und hilfreicher Assistenz
3. Exploration mit System, d. h. standardisierte Zugänge und Darstellung der einzelnen Binnenstrukturen (Abb. 64c, d).
4. Arthroskop + Arthroskop, d. h., wird ein zweiter, z. B. hinterer Zugang notwendig, sollte das erste Arthroskop im vorderen Kompartiment belassen bleiben, um durch ein geschlossenes System die hinteren Recessus gut auffüllen zu können.

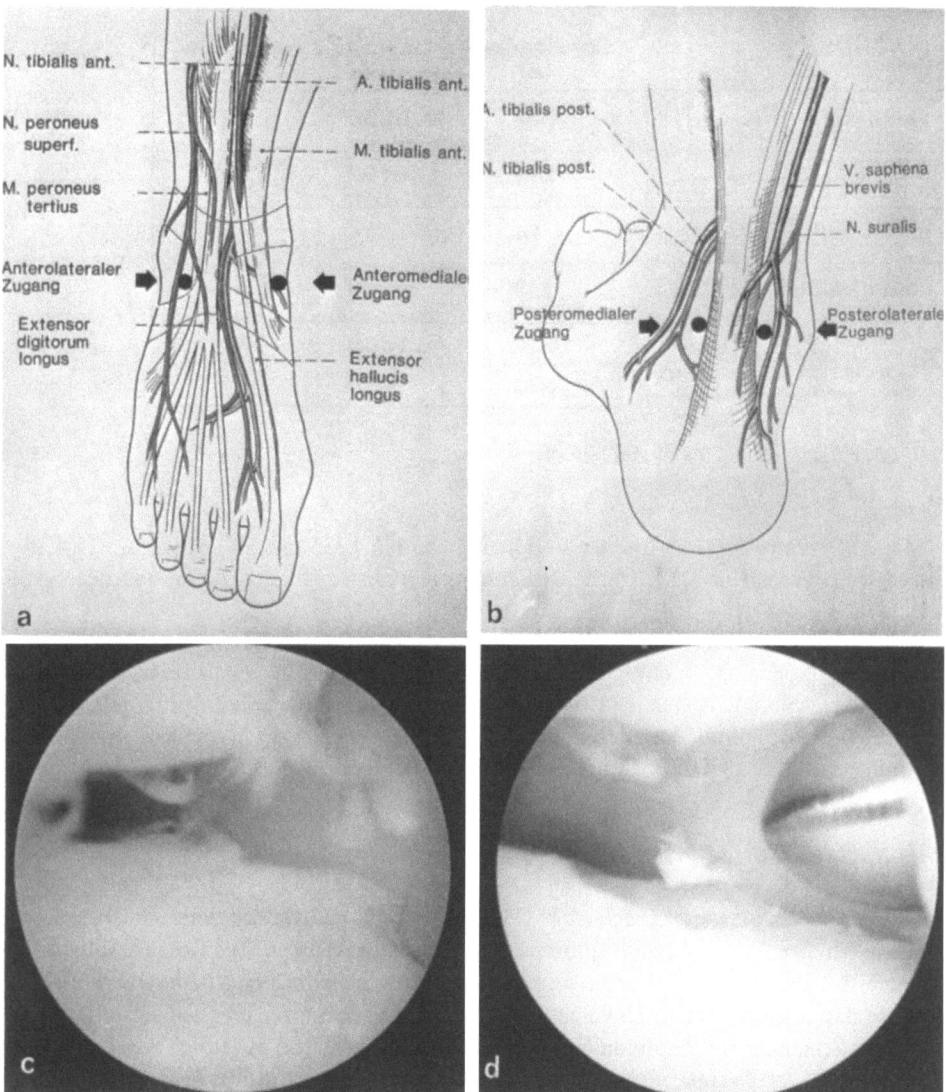

Abb. 64. a, b Arthroskopie OSG: Standardzugänge, c Osteochondrosis dissecans der medialen Trochlea tali, d Abrasio mit dem Rotationsmesser

5.6.5 Prä- und intraoperative Befunde

In der Unfallchirurgischen Klinik der Medizinischen Hochschule Hannover wurden 1971–1983 insgesamt 1522 Sprunggelenke an 1508 Patienten (14 Patienten beidseits operiert) wegen akuter (1307) oder chronischer (215) ALRI des Sprunggelenkes behandelt, davon 1450 operativ, 72 konservativ (Abb. 65).

DIAGNOSE	Sprunggelenk (n)	operativ	konservativ
akute ALRI-OSG	1.307	1.235	72°
chron. ALRI-OSG	192*	192	(20)
chron. ALRI-USG	14	14	
chron. ALRI-OSG/USG	9	9	
∑	1522	1450	72
%	100	95,3	4,7

* 14 Patienten bds. operiert
(20) versuchsweise Proprioceptiv-Behandlung statt OP (alle operiert)
° davon 6 sekundär wegen chron. Instabilität operiert

Abb. 65. Patientengut 1971–1983

Von 1307 Patienten mit frischer Verletzung wurden 1235 (94,5%) operiert, 61 (4,7%) auf eigenen Wunsch und 11 (0,8%) wegen Kontraindikationen zur Operation konservativ behandelt.

Von 201 Patienten mit chronischer Instabilität wurden 14 ein- oder zweizeitig an beiden oberen Sprunggelenken operiert (6,96%), so daß insgesamt 215 rekonstruktive Eingriffe durchgeführt wurden. Neben 192 isolierten Instabilitäten des oberen Sprunggelenkes lag eine isolierte Instabilität des hinteren unteren Sprunggelenkes in 14 Fällen, eine kombinierte Instabilität des OSG/USG in 9 Fällen vor.

I. Akute ALRI-OSG

a) Effizienz der verbesserten Diagnostik: Die absolute und relative Zunahme der Operationsfrequenz frischer fibularer Bandrupturen ist in Abb. 66 erkennbar. Die Gesamtzahl von 72 konservativ behandelten Patienten verteilt sich relativ gleichmäßig auf die Jahre 1971–1983, so daß dadurch statistisch keine Beeinflussung der Operationsfrequenz resultiert. Die erhebliche Zunahme der absoluten Operationszahlen nach 1978 fällt zeitlich zusammen mit der seinerzeit etablierten, danach routinemäßig angewandten apparativ-standardisierten Röntgen-Technik der gehaltenen Aufnahmen des oberen Sprunggelenkes. Die relative Zunahme der Operationsfrequenz (untere Bildhälfte) läßt eine durchschnittliche Steigerung um das ca. Zehnfache im Gesamtbeobachtungszeitraum erkennen. Diese zehnfache Zunahme der relativen Operationsfrequenz stimmt in etwa überein mit einer veränderten Relation der Differentialdiagnosen: Distorsion/fibulare Bandruptur. Während z. B. 1973 insgesamt 182 Distorsionen und nur 16 fibulare Bandrupturen (12 operiert) behandelt wurden, entfielen 1983 auf 273 Distorsionen 226 fibulare Bandrupturen (220 operiert). Dies entspricht einer Wandlung der Relation von früher 10:1 (Distorsion/Ruptur) gegenüber heute nahezu 1:1.

b) Aussagekraft der gehaltenen Aufnahmen: Die präoperative radiologische Diagnostik gehaltener Aufnahmen beider oberer Sprunggelenke von 196 operierten Patienten mit fibularer Bandruptur wurde aufgeschlüsselt und summarisch in Abb. 67 zusammengefaßt. Die

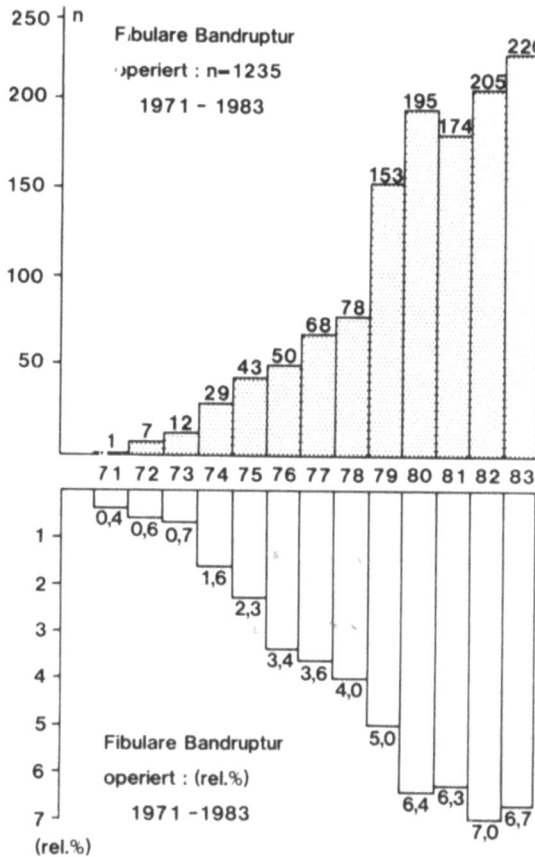

Abb. 66. Op-Statistik: absolute und relative Zunahme der Op-Frequenz fibularer Bandrupturen

RADIOLOGISCHER BEFUND (n=196)	TK (Grad)	TV (mm)
praeoperativ : frisch verletztes OSG	14,8 ± 6,9	7,5 ± 3,0
praeoperativ : Differenz verl./unverl. OSG	10,2 ± 5,1	3,1 ± 2,5
Ruptur FTA n = 37	10,4 (6–18)	6,9 (4–10)
Ruptur FTA + FC n = 153	15,5 (8–38)	7,6 (4–12)
Ruptur FTA + FC + FTP n = 6	27,9 (16–52)	10,0 (7–19)

Abb 67. Präoperativer und intraoperativ-kontrollierter radiologischer Befund für Taluskippung (*TK*) und Talusvorschub (*TV*)

UNFALLURSACHEN	n = 196	%
Freizeit- und Schulsport	99	50,5
Häuslicher Bereich	67	34,2
Arbeitsbereich	27	13,8
Strassenverkehr	3	1,5

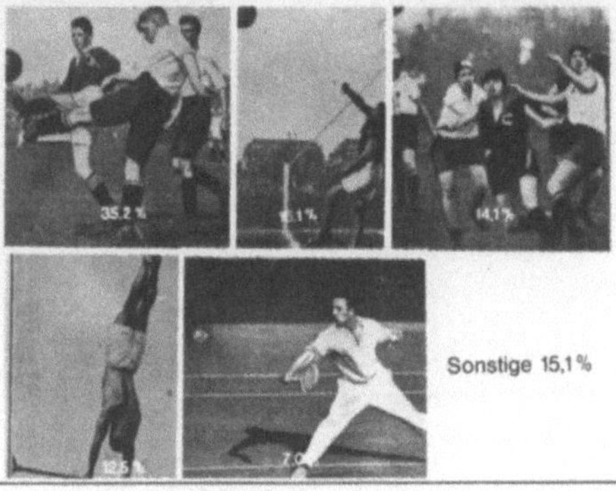

Sportartenverteilung : n = 99 50,5 %

Abb. 68. Verteilung der Unfallursachen bei akuter ALRI (n = 196)

spätere intraoperative Kontrolle der verletzten Bandstrukturen wurde in Relation zu den gemessenen Werten für Taluskippung und -vorschub gesetzt. Die mittlere Zunahme mit relativ großen individuellen Streuwerten für Taluskippung und Talusvorschub ist dem Schweregrad des Verletzungsmusters direkt proportional.

c) Unfallursachen: Die Aufschlüsselung der Unfallursachen bei frischer fibularer Bandruptur in 196 operierten Fällen ist in Abb. 68 dargestellt. Die Bedeutung des Sportes mit einem relativen Anteil von 50,5% kommt deutlich zum Ausdruck. Die Verteilung der Sportarten läßt erkennen (untere Bildhälfte), daß den Ballspielen, insbesondere denen mit direktem Körperkontakt, ätiologisch der Hauptanteil zukommt.

d) Alter und Geschlecht: Die Analyse des gesamten Patientengutes mit frischer fibularer Bandruptur (n = 1307) hinsichtlich Alter und Geschlecht (Abb. 69) zeigt, daß 93,9% aller Patienten jünger als 40 Jahre sind. 10- bis 29jährige sind am häufigsten betroffen, besonders in der Altersklasse 15–19 Jahre. Während durchschnittlich auf 3 männliche 2 weibliche Verletzte entfallen ($\bar{x}$ F ♂/♀ = 1,46), ist dieser Proporz nicht in allen Altersklassen gegeben. 10- bis 14jährige Mädchen sind häufiger betroffen als gleichaltrige Jungen ($\bar{x}$ F ♂/♀ = 0,72), dagegen 20- bis 24jährige Männer häufiger als gleichaltrige Frauen ($\bar{x}$ F ♂/♀ = 2,41).

e) Begleitverletzungen: Die intraoperative Dokumentation der verletzten Bandstrukturen und der Begleitverletzungen ist in Abb. 70, 71 schematisch aufgeschlüsselt.

Als häufigste Begleitverletzung kann die Fraktur der Talusrollenkante, als „talar dome fracture" mit 2,4% angesehen werden, die nahezu ausschließlich bei frischer Ruptur lateralseitig beobachtet wird (in 24 von 29 Fällen). Die Fraktur des Innenknöchels als zweithäufigste Kombinationsverletzung ist bei Kindern nicht selten verknüpft in der Trias: fibulare Bandruptur – Epiphyseolysis – Innenknöchelfraktur (7 Fälle). Die Zusatzverletzung der

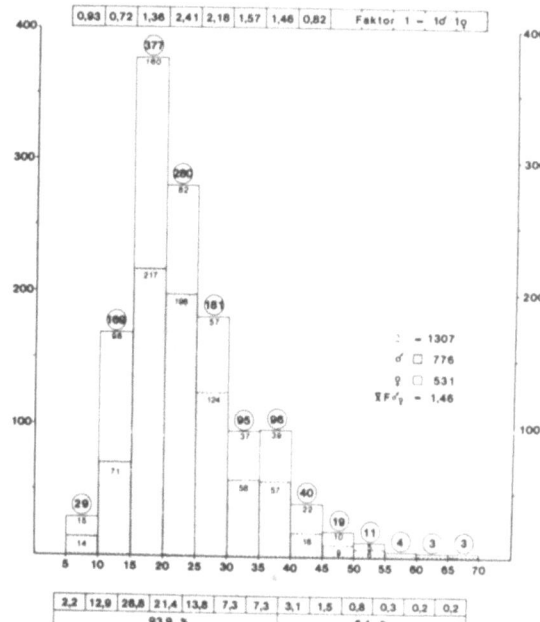

Abb. 69. Alters- und Geschlechtsverteilung bei frischer fibularer Bandruptur (n = 1307). Abszisse: Alter (J), Ordinate: Patient (n) Summationsgipfel bei 15–19jährigen. Differierender Faktor der Geschlechtsverteilung in Abhängigkeit vom Alter

BEGLEITLÄSION intraoperativ	%	(n-1235)
"talar dome fracture"	2,4	29
Fraktur Innenknöchel	1,3	16
Epiphyseolysis Mall. lat.	1,0	12
Ruptur Lig. deltoideum	0,8	11
Ruptur Retinac. prox. mm. peron.	0,8	11
Ruptur vord. Syndesmosenband	0,7	9
Ruptur Lig. talocalc. inteross.	0,3	4

Abb. 70. Begleitverletzungen bei akuter ALRI des OSG

RUPTUR intraoperativ		%	(n-1235)
isoliert:	FTA	20,9	258
isoliert:	FC	0,4	5
kombiniert:	FTA + FC*	73,7	910
kombiniert:	FTA + FTP*	3,1	38
kombiniert:	FTA + FC + FTP	1,9	24

*incl. interstitieller Rupturen

Abb. 71. Rupturkombination bei akuter ALRI des OSG

RUPTURFORM	intraoperativ		(n=599)	%
intraligamentär		komplett	449	75,0
		inkomplett	4	0,7
periostal		fibular	40	6,7
		talar	41	6,8
FTA — ossär/osteochondr.		fibular	32	5,3
		talar	18	3,0
elongiert			9	1,5
a intakt			6	1,0

RUPTURFORM	intraoperativ		(n=599)	%
intraligamentär		komplett	168	28,0
		inkomplett	81	13,5
periostal		fibular	24	4,0
		calcanear	53	8,9
FC — ossär/osteochondr.		fibular	22	3,7
		calcanear	4	0,7
elongiert			147	24,5
b intakt			100	16,7

RUPTURFORM	intraoperativ		(n=599)	%
intraligamentär		komplett	1	0,2
		inkomplett*	25	4,2
periostal		fibular	2	0,3
		talar	0	
FTP — ossär/osteochondral		fibular	5(4)	1,5
		talar	(2)	0,3
elongiert			19	3,2
c intakt			541	90,3

* Abriss der lateralen kurzen Fasern
( ) inkomplette Ruptur

Abb. 72a–c. Rupturformen bei akuter ALRI des OSG

Deltoidruptur ist statistisch nur durch die operativ festgestellte und versorgte Ruptur erfaßt, da routinemäßig praeoperativ keine Arthrographie durchgeführt wird.

f) Rupturformen: Zur exakten Beschreibung der Rupturform der einzelnen fibularen Bänder wurden nur die intraoperativen Befunde der Jahre 1981–1983 (n = 599) ausgewertet (Abb. 71a–c).

Definition
Als Bandruptur wird allgemein die vollständige Aufhebung der Bandkontinuität bezeichnet: z. B. kompletter Durch-, Ab- oder Ausriß des Bandes. Die interligamentäre interstitielle Bandläsion wird im eigenen Krankengut als Bandruptur gewertet, sofern es sich um eine Elongation des Bandes um mehr als 10% seiner geschätzten Gesamtlänge handelt.

Die häufigste Rupturform des *Ligamentum fibulotalare anterius* ist die komplette intraligamentäre Ruptur (75,0%). Periostale, ossär-osteochondrale und interstitielle Rupturen spielen eine untergeordnete Rolle. Nur in 1% der Fälle ist dieses Band unverletzt (Abb. 71a).

Das *Ligamentum fibulocalcaneare* weist nahezu gleichhäufig eine komplette intraligamentäre (28,0%) und interstitielle Ruptur (24,5%) auf. Neben inkompletten Zerreißungen (13,5%) kommt dem periostalen Abriß am Calcaneus mit 8,9% eine nicht unbedeutende pathomechanische Rolle zu. In 16,7% der Fälle bleibt es unversehrt (Abb. 72b).

Das *Ligamentum fibulotalare posterius* ist am häufigsten unverletzt (90,3%). Das pathologische Rupturbild ist in 4,2% der Fälle durch den Abriß der kurzen Fasern am lateralen Talus oder durch eine Elongation im Sinne einer interstitiellen Ruptur (3,2%) gekennzeichnet. Totale, diskontinuierliche Rupturformen (2,3%) wie periostale Abrisse und ossär-osteochondrale Ausrisse ereignen sich in der Regel nur in Verbindung mit Rupturen des FTA und FC als Vorstadium der Luxatio pedis cum talo (Abb. 72c).

II. Chronische ALRI-OSG

Die Operationsstatistik (Ab. 73) zeigt den Wandel der Operationsverfahren. Wurden bis 1980 bei allen Patienten bandplastische Maßnahmen zur Stabilisierung des oberen Sprunggelenkes durchgeführt, so seit 1981 zunehmend direkt bandrekonstruktive Operationstechniken.

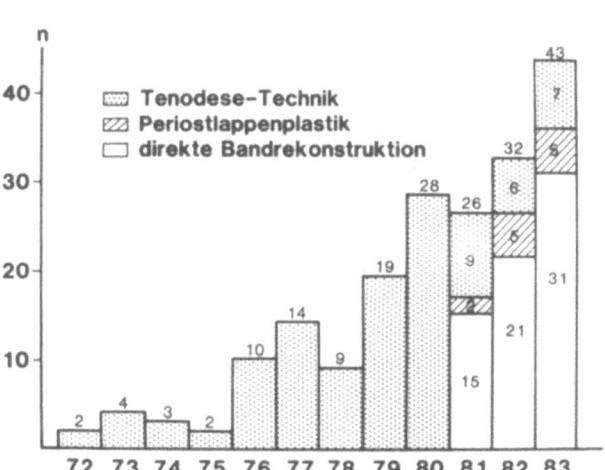

Abb. 73. Op-Statistik 1971–1983: Chronische ALRI des OSG (n = 192)

a) Alter, Geschlecht, Unfallursachen: Das mittlere Alter der 178 Patienten mit chronischer Instabilität des OSG lag zur Zeit der Operation im Mittel bei 29,3 (12–63) Jahren. In 59% der Fälle entwickelte sich nach einem relativ asymptomatischen Intervall von ca. 8 Jahren (1–34), bezogen auf das erste relevante Supinationstrauma, im Anschluß an ein Bagatelltrauma eine rasch progrediente fibulare Bandinsuffizienz durch offensichtlich muskuläre Dekompensation der vermutlich jahrelang bestehenden mechanischen Instabilität. Patienten, bei denen eine direkte Bandrekonstruktion möglich war, gaben in der Regel ein wesentlich kürzeres symptomarmes Intervall von durchschnittlich 2 (0, 1–6) Jahren an.

Männer waren häufiger betroffen als Frauen: 96/82, das rechte OSG deutlich häufiger als das linke 107/85.

Das erste relevante Supinationstrauma ereignete sich in 58% der Fälle beim Spiel, Freizeit- oder Schulsport, in 29% beim normalen Gehen über ein nicht erkanntes Hindernis (Erdloch, Bordsteinkante, Treppe, Kirschkern, etc.) durch mangelnde reflektorische Anpassung oder nach muskulärer Ermüdung (Marsch, Wandern), nur in 13% der Fälle lag ein Arbeits- oder Wegeunfall vor.

b) Vorbehandlung: Knapp ein Drittel der Patienten (54 von 178) hatte trotz 3- bis 6wöchiger Ruhigstellung im Gips-, Zinkleim- oder Elastoplast-Verband des seinerzeit frisch verletzten Sprunggelenkes eine chronische Instabilität erworben, nur 5 (2,5%) nach fibularer Kapselbandnaht (2 davon aus dem eigenen Krankengut).

c) Beschwerdebild: Von 149 kontrollierten Patienten (1–10 Jahre postoperativ) gaben alle ausnahmslos eine präoperative Gangunsicherheit auf unebenem Gelände, Sportunfähigkeit oder nur bedingte Sportfähigkeit (z. B. mit straffer Bandage) an. Die habituelle Distorsion wurde mit einer durchschnittlichen Frequenz von 1x/Woche bis zu den Extremen von 30x/Tag oder 3x/Jahr angegeben, häufiges Vertreten als wenig, seltenes als stark schmerzhaftes Ereignis.

d) Klinischer Befund: Präoperativ konnte neben der mechanischen Instabilität in allen Fällen bei nahezu jedem 2. Patienten (46%) eine synovitische Reizung des OSG, bei über einem Drittel (38%) des Kollektivs eine chronische Tendovaginitis, schmerzhafte Kontraktur oder Atrophie der Peronealmuskulatur beobachtet werden, nur selten (1,5%) eine chronische epimalleoläre Bursitis des Außenknöchels (Abb. 74).

e) Radiologischer Status: Präoperativ fanden sich eine mittlere Taluskippung von 13,8° (5–32) und ein durchschnittlicher Talusvorschub von 8,3 mm (2–16). Der radiologische Arthrosegrad nach Bargon (1978) konnte im Stadium 0 bei 52% der Patienten, im Stadium I bei 20% und im Stadium II bei 18% der Patienten gesehen werden (Abb. 75a). Der Arthrosegrad III bestand in keinem der Fälle. Dagegen zeigte die vergleichende a.p.-Aufnahme des OSG im Stehen als „weight-bearing"-Projektion bei einigen klinisch langjährig verlaufen-

---

Abb. 75a–d. Typische Begleitbefunde bei chronischer antero-lateraler Instabilität des OSG: ▶
a Arthrosebefund Grad II nach Bargon (1978) bei 12jähriger Anamnese. **b** Schwere Tendovaginitis der Mm. peron. **c** Veraltete osteochondrale Fraktur der anterolateralen Trochlea tali. **d** Arthroskopischer Befund mit Synovitis (*links oben*) und arthritischen Knorpelalterationen der lateralen Tibiavorderkante (*rechts oben*), Talus (*unten*)

Subjektive und objektive Symptome der chronischen ALRI - OSG
subj.: • Gangunsicherheit auf unebenem Gelände • Sportunfähigkeit • Angst vor erneutem Umknicken • Meiden von hochhackigen Schuhen • rezid. Umknicken (x : 1x/Woche)
obj. klin.: • mechanische Instabilität (100%) • rezidivierende Synovitis (46%) • Tendovaginitis Mm. peron. (38%) • Bursitis epimall. lat. (1,5%)

obj. rad.: • Taluskippung : 13,8° (5-32)
• Talusvorschub : 8,3 mm (2-16)
• Arthrosestadium nach BARGON   0 : 52%
                                          I : 20%
                                         II : 18%
                                       III : 0%

Abb. 74. Klinische und radiologische Befunde bei chronischer ALRI des OSG

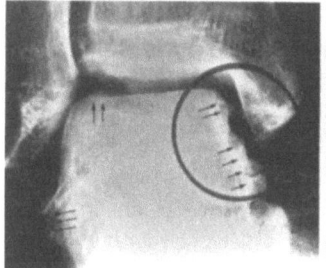
a Arthrosegrad I-II : 38%

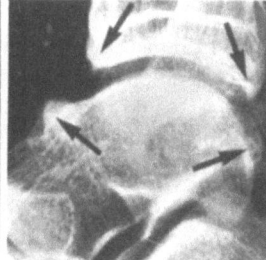

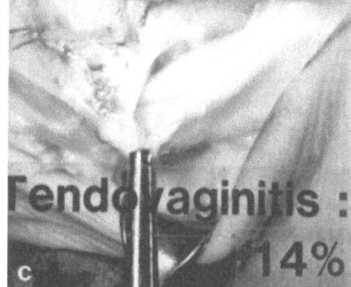
c Tendovaginitis : 14%

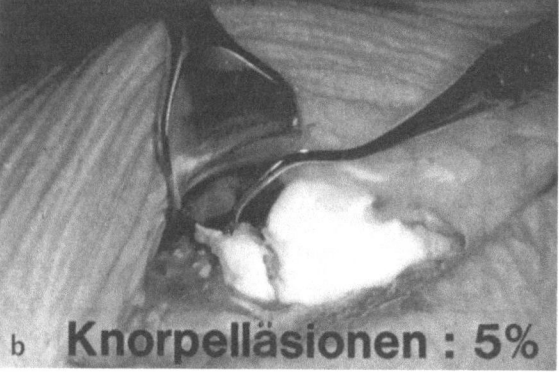
b Knorpelläsionen : 5%

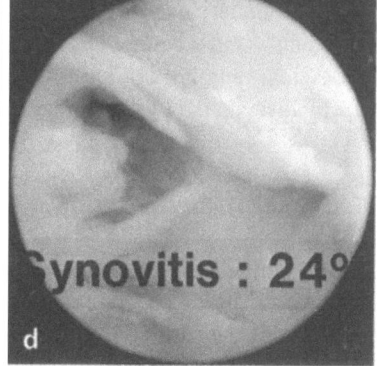
d Synovitis : 24%

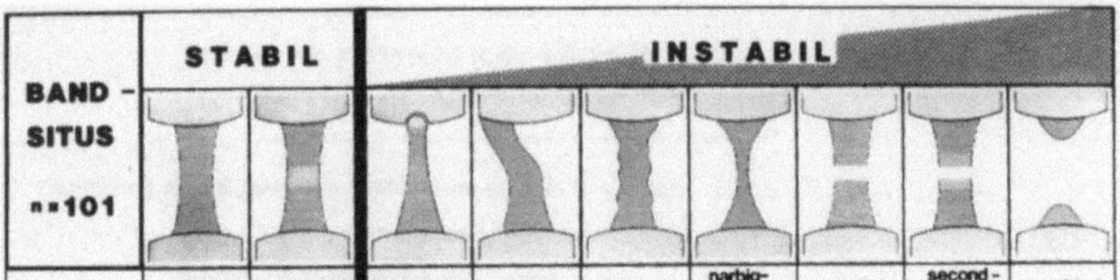

BAND-SITUS n=101	STABIL		INSTABIL						
Nomenklatur	intakt	narbig-stab.	pseudarthr.	dystop	elongiert	narbig-instabil	rupturiert	second-stage R.	resorbiert
FTA	2	3	16*●	9	12	32	2	7	18
FC	2	2	14*●	18	36	9	6	9	5
FTP	71	6	6*	0	12	4	2	0	0

* davon 5x komb. Ausriss : FTA + FC + FTP
● davon 4x komb. Ausriss : FTA + FC

Abb. 76. Analyse der Op-situs (n = 101)

den Fällen eine chronische laterale Subluxation des Talus mit unphysiologischer Belastung des medialen OSG-Kompartimentes als Ausdruck einer weit fortgeschrittenen, instabilitätsbedingten Arthrose (Abb. 46).

f) Intraoperativer Status: Bei der Arthrotomie oder der intraoperativen Arthroskopie des oberen Sprunggelenkes (Abb. 75d) fand sich eine chronische Synovitis in 24,3%, eine veraltete osteochondrale Läsion in 5,1% der Fälle (Abb. 75c). Eine chronische Tendovaginitis der Peronealsehnen konnte intra operationem in 14,4% der Fälle gesehen werden (Abb. 75b).

Die Aufschlüsselung von 101 intraoperativen Befunden hinsichtlich des Bandsitus ist in Abb. 76 wiedergegeben: Das *Ligamentum fibulotalare anterius* ist in 32% der Fälle von allen Bändern am häufigsten instabil vernarbt, in 18% kaum mehr nachweisbar und in 16% pseudarthrotisch fehlverheilt.

Das *Ligamentum fibulocalcaneare* ist nach interstitieller Ruptur am häufigsten (36%) elongiert und damit biomechanisch insuffizient. Aber auch dystope Fehlverheilungen (18%), besonders nach calcanearem periostalem Abriß und eine pseudarthrotische Bandanheftung (14%) kennzeichnen die Instabilität.

Das *Ligamentum fibulocalcaneare posterius* ist meist (71%) unversehrt, in pathologischen Fällen am häufigsten elongiert (12%).

III. Chronische Instabilität OSG + USG/USG

Von 23 Patienten zeigten 14 eine isolierte Instabilität im hinteren unteren Sprunggelenk, 9 eine zusätzliche des oberen Sprunggelenkes. Anamnese und Beschwerdebild gleichen dem einer chronischen Instabilität des oberen Sprunggelenkes. Betroffen waren 13 Männer und 10 Frauen im durchschnittlichen Alter von 25,8 (15–26) Jahren. Das Krankheitsbild bestand im Mittel 3,8 (2–8) Jahre. Anamnestisch fiel auf, daß Patienten mit isolierter Instabilität im USG eher hochhackige Schuhe bevorzugen, während Patienten mit chronischer Instabilität des OSG eher flache Absätze zur besseren Gangsicherheit tragen.

10 von 14 Patienten mit isolierter Instabilität im USG waren teils mehrfach mit 4- bis 6wöchiger Gipsimmobilisation vorbehandelt worden. Eine Patientin hatte bereits eine 6malige Ruhigstellung im Gipsverband, mehrfache Zinkleimbandagen und unzählige physiko-mechanische Maßnahmen hinter sich. Ein Patient war auswärts erfolglos mit einer Periostlappenplastik am OSG versorgt worden, ohne daß auf den präoperativ gehaltenen Aufnahmen eine Instabilität im OSG erkennbar war.

Klinisch fiel auf, daß alle Patienten nicht in der Lage waren, auf der lateralen Fußkante zu gehen. Vereinzelt imponierte ein Funktionsschmerz bei Pro- und Supination mit lokalem Druckschmerz im Sinus tarsi als Ausdruck einer chronischen Synovitis des Subtalargelenkes. Neben der klinischen Instabilität in allen Fällen bestanden Zeichen einer chronischen Tendovaginitis der Mm. peron. (6 von 23) als Ausdruck der rezidivierenden Distorsion.

Radiologisch konnte in 18 von 23 Fällen praeoperativ eine Instabilität im hinteren USG gesichert werden. Dabei wurde im Mittel eine Medialversetzung des Calcaneus gegenüber dem Talus von 10 (7–16) mm und ein nach außen offener talo-calcanearer Kippwinkel von durchschnittlich 12 (7–18)° gemessen. Nur in 5 Fällen war bei zusätzlicher Instabilität im OSG keine sichere Beurteilung der subtalaren Instabilität möglich.

5.6.6 Nachbehandlung

Bei frischer fibularer Bandruptur wurde nach Wundheilung ein Unterschenkelgehgipsverband für insgesamt 5 Wochen, bei chronischer Instabilität für 6 Wochen post operationem angelegt. Danach Verordnung eines Propriozeptiv- und Peronealmuskeltrainings (Rp: 6–12x) sowie einer lateralen Schuhranderhöhung von 0,5 cm für 6 Monate. Sportliche Aktivitäten sollten nach einem entsprechenden Aufbautraining (s. Anhang: Merkblatt für Patienten) erst nach 10–12 Wochen postoperativ wieder aufgenommen werden.

5.6.7 Ergebnisse

Zur umfassenden Beurteilung des funktionellen Ergebnisses wurde ein Nachuntersuchungsschema (Tabelle 10) entwickelt, das mit insgesamt 20 klinischen und 3 radiologischen Parametern anhand eines 100-Punkte-Schemas subjektive Angaben des Patienten, objektive Befunde wie Beweglichkeit und Dynamik sowie radiologische Daten (Taluskippung, Talusvorschub und Arthrosezeichen) beinhaltet und so eine Gesamtbeurteilung ermöglichte.

a) Primäre Bandnaht bei frischer Ruptur (5-Jahres-Ergebnis): Zur Beurteilung von Spätergebnissen wurde eine konsekutive Serie von 196 Patienten nachuntersucht, deren Unfall und Nachbehandlung mindestens 3 Jahre zurücklag. Die klinisch-radiologische Kontrolle erfolgte dadurch im Mittel nach 5,2 (3–10) Jahren. Im Gesamtergebnis konnte 132 Fälle (67,3%) als sehr gut, 47 (24,0%) als gut, 16 (8,2%) als befriedigend und nur ein Fall (0,5%) als schlecht bezeichnet werden. Die Zahl der befriedigenden Ergebnisse ging vorwiegend auf narbenbedingte Sensibilitätsstörungen (4% Neurome) und eine verbliebene Instabilität (3%)

zurück. Das eine schlechte Ergebnis wurde bei postoperativem Gelenkinfekt mit anschließender Synovektomie und konsekutiver postinfektiöser Arthrose gesehen (Tabelle 1).

b) Konservative Therapie bei frischer Ruptur (5-Jahres-Ergebnis): Von 72 (5,5%) konservativ behandelten Patienten wurden 60 im Mittel 5,1 (1–10) Jahre nach dem Trauma kontrolliert. 2 Patienten waren zwischenzeitlich verstorben, 10 nicht erreichbar. Im Gesamtergebnis konnten 11 von 60 Patienten mit sehr gut, 26 mit gut, 14 mit befriedigend und 9 mit schlecht beurteilt werden. Die 14 befriedigenden Ergebnissen gingen auf mechanische Instabilität (n = 5), funktionelle Instabilität (n = 4), auf schmerzhaft knöchern-pseudarthrotische Bandausrisse (n = 3) oder ein residuales Sinus tarsi-Syndrom (n = 2) zurück. Von 9 Patienten mit schlechtem Ergebnis waren 6 bereits bandplastisch versorgt, bei 3 Patienten bestand bei mechanischer und funktionell-dynamischer Instabilität die Indikation zur bandrekonstruktiven Operation.

c) Operative Behandlung der chronischen OSG-Instabilität (5-Jahres-Ergebnis): Von 192 wurden 149 Patienten im Mittel 5,3 (1–10) Jahre postoperativ klinisch-radiologisch kontrolliert. Sowohl nach Tenodese-Operation als auch nach direkter Bandrekonstruktion oder Periost-Lappenplastik wurden sehr gute und gute Ergebnisse (n = 135) erzielt (Abb. 77). 14 befriedigende Ergebnisse gingen vorwiegend auf arthrotische Beschwerden bei bereits fortgeschrittener Arthrose zum Zeitpunkt der Operationsindikation zurück.

Ein wesentlicher Unterschied bezüglich der 3 verschieden angewandten Operationstechniken konnte nur bei der Funktionsprüfung des Bewegungsumfanges festgestellt werden. Dabei zeigte ein Drittel der Patienten mit Tenodese-Operation ein Supinationsdefizit von 7,5° im Mittel. Dies konnte bei Patienten mit direkter Bandrekonstruktion oder Periost-Lappenplastik nicht gesehen werden. In diesem Kollektiv bestand nur in einem Drittel der Fälle ein Rückfuß-Inversionsdefizit von 5°–10° nach direkter Bandrekonstruktion des Ligamentum fibulocalcaneare.

Radiologisch fiel dagegen auf, daß nach bandplastischer Operation Taluskippung und Talusvorschub im Mittel im absoluten Stabilitätsbereich lagen (TK 3,3°/TV 4,8 mm). Nach bandrekonstruktiver Operation fanden sich trotz klinischer Stabilität Taluskippwinkel bis 12° und ein Talusvorschub bis 10 mm, wobei die Werte im Mittel bei 7,1° bzw. 5,2 mm lagen.

An *Komplikationen* konnten bei dem bandplastischen Kollektiv *lokal* 2 oberflächliche Wundinfekte gesehen werden, die keine operative Revision erforderten, sowie 2 tiefere

OP-METHODE	n	sehr gut	gut	befriedigend
M. peronaeus-brevis Tenodese	98	39	50	9
direkte Bandrekonstruktion	42	12	26	4
Periostlappenplastik	9	2	6	1

Abb. 77. Ergebnisse (n = 149) bei operativer Behandlung der chronischen ALRI des OSG

Weichteilinfektionen, die nach Debridement zur Ausheilung kamen. Allgemein wurde eine Lungenembolie beobachtet, die mit konservativen Maßnahmen gut beherrscht werden konnte. In der Gruppe mit bandrekonstruktiven Maßnahmen konnten keinerlei Komplikationen gesehen werden.

d) Operative Behandlung der chronischen OSG-USG-Instabilität (2-Jahres-Ergebnis): 18 von 23 Patienten, die mit einer mod. Elmslie-Plastik versorgt worden waren, konnten klinisch und radiologisch i. M. 1,9 (0,5–3) Jahre postoperativ kontrolliert werden. In keinem Fall war ein erneutes Supinationstrauma aufgetreten. Alle Patienten waren berufstätig und 15 uneingeschränkt sportlich aktiv. Nur 2 Patienten mit kombinierter Instabilität im OSG/USG zeigten synovitische Beschwerden vorwiegend im OSG bei bereits präoperativ nachgewiesener fortgeschrittener Arthrose in beiden Gelenkabschnitten.

An Komplikationen konnte nur eine oberflächliche Wundrandnekrose gesehen werden, die unter konservativen Maßnahmen reizlos verheilte.

5.6.8 Diskussion

Im Brennpunkt der aktuellen Diskussion zur frischen fibularen Bandruptur des OSG steht auch heute noch die Frage, mit welcher Behandlungsform die besten funktionellen Resultate zu erzielen sind. Bei der Durchsicht der mittlerweile nahezu unüberschaubaren Beiträge in der Literatur zu diesem Thema, finden sich erstaunlicherweise nur wenige Autoren, die wenigstens 50 Patienten nach primär konservativer oder operativer Therapie kontrollierten und die Ergebnisse klassifizierten (vgl. Abb. 78, 79). Da die Beurteilung einer Behandlungsmethode nicht nur von größeren kontrollierten Fallzahlen, sondern ebenso von den Kriterien einer konsekutiven oder möglichst vollständigen Kontrollserie und nicht zuletzt von den Resultaten einer Langzeit-Beobachtung abhängig ist, sind derart verläßliche Daten zur gegebenen Fragestellung in der Literatur nur spärlich vorhanden.

Autor*	Jahr	Gipsverband (Wochen)	n	gut	befriedigend	schlecht
GÜTTNER	1942	6–12	94	75	–	19
RUTH	1961	6	72	30	42	–
BROSTRÖM	1966	3	81	64	13	4
RUSSE	1967	6–16	100	47	39	14
STAPLES	1972	3–8	68	48	18	2
DELPLACE•	1975	2–6	53	30	10	13
ADLER	1976	8–12	60	46	9	5
HANSEN•	1979	6	144	116	28	–
NIEDERMANN	1981	5	62	47	15	–
ZWIPP•°	1984	6	60	37	14	9
* gewählt wurden nur Autoren, die mehr als 50 Patienten kontrollierten u. ihre Ergebnisse klassifizierten			Σ 794	540	188	66
• und Co-Autor(en) ° vorliegende Untersuchung			(%)100	68,0	23,7	8,3

Abb. 78. Vergleichende Ergebnisse nach konservativ-immobilisierender Therapie im Gipsverband der akuten ALRI des OSG

Autor*	Jahr	Primäre Bandnaht n	gut	befriedigend	schlecht
BROSTRÖM	1966	95	92	2	1
REICHEN*	1974	74	56	10	8
DUQUENNOY*	1975	98	83	7	8
JUDET	1975	70	65	5	-
ROCKENSTEIN	1978	93	73	13	7
SEILER*	1978	100	86	-	14
MEEDER*	1981	150	117	22	11
HENDRICH*	1982	97	89	6	2
KORKALA*	1982	76	71	3	2
ZWIPP*	1983	196	179	16	1
* gewählt wurden nur Autoren, die mehr als 50 Patienten kontrollierten und ihre Ergebnisse klassifizierten		$\geq$ 1049	911	84	54
• und Co-Autor(en)		(%) 100	86,8	8,0	5,2

Abb. 79. Vergleichende Ergebnisse nach primär operativer Behandlung der frischen fibularen Bandruptur am OSG

Zur immobilisierenden konservativen Behandlung

So konnte beispielsweise nur Russe (1967) 8-Jahres-Ergebnisse von 100 kontrollierten Patienten nach 6- bis 16wöchiger Gipsimmobilisation bei fibularer Bandruptur aufzeigen. Dabei kommen seine 39% befriedigenden und 14% schlechten Ergebnisse den eigenen 5-Jahres-Resultaten von 60 kontrollierten Patienten mit 14 befriedigenden und 9 schlechten Beurteilungen relativ nahe, ebenso die Untersuchung von Delplace und Castaing (1975). Subsummiert man die Ergebnisse (Abb. 78) größerer Kontroll-Studien (Güttner 1942; Ruth 196; Broström 1966a; Russe 1967; Staples 1972; Delplace und Castaing 1975; Adler 1976; Hansen et al. 1979; Niedemann 1981; Zwipp et al. 1984), so kann trotz unterschiedlicher Gipsimmobilisationsdauer (3–16 Wochen) und differenter Nachuntersuchungskriterien in einer Gesamtzahl von 794 kontrollierten Fällen festgestellt werden, daß bei konservativer Behandlung in 68,0% mit guten, in 23,7% mit befriedigenden und in 8,3% der Fälle mit schlechten funktionellen Resultaten zu rechnen ist.

Broström (1966a) konnte als Erster ein größeres Kollektiv konservativ (n = 101) und operativ (n = 95) behandelter Patienten mit arthrographisch gesicherter und vergleichbarer Diagnose des Schweregrades gegenüberstellen. Er fand knapp 80% guter Resultate bei konservativer, fast 100% bei primär operativer Behandlung. Besonders schlechte Ergebnisse, in 66% der Fälle, konnte er bei vorausgegangenen Supinationstraumen in der konservativen Gruppe beobachten. Dennoch relativierte er die Indikation zur Operation. Aufgrund der potentiellen Infektionsgefahr, der möglichen Narbenbeschwerden, der guten Rekonstruierbarkeit veralteter Bandrupturen nach konservativer Behandlung und der eventuellen Überforderung chirurgisch-tätiger Ärzte angesichts der Häufigkeit dieser Verletzung empfahl er, die primär operative Versorgung den jungen, sportlich-aktiven Patienten vorzubehalten.

Zur primär operativen Therapie

Bei der Zusammenstellung (Abb. 79) größerer Kontrollserien (Broström 1966a; Reichen und Marti 1974; Duquennoy et al. 1975; Judet 1975; Rockenstein 1978; Seiler und Holz-

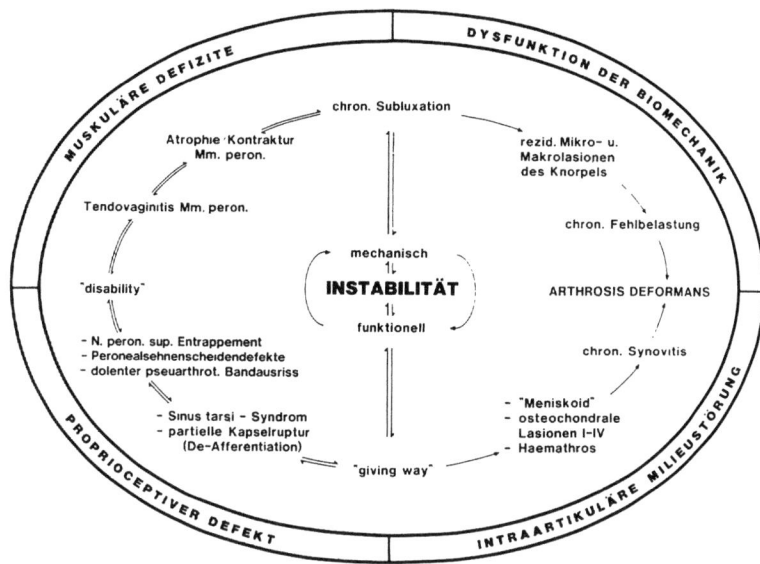

Abb. 80. Pathologischer Circulus vitiosus bei chronischer ALRI des OSG

richter 1978; Meeder et al. 1981; Hendrich et al. 1982; Korkala et al. 1983; Zwipp et al. 1983) kann anhand von 1049 nachuntersuchten Patienten subsummarisch festgestellt werden, daß bei primär operativer Behandlung in 86,8% der Fälle gute Resultate, in 8,0% befriedigende und in 5,2% schlechte Ergebnisse erzielbar sind.

Die Ergebnisse des eigenen kontrollierten Krankengutes (n = 196) zeigen im 5-Jahres-Ergebnis gering schlechtere Bewertungen gegenüber den Untersuchungen von Broström (1966a), etwas günstigere als im Gesamtdurchschnitt (vgl. Abb. 79).

Vergleicht man resümierend die Ergebnisse nach konservativer und operativer Behandlung (Abb. 78, 79), so erscheint es augenfällig, daß beide Therapieformen einen relativ kleinen Anteil schlechter Resultate zeigen: 8,3% bei konservativer, 5,2% bei operativer Behandlung. Das, was die konservative Behandlung im Ergebnis schlechter erscheinen läßt, ist der relativ große Anteil von über 20% befriedigender Resultate.

Berücksichtigt man, daß nicht allein eine verbliebene mechanische Instabilität nach konservativer Behandlung zu Beschwerden führt (Freeman 1965a; Russe 1967; Thomas et al. 1973), so ist denkbar, daß durch die Operation nicht allein die Stabilität wieder hergestellt wird, sondern auch verschiedene andere Faktoren dadurch günstig beeinflußt werden. Diese pathophysiologischen Momente — wie in Abb. 80 dargestellt — können allein oder in Kombination mit einer mechanischen Instabilität das Beschwerdebild eines Patienten nach konservativ behandelter fibularer Bandruptur bestimmen. Besondere Bedeutung kommt dabei den osteochondralen Läsionen bzw. der posttraumatischen Osteochondritis dissecans (Berndt und Harty 1959), dem posttraumatischen Sinus tarsi-Syndrom (Taillard et al. 1981), dem sog. „Meniskoid" (Wolin 1956), dem N. peroneus superficialis Entrappement (Weber 1966), den posttraumatischen Defekten der Peronealsehnenscheide (Baumgartner und Müller 1981; Müller et al. 1984) und den relativ stabilen, aber schmerzhaften pseudarthrotisch verheilten knöchernen Bandausrissen (Zwipp und Tscherne 1984) zu. Außerdem kann sich hinter einer vermeintlichen „funktionellen" Instabilität eine posttraumatische Instabilität des Subtalargelenkes verbergen (Zwipp und Tscherne 1982), die ggf. durch eine biomechanische Fehlverheilung des Ligamentum fibulocalcaneare, besonders nach calcanearem Ausriß (Cox 1984; Snook 1984; Zollinger et al. 1984; Zwipp und Tscherne 1984) auftreten kann.

Entgegen verschiedenen Autoren (Ruth 1961; Broström 1966a; Niethard 1974; Duquennoy et al. 1975; Judet 1975; Staples 1975; Prins 1978), die im Vergleich konservativ und operativ selbst behandelter Patienten die funktionell besseren Ergebnisse bei operativer Therapie sahen, konnten Niedermann et al. (1978) sowie v. d. Hoogenband et al. (1982) in prospektiven randomisierten Studien keinen signifikanten Unterschied der Resultate sehen, die sich allerdings nur auf 1-Jahres-Kontrollen stützen. Lediglich Freeman (1965) berichtete über bessere Ergebnisse nach konservativ-funktioneller Behandlung gegenüber operativer Therapie. Der Autor selbst schränkte seine Aussage dadurch ein, daß die geringen Fallzahlen der funktionellen Gruppe (n = 12) gegenüber der operativen (n = 18) nicht repräsentativ sein können und daß eine sichere mechanische Stabilität nur durch Bandnaht und anschließende Immobilisation erzielbar sei.

Die Zurückhaltung Broström's (1966a) gegenüber der primären Bandnaht aufgrund der potentiellen Infektion kann heute dadurch relativiert werden, daß z. B. im eigenen Krankengut bei 1235 primären Bandnähten die Infektionsrate unter 0,1% liegt. Dazu kommt, daß die von Freeman (1965a) und Broström (1966a) diskutierten narbenbedingten Störungen durch die heute übliche epimalleolare Schnittführung Nervenirritationen und Neurombildungen von 5% bei inframalleolarer Incision auf annähernd 0% reduziert werden können (Zwipp et al. 1983). Durch Standardisierung und Verfeinerung der operativen Techniken, z. B. durch die subtile Einzelbandversorgung gegenüber der von Weber (1966) angegebenen vor- und rückläufigen fortlaufenden Naht zur Versorgung des Ligamentum fibulotalare anterius und fibulocalcaneare, kann auch die postoperative mechanische Instabilitätsrate reduziert werden. So fanden Paar und Riel (1983) bei knapp 1000 kontrollierten Patienten 6 Monate nach erneuter Sportaufnahme bei vorausgegangener primär adaptierender fibularer Bandnaht eine Instabilitätsrate von nur 3% (33 von 962).

Zur konservativen funktionellen Behandlung
So wie sich die operative Therapie im Laufe der Jahre geändert und verbessert hat, haben sich auch Wandlungen in der konservativen Therapie vollzogen. Nach Untersuchungen von Stover (1980), Cetti (1982), Raemy und Jacob (1983), Henning et al. (1984) und anderen, die für eine frühfunktionelle konservative Behandlung eintreten, ist diese sicher sehr gut dazu geeignet, Immobilisationsschäden zu vermeiden, die funktionelle Instabilitätsrate zu verringern und die Trophik des Gelenkes bei früher Bewegung zu verbessern. Da z. B. mit der Aircast-Schienenbehandlung (Raemy und Jacob 1983) nur 1-Jahres-Ergebnisse mit geringer Fallzahl (n = 20) vorliegen, muß offen bleiben, ob neben einer funktionellen Stabilität auf Dauer auch eine volle mechanische Stabilität erhaltbar ist.

Eigene Beobachtungen (Zwipp und Oestern 1981) im Rahmen der Analyse von Patienten mit chronischer ALRI des OSG lassen vermuten, daß eine mechanische Instabilität über Jahre dynamisch kompensiert werden kann. Ein Bagatelltrauma kann in dieser Situation zum Schrittmacher einer rasch progredienten dynamischen Dekompensation werden.

Die Beobachtungen von Ruth (1961), der als Erster auf die erheblichen Diastasen des Ligamentum fibulotalare anterius aufmerksam machte, konnten in der eigenen Analyse von 599 intraoperativen Befunden bestätigt werden: in 89,7% der Fälle lagen retrahierte Bandstümpfe von 0,5–1 cm vor. Darüberhinaus war im eigenen Krankengut das Ligamentum fibulocalcaneare nur in 16,7% unversehrt, in 13,5% inkomplett zerissen, so daß in über 2/3 der Fälle eine suffiziente, biomechanisch-stabile Heilung auch dieses Bandes bei rein funktioneller Behandlung kaum möglich erschien. Lediglich in 10,3% der Fälle lagen die Bandstümpfe ideal adaptiert in situ.

Als Hinweis, daß nur durch die adaptierende primäre Bandnaht eine dauerhafte mechanische Stabilisierung erzielbar ist, kann die Beobachtung im eigenen Krankengut gewertet werden, daß von 178 operierten Patienten mit chronischer ALRI des oberen Sprunggelenkes 54 zuvor durch Immobilisation im Gips-, Zinkleim- oder Elastoplast-Verband behandelt waren, 119 rein funktionell mit elastischer Bandage (bei offensichtlich verkannter fibularer Bandruptur) und nur 5 nach fibularer Kapselbandnaht (davon 2 aus dem eigenen Krankengut).

Zur Frage der posttraumatischen Arthrose
In der Tat ist die posttraumatische Arthrose angesichts der Häufigkeit fibularer Bandrupturen am OSG nicht so eklatant beobachtbar wie nach Verletzungen des Knie- oder Hüftgelenkes (Jacob et al. 1981). Dennoch wurde von verschiedenen Autoren auf arthrotische Spätschäden nach konservativ behandelter fibularer Bandruptur hingewiesen (Dehne 1933; Güttner 1941; Weisbach 1954; Friedebold 1965; Weber 1966; Hackenbruch und Noesberger 1976; Harrington 1979; Quisthoudt und Schmülling 1983).

Süködd konnte 1982 experimentell nachweisen, daß es bei fibularer Bandinsuffizienz proportional zum Ausmaß der ligamentären Instabilität zum pathologischen Knorpelabrieb des Talus kommt.

Harrington (1979) wies besonders deutlich daraufhin, daß das Ausmaß des Knorpelschadens bei lange bestehender Bandinsuffizienz röntgenologisch häufig eher unterschätzt wird, da er arthroskopisch schwerste Knorpelalterationen bei noch relativ harmlosem Röntgenbefund sah. Auch zeigt oft erst die sog. „weight bearing"-Aufnahme die ungünstige biomechanische Fehlbelastung des medialen Kompartimentes durch Subluxation des Talus bereits bei normalem Stehen.

Die Analyse des eigenen Krankengutes ließ bei chronischer ALRI des OSG präoperativ ein Arthrosestadium I–II nach Bargon (1978) in immerhin 38% der Fälle erkennen. Daß schwerste Arthrosen, entsprechend III nach Bargon (1978), nur extrem selten gesehen werden (Weisbach 1954; Hackenbruch und Noesberger 1976; Zwipp et al. 1984) mag u. a. darin liegen, daß die Patienten aufgrund der rasch einsetzenden Instabilität bandplastischen Maßnahmen rechtzeitig zugeführt werden. Die relativ wenigen nur befriedigenden Ergebnisse im eigenen Krankengut nach bandplastischer oder -rekonstruktiver Behandlung gingen bei der analytischen Untersuchung weniger auf die Operationsmethode selbst, als auf die spät gestellte Indikation bei bereits fortgeschrittener Arthrose zurück.

Inwieweit ein neuerlicher Bericht (v. d. Rijt und Evans 1984) über 22-Jahre-Spätergebnisse nach WATSON-JONES-Plastik mit relativ schlechten Resultaten durch die Operationsmethode oder eine im Mittel 5jähriger präoperative Instabilitätsperiode erklärbar ist, bleibt offen. Arthrotische Deformationen konnten abhängig und proportional zur Instabilität in 3 von 9 Fällen nach 22 Jahren gesehen werden. Nicht zuletzt gibt diese Mitteilung zu bedenken, daß eine chronische Instabilität durch eine bandplastische Maßnahme auf lange Sicht nicht immer günstig behandelt werden kann.

Zur Indikation operativer Maßnahmen

Die Beobachtung Broström's (1966b), daß bandplastische Maßnahmen bei jahrelanger Instabilität nicht notwendig seien, da immer vorhandene Bandstrukturen rekonstruiert werden könnten, trifft nach der eigenen Analyse nicht zu. Trotz subtiler Präparation konnte im eigenen Krankengut nur in ca. 75% der Fälle eine direkte Bandrekonstruktion oder gedoppelte Periostlappenplastik durchgeführt werden. In jedem vierten Fall muß wegen nahezu völligem Fehlen oder extrem dünner Bandnarben beider Bänder (FTA + FC) eine Tenodese-Operation ausgeführt werden: dies in direkter Abhängigkeit zur Dauer der Instabilitätsperiode.

Da im eigenen Krankengut 93,9% aller Patienten mit akuter ALRI des OSG jünger als 40 Jahre alt und in der Regel sportlich aktiv sind (> 50% Sportunfälle), in 73,7% der Fälle eine Doppelbandläsion vorliegt, der stationäre Aufenthalt wegen Bandnaht weniger als 36 h im Mittel beträgt, die Arbeitsunfähigkeitsperiode von ca. 8 Wochen nicht höher liegt als bei konservativ behandelten Patienten, das Operationsrisiko einschließlich Infektionsrate minimal ist, erscheint die primäre Bandnaht als sicherste Methode zur Vermeidung einer chronischen Instabilität. Die rasch wiederhergestellte und dauerhafte Sport- und Arbeitsfähigkeit des Patienten durch dieses Vorgehen können nicht nur als patientengerechte Vorteile gelten, sondern dürften auch aufgrund der epidemiologischen Bedeutung dieser Läsion von großem sozialökonomischem Interesse sein.

5.6.9 Schlußfolgerungen

Die Analyse des eigenen Patientengutes läßt folgende Schlußfolgerungen zu:
1. Die primäre Bandnaht bei frischer fibularer Bandruptur zeigt im 5-Jahres-Ergebnis in 91,3% der Fälle sehr gute und gute funktionelle Resultate. Die Zahl befriedigender Ergebnisse in 8,2% der Fälle, vorwiegend bedingt durch Narbenstörungen (5%) und Instabilität (3%) können durch die aufgezeigten verfeinerten Operationstechniken mit Versorgung des Einzelbandes und einer epimalleolaren Schnittführung noch verbessert werden. Die Gelenkinfektionsrate liegt unter 0,1% (1 Infekt auf 1235 primäre Bandnähte). Durch ein standardisiertes Nachbehandlungskonzept kann der stationäre Aufenthalt von früher 5 auf heute 2 Tage im Mittel reduziert werden. Bei einer einmaligen Arbeitsunfähigkeitsperiode von durchschnittlich 8 Wochen kann aufgrund der operativen Restabilisierung des Gelenkes eine dauerhafte Arbeits- und Sportfähigkeit in höchstem Maße erzielt werden.
2. Die konservative Behandlung der frischen fibularen Bandruptur mit Immobilisation im Gipsverband zeigt im 5-Jahres-Ergebnis nur in 61,6% der Fälle sehr gute und gute Ergebnisse. Befriedigende und schlechte Ergebnisse resultieren vorwiegend durch eine verbleibende mechanische Instabilität (15 von 60). Andere Merkmale wie eine funktionelle Instabilität, Schwäche der Peronealmuskulatur, posttraumatisches Sinus tarsi-Syndrom und schmerzhafte pseudarthrotische Fehlverheilungen nach knöchernem Bandausriß sind mitverantwortlich für nur befriedigende Resultate dieser Behandlungsart. Kontraindikationen zur Operation bestehen extrem selten (11 auf 1307 = 0,8%). Komplikationen bei rein konservativer Behandlung im Unterschenkelgehgipsverband sind, wenn auch extrem selten, möglich: 1 tödliche Lungenembolie bei Immobilisation im Gipsverband und gleichzeitiger Einnahme eines Ovulationshemmers. Da im konservativ behandelten Kollektiv in 9 von 60 kontrollierten Fällen (15%) eine sekundäre operative Stabilisierung des oberen Sprunggelenkes notwendig wurde, liegt die Instabilitätsrate 5x höher

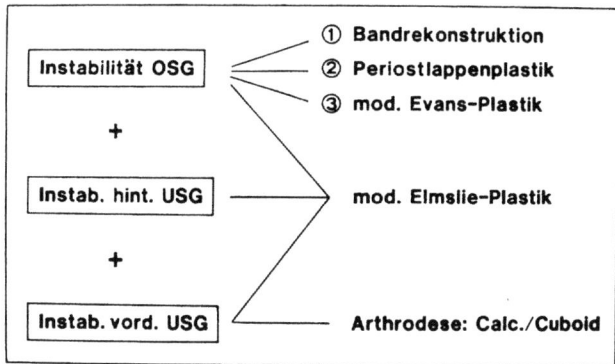

Abb. 81. Abgestuftes Behandlungskonzept bei chronischer Instabilität des oberen und/oder unteren Sprunggelenkes

gegenüber dem operativ behandelten Patientenkollektiv mit 3%. Angesichts dieser Wahrscheinlichkeit, ein instabiles Sprunggelenk nach konservativer Behandlung zu erhalten, verbunden mit wiederholten Arbeitsunfähigkeitsperioden und notwendigem operativen Sekundäreingriff, erscheint das primär operative Vorgehen nicht nur dem Patienten, sondern auch sozial-ökonomischen Kriterien eher gerecht zu werden.
3. Eine chronische Instabilität des Sprunggelenkes kann durch operative Maßnahmen effektiv behandelt werden. Uneingeschränkte Arbeitsfähigkeit und volle Sporttauglichkeit des Patienten sind damit erzielbar. Tenodese-Techniken, Methoden der direkten Bandrekonstruktion oder der Periost-Lappenplastik führen zu vergleichbar guten Ergebnissen. Mit funktionellen Einbußen ist am ehesten bei Anwendung einer Tenodese zu rechnen. Direkte oder indirekte Bandrekonstruktionen werden anatomischen und physiologischen Prinzipien eher gerecht. Sie führen in der Regel zu geringeren funktionellen Einbußen, erzielen aber nicht immer die Stabilität, die durch ein Tenodese-Verfahren erreicht wird. Daher bewährt sich ein intraoperativ abgestuftes Vorgehen, das sich in der Weise bewährt hat: Bei lange bestehender fibularer Bandinsuffizienz mit erheblicher Instabilität und schlecht rekonstruierbaren Bändern kann als sicherste Methode das Tenodese-Prinzip gelten. Bei nur notwendigem Ersatz eines der Bänder empfiehlt sich die Periost-Lappenplastik. Bei nur geringer Instabilität und kurzdauerndem Krankheitsverlauf ist die direkte Bandrekonstruktion mit Wiederherstellung des anatomischen Bandverlaufes und biomechanischer Vorspannung der vorhandenen Bänder als Therapie der Wahl anzusehen (Abb. 81).
4. Bei chronischer Instabilität im hinteren unteren Sprunggelenk oder in Kombination mit einer Instabilität im oberen Sprunggelenk sind direkte bandrekonstruktive Maßnahmen bei Insuffizienz des Ligamentum talocalcaneare interosseum nicht möglich, so daß hier eine mod. (Elmslie) Peroneus brevis-Tenodese zur indirekten Stabilisierung des Subtalargelenkes als Methode der Wahl gelten kann (Abb. 81).
5. Eine subtile präoperative Differentialdiagnostik unter Nutzung aller klinischen und radiologischen Möglichkeiten, ein abgestuftes, oft erst intraoperativ festzulegendes, operatives Vorgehen sowie ein standardisiertes und gut kontrolliertes Nachbehandlungskonzept erlaubt bei allen Formen der akuten und chronischen Instabilität des oberen und unteren Sprunggelenkes ein gutes Resultat, sofern die Operationsindikation vor Einsetzen einer instabilitätsbedingten, bereits fortgeschrittenen Arthrose gestellt wird.

6 Tierexperimentelle Untersuchung zur Biomechanik der Bandheilung am Modell des Kaninchenknieinnenbandes

6.1 Einleitung und spezielle Fragestellung

Aufgrund experimenteller Untersuchungen (Jack 1950; Clayton und Weir 1959; O'Donoghue et al. 1971) sowie zahlreicher klinischer Publikationen aus den 60iger und 70iger Jahren (Anderson und Lecocq 1954, Ruth 1961; Sherrod und Phillips 1961; Makhani 1962; Anderson et al. 1962; Caro et al. 1964; Broström 1966; Weber und Hupfauer 1969; Reichen und Marti 1974; Niethard 1974; Duquennoy et al. 1975; Judet 1975; Staples 1975; Hackenbruch und Noesberger 1976; Seiler und Holzrichter 1978; Prins 1978; Rockenstein 1978) erschien allgemein gesichert, daß die optimale Therapie der frischen fibularen Bandruptur am OSG in der primären Bandnaht zu sehen sei.

Seit Beginn der 80er Jahre wurde von einigen Autoren dieses mittlerweile anerkannte operative Vorgehen in Frage gestellt, da diese anhand teils randomisierter und prospektiver Studien vergleichbar gute Ergebnisse mit konservativen Maßnahmen erzielten (Stover 1980; Baumgartner und Müller 1981; Brooks et al. 1981; Jakob et al. 1981; Niedermann et al. 1981; Cetti 1982; Drez et al. 1982; v. d. Hoogenband et al. 1982; Raemy und Jakob 1983; Henning et al. 1984).

Da nach dem Literaturstudium beim Vergleich klinischer Ergebnisse nach primär operativer fibularer Bandnaht gegenüber primär konservativer Behandlung mit Immobilisation im Gipsverband ca. 20% bessere Resultate erzielbar sind, nach primär funktioneller Behandlung (Stover 1980; Cetti 1982; v. d. Hoogenband et al. 1982; Raemy und Jakob 1983; Henning et al. 1984) vergleichbar gute Ergebnisse wie bei primärer Bandnaht, sollte zur Überprüfung dieser diskrepanten klinischen Angaben ein experimentelles Modell zur Bandheilung entwickelt werden.

Mit diesem Modell sollte geprüft werden, welche Aussagen zur biomechanischen, gelenkstabilisierenden Bandheilung getroffen werden können, wenn bei definierter Bandläsion das Band a) verschieden behandelt wird (d. h. genäht oder nicht genäht wird) und b) different *nachbehandelt* wird (d. h. kurz- oder langfristig ruhiggestellt bzw. nicht immobilisiert wird).

Dabei sollten zusätzlich klinische Beobachtungen der rupturbedingten Diastase miteinbezogen werden, auf deren Bedeutung erstmals Ruth (1961) hinwies, der intraoperativ in allen Fällen (n = 44) einer frischen fibularen Bandruptur Dehiscenzen der Bandstümpfe von 5–15 mm mit Interposition von zerrissenen Kapsel- und Fettgewebsanteilen sah. Dies umsomehr, da die klinische Analyse von 599 frischen Bandrupturen des eigenen Krankengutes in vergleichbarer Weise zeigte, daß in 89,7% eine Dehiscenz von 5–10 mm des intraligamentär rupturierten Ligamentum fibulotalare anterius vorlag, respektive eine entsprechende Dislokation bei periostalem Abriß/ossärem Ausriß.

Das Modell sollte daher nicht nur die Behandlungsart und den Nachbehandlungsmodus nach definiertem Trauma erfassen, sondern auch einen Banddefekt als Äquivalent zur Banddehiscenz als Funktion der Verletzung.

Die *Problematik* aller bisherigen tierexperimentellen Untersuchungen zur Prüfung der biomechanischen Bandheilung lag darin:
1. Es standen nur Prüfgeräte zur Verfügung, die bei uni-axialer Zugbelastung des Knochen-Band-Knochen-Präparates im Wesentlichen nur Aussagen zum Belastungs-Dehnungs-Diagramm des unterschiedlich behandelten Bandes zuließen (Smith 1954; Tipton et al. 1967; Laros et al. 1971; Crowninshield und Pope 1976; Noyes et al. 1974; Blömer 1978; El-Saman et al. 1978; Kappakas et al. 1978).
2. Diese Aussagen wurden teilweise zusätzlich dadurch eingeschränkt, daß es nach Ruhigstellung der behandelten Extremität durch subperiostale Resorption an der Fibrocartilago des Bandansatzes (Laros et al. 1971) vor intraligamentärer Ruptur des genähten oder nicht genähten Bandes zum knöchernen Bandausriß unter der Prüfung kam, so daß diese Verbindung das schwächste Glied der Kette Band-Knochen-Band darstellt (Clayton und Weir 1959; Vidiik 1966; Tipton et al. 1967; O'Donoghue et al. 1971; Laros et al. 1971; Noyes et al. 1974).

Crowninshield und Pope (1976) beobachteten vermehrt knöcherne Bandausrisse und periostale Abrisse bei niedrigen Geschwindigkeiten der Bandbelastung, so daß diese Autoren eine funktionelle Abhängigkeit der Rupturform zur angewandten Reiß-Geschwindigkeit sahen.

Frank et al. (1983) führten tibiale knöcherne Bandausrisse des medialen Knieinnenbandes des Kaninchens ausschließlich auf die knöcherne Unreife der untersuchten Kaninchen zurück und räumten eine damit verbundene verminderte Aussagekraft zur geprüften Bandheilung ein.

3. Ein Prüfgerät zur Untersuchung der biomechanischen Bandheilung hinsichtlich der direkten gelenkstabilisierenden Effizienz stand bisher nicht zur Verfügung.

Aus diesen Gründen sollte ein biomechanisches Prüfverfahren entwickelt werden, das zu jedem Zeitpunkt der Untersuchung – also auch bei vorzeitigem knöchernem Bandausriß – definierte Meßgrößen zur direkten gelenk-stabilisierenden Funktion des zu prüfenden Bandes erlaubt.

6.2 Material und Methode

6.2.1 Tiermaterial

Zu den Versuchen wurden 2500–3500 g schwere männliche oder weibliche Bastard-Kaninchen im Alter von 9–12 Monaten verwandt. Die Haltung und Pflege erfolgte in konventioneller Weise in der Abteilung für Tierzucht und Versuchstierkunde der Medizinischen Hochschule Hannover (Professor Gärtner), die Unterbringung der Tiere in standardisierten Leichtmetall-Käfigen von 55 × 35 × 40 cm Größe. Als Alleindiät wurde Trockenfutter (Herilan)[8] 140 g/die verabreicht. Zur Eingewöhnung und Erlernung der Selbst-Tränk-Wasser-Bedienung wurde eine präoperative Sitzphase von 8 Tagen berücksichtigt.

---

[8] eingetragenes Warenzeichen der Fa. Eggersmann, Rinteln

6.2.2 Versuchsgruppen

Insgesamt wurden für Vor- und Hauptversuche 138 Kaninchen verwendet, ausgewertet 126, da 12 Kaninchen verstarben. Von 12 Verstorbenen wurden 6 in der Anfangsphase aufgrund von Narkosezwischenfällen verloren, 5 mußten im späteren Verlauf wegen broncho-pulmonaler Infektion, nur eines wegen eines schweren lokalen Infektes getötet werden. Die 12 für die jeweiligen Versuche ausgefallenen Tiere wurden durch andere ersetzt, so daß immer komplette Gruppen (n = 6) in den Hauptversuch analysiert werden konnten. Dadurch wurden statt ursprünglich 126 insgesamt 138 Tiere geopfert: Federwaagen-Zerreißprobe (n = 10), Zwick-Zugprüfmaschine (n = 24), Röntgen-Streß-Gerät (n = 30), Leerversuch (n = 6) und Gruppen A–G der Hauptversuche (n = 42) sowie histologische Referenz (n = 14).

Die Gruppen A–G (Abb. 82) sollten jeweils als Modell für eine definierte Bandläsion (Sektion/Resektion) mit unterschiedlicher Therapie (Naht/ϕ Naht) und differenter Nachbehandlung (6 Wochen immobilisierend/6 Wochen funktionell/6 Wochen frühfunktionell nach 10tägiger protektiver Immobilisation) dienen.

Gruppe A: Sektion/ϕ Naht/Immobilisation
Mittels einfacher Banddurchtrennung und anschließender interner Gelenktransfixation sollte die Bandstabilität nach konservativ-immobilisierender Therapie geprüft werden.

Gruppe B: Sektion/Naht/Immobilisation
Nach einfacher Banddurchtrennung, anschließender Naht und interner Gelenktransfixation sollte die Effizienz operativer Therapie mit anschließender Immobilisation überprüft werden.

GRUPPENEINTEILUNG	OP-Eingriff	+	Nachbehandlung
GRUPPE A	Banddurchtrennung		Gelenktransfixation
GRUPPE B	Bandnaht		Gelenktransfixation
GRUPPE C	Banddurchtrennung		funktionell
GRUPPE D	Bandnaht		funktionell
GRUPPE E	Bandresektion		Gelenktransfixation
GRUPPE F	Bandresektion		funktionell
GRUPPE G	Bandnaht	Gelenktransfixation	funktionell

Abb. 82. Gruppenverteilung

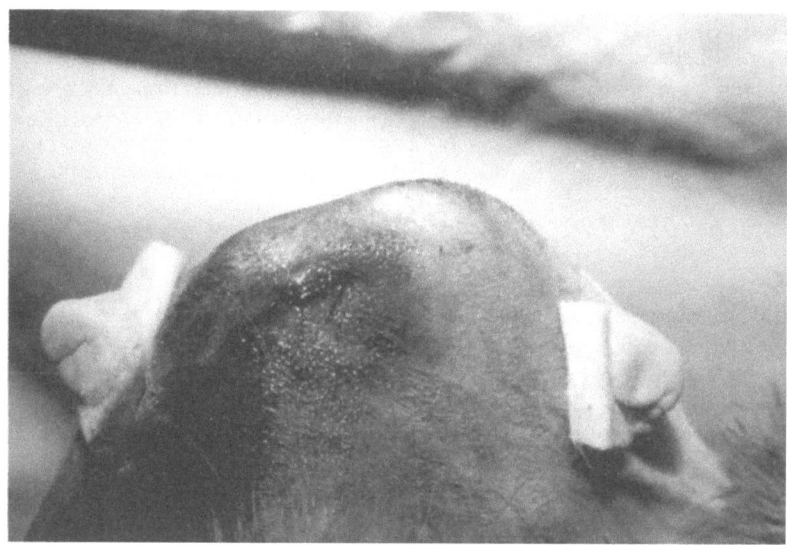

Abb. 83. Passagere Gelenktransfixation mit Kirschner-Draht, Filz und Knochenzementhütchen

Gruppe C: Sektion/ø Naht/funktionell
Mittels einfacher Banddurchtrennung und sofortiger Freigabe des Gelenkes sollte die rein funktionelle Behandlung simuliert werden.

Gruppe D: Sektion/Naht/funktionell
Nach einfacher Banddurchtrennung und anschließender Naht sollte bei primärem Verzicht auf Ruhigstellung des Gelenkes die Notwendigkeit einer postoperativen Immobilisation überprüft werden.

Gruppe E: Resektion/Immobilisation
Nach Bandresektion (10% der Gesamtbandlänge) sollte die Bandheilung bei Diastase und konservativ-immobilisierender Therapie kontrolliert werden.

Gruppe F: Resektion/funktionell
Nach Bandresektion (10% der Gesamtlänge) sollte die Auswirkung einer Banddiastase unter rein konservativ-funktioneller Behandlung beurteilt werden.

Gruppe G: Sektion/passagere Immobilisation/funktionell
Nach einfacher Banddurchtrennung, anschließender Bandnaht, passagerer Gelenktransfixation für 10 Tage (Abb. 83) und folgender funktioneller Behandlung sollte die Effizienz einer anfänglichen protektiven Bandruhigstellung nach Naht mit anschließender frühfunktioneller Nachbehandlung überprüft werden.

6.2.2.1 Kontrollgruppe
Da bei der Prüfung kollagenen Gewebes zahlreiche Daten wie Geschlecht, Alter, Gewicht, Trainingszustand, hormonelle und andere Faktoren eingehen (Tipton et al. 1971b), sollte

als Kontrolle der biomechanischen Messung stets das linke, kontralaterale, von diesen Faktoren gleichermaßen abhängige Collateralband in Relation zum experimentell geprüften rechten Bein dienen. Auf eine Scheinoperation am linken Kniegelenk wurde verzichtet, da nur die biomechanisch prüfbare Differenz zum gesunden Bein interessierte.

6.2.3 Vorversuche

Narkose- und Operationsverfahren
Zur Narkose wurde als Prämedikation 25 mg/kg KG Ketavet[9] i.m. appliziert, zur Vollnarkose Nembutal[10] 30 mg/kg KG i.v. über die Ohrvene injiziert. Narkosedauer 15–30 min, bei Bedarf Nachinjektion von Nembutal.

Für den experimentell-operativen Eingriff wurde nur das rechte Kniegelenk mit Rasur und Desinfektion zur sterilen Abdeckung vorbereitet.

Operatives Vorgehen
Anlegen eines medialen parapatellaren Längsschnittes, Durchtrennung der dünnen Fascie, Längsincision der Gleitschichten über dem Ligamentum mediale collaterale, Schonung der konstant vorhandenen, über das Band querverlaufenden Vene in Höhe des Gelenkspaltes (Abb. 84a–c). Quere Durchtrennung des Bandes 2 mm distal der Vene, vorsichtige Mobilisation des proximalen Bandstumpfes zur Überprüfung der vollständigen Durchtrennung. Wahlweises Belassen dieses Situs oder Adaptation des Bandes mit 2 einfachen U-Nähten mittels PDS[11]-Faden der Stärke 5 x 0 (Abb. 84a–c) bzw. Resektion eines 3 mm breiten Bandsegmentes 2 mm distal der beschriebenen Vene. Je nach Behandlungsgruppe interne Fixation von Femur und Tibia in 140°–150° Beugung (physiologische Hockstellung des Kaninchenkniegelenkes). Blutstillung durch zeitweilige Kompression. Verschluß der Haut mit 5 x 0 Faden und Sprühpflasterverband. Anfangs tägliche, später wöchentliche Wundkontrolle.

6.2.3.1 Federwaagenzerreißprobe
Die Vorversuche an den ersten 10 Kaninchen sollten verschiedenen Erfahrungswerten dienen, um ein klar definiertes Versuchskonzept zu erstellen:
1. Läßt sich am Knieinnenband des Kaninchens mit Hilfe einer Federwaage und einem unter dem Ligamentum durchgezogenen Faden der Stärke 0 ein definiertes Ruptur-Trauma setzen und wieviel kp Zug sind dazu notwendig?
2. Welche Fixationsmethode erlaubt die sichere Ruhigstellung des Kaninchenkniegelenkes: externe Gips-/Scotch[12]-Cast-Immobilisation oder interne Fixation des Femurs und der Tibia durch eine breitbasig U-förmige Kirschnerdraht-Klammer?
3. Welche Länge und Breite weist das Knieinnenband auf, welche besonderen anatomischen Merkmale sind für eine definierte Bandläsion wichtig und wieviel vom Ligament muß reseziert werden, um einen ca. 10%igen Defekt primär iatrogen zu setzen?

---

[9] Ketavet – Fa. Park, Davis & Co., München
[10] Nembutal – Fa. Deutsche Abbott GmbH, Wiesbaden
[11] PDS – Fa. Ethicon GmbH, Norderstedt
[12] Scotch-Cast – Fa. 3M Orthopedic Products, St. Paul, USA

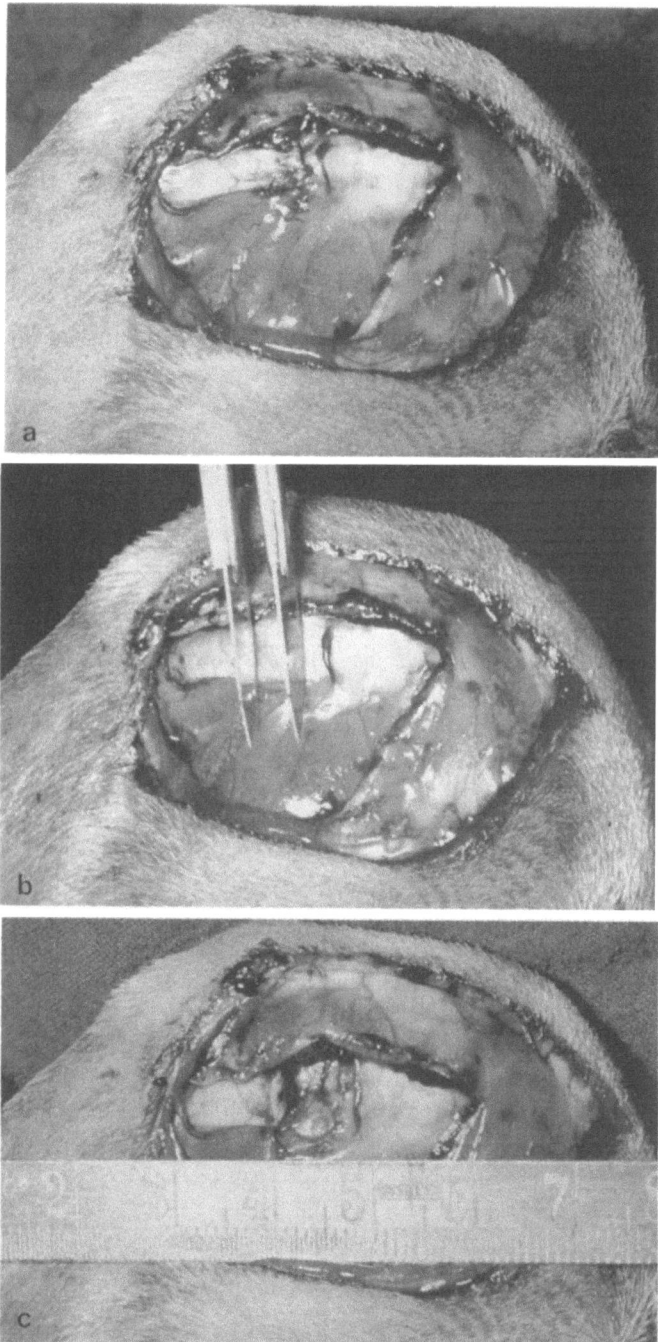

Abb. 84a–c. Operatives Verfahren. **a** Einfache Sektion 2 mm distal der Vene, spontane Dehiszenz von 1–2 mm (s. Abb. 85a) und adaptierende Bandnaht mit 2 U-Nähten. **b, c** Standardisierte 3 mm breite Bandresektion 2 mm distal der Vene

Ad 1: Benutzt wurde ein zylindrisches Dynamometer Nr. 22[13] für den Meßbereich 0–20 kg. Ein Faden der Stärke 0 (polyfiler Mersilene[14]-Faden) wurde unter dem medialen Ligament auf Kniegelenksebene durchgezogen, als Schlaufe geknotet und in die Federwaage eingehängt. Es wurde gleichmäßig manuell senkrecht zur Beinachse unter Fixation des Kniegelenkes bis zur Ruptur des Bandes gezogen. Eine intraligamentäre Ruptur konnte mit diesem Verfahren nicht erzielt werden, da das gesamte Band in allen 10 Fällen periostal an der Tibia ausriß. Zur späteren Prüfung mit der Zwick-Zugprüfmaschine wurde in 5 Fällen das abgescherte Band in situ belassen, in 5 Fällen das Band tibial mit transossär geführter Naht refixiert. Das Band riß im Mittel bei 9 (7–12) kp Zug.

Ad 2: Die ersten 5 mit der Federwaage geprüften Kaninchen erhielten neben interner Klammerdrahtfixation des Kniegelenkes zusätzlich einen Gips- bzw. Scotch[15] Cast-Oberschenkeltutor. Wegen Lockerung dieser Verbände, induzierter Druckstellen oder Strangulation, wurde später ausschließlich intern fixiert. Dabei bewährte sich die technisch nicht ganz einfache, aber auf Dauer sichere *interne Verklammerung vom Femur und Tibia* mit einer breitbasig-U-förmigen Klammer aus 1,6 mm starkem Kirschnerdraht (Abb. 85a, b, c):
Der M. vastus medialis wird in den intermusculären Fascienlogen vom Femur abgeschoben. Das Femur wird 2 cm proximal, die Tibia 2 cm distal des Gelenkes mit einem 1,6 mm starken K-Draht quer durch beide Corticales durchbohrt. Ein 8 cm langer Kirschner-Draht derselben Stärke wird an beiden Enden um 1,5 cm rechtwinklig abgebogen und so als Klammer in das femurale und tibiale Bohrloch hineingedrückt. Bei senkrecht zur Schaftachse angelegten Bohrlöchern kommt es bei vorgegebener physiologisch leichter Valgusstellung des Kniegelenkes zur leichten Schränkung der Klammer und damit guten Verankerung.

Ad 3: Das Ligamentum collaterale mediale konnte bei Freipräparation des proximalen und distalen Insertionsareales in 10 Fällen als 2,9 ± 0,3 cm langes, 0,5 ± 0,2 cm breites Band gemessen werden. Als anatomische Besonderheit fiel eine konstant vorhandene quer über das Band verlaufende Vene in Höhe des Kniegelenkes auf. Der Ort einer scharfen Banddurchtrennung wurde definitionsgemäß 2 mm distal dieser Vene gewählt.
1. Um die Vene auch bei anschließender Bandnaht zu schonen,
2. immer eine identische Durchtrennungshöhe zu haben und
3. so kniegelenksnah zu sein (etwa in Höhe des Meniscusunterrandes), um eine Bandläsion am offenen Gelenk zu haben.

Für einen iatrogenen Banddefekt von 10% der Gesamtbandlänge sollten definitionsgemäß 3 mm Band en block 2 mm distal der querverlaufenden Vene reseziert werden. Eine doppelt schneidendes Skalpell wurde dazu eigens angefertigt.

6.2.3.2 Zwick-Zugprüfmaschine*

Das verwendete Prüfgerät entspricht den allgemeinen Bedingungen für Zug-Prüfmaschinen nach DIN 51220 Klasse 1 und 51221. Es ist geeignet zur Bestimmung des Zug-Längen-Änderungsverhaltens. Die Daten (kp/mm) werden elektronisch registriert und durch An-

---

[13] Fa. Mess-und Wiegetechnik MWT GmbH, Wennigsen
[14] Mersilene – Fa. Ethicon GmbH, Norderstedt
[15] Scotch Cast – Fa. 3M Orthopedic Products, St. Paul, USA
* Fa. Zwick & Co., Einsingen

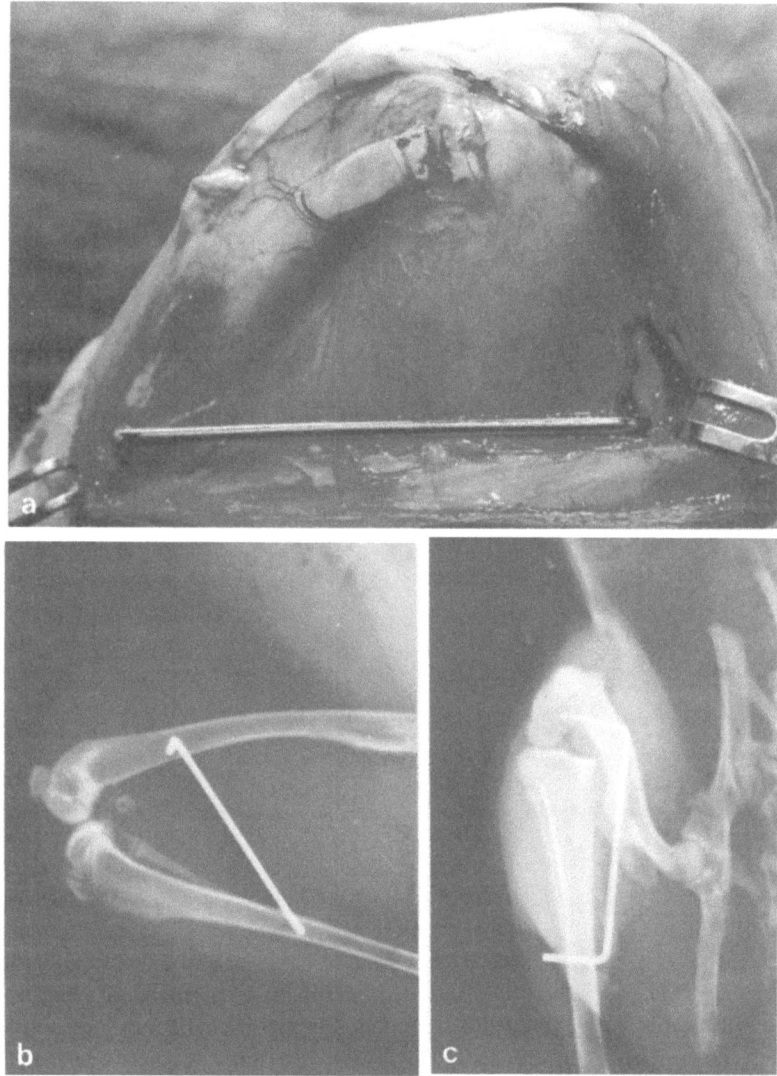

Abb. 85a–c. Technik der internen Gelenktransfixation. a U-förmig gebogener Kirschnerdraht (1,6 mm), b erkennbare Schränkung der U-Klammer, c Klammerung von Femur und Tibia

zeige- und Schreibgerät aufgezeichnet. Der Kraftmeßbereich ist bis 20 kp wählbar. Beim Papiervorschub der Stufe A (10:1) entspricht 1 cm auf Papier einer natürlichen Bandlängenänderung von 1 mm.

Das Einspannen des Präparates[16] erfolgt in Streckstellung des Gelenkes. Femur und Tibia werden jeweils mit 3 Schrauben so fixiert, daß weder Rotations- noch Seitwärtsbe-

---

[16] Das Knochen-Band-Knochen-Präparat, das spätestens 1 h nach Tötung des Tieres geprüft wurde, konnte in Ringer-Lösung getränten Kompressen und in einer Plastiktüte verpackt, ausreichend frisch gehalten werden

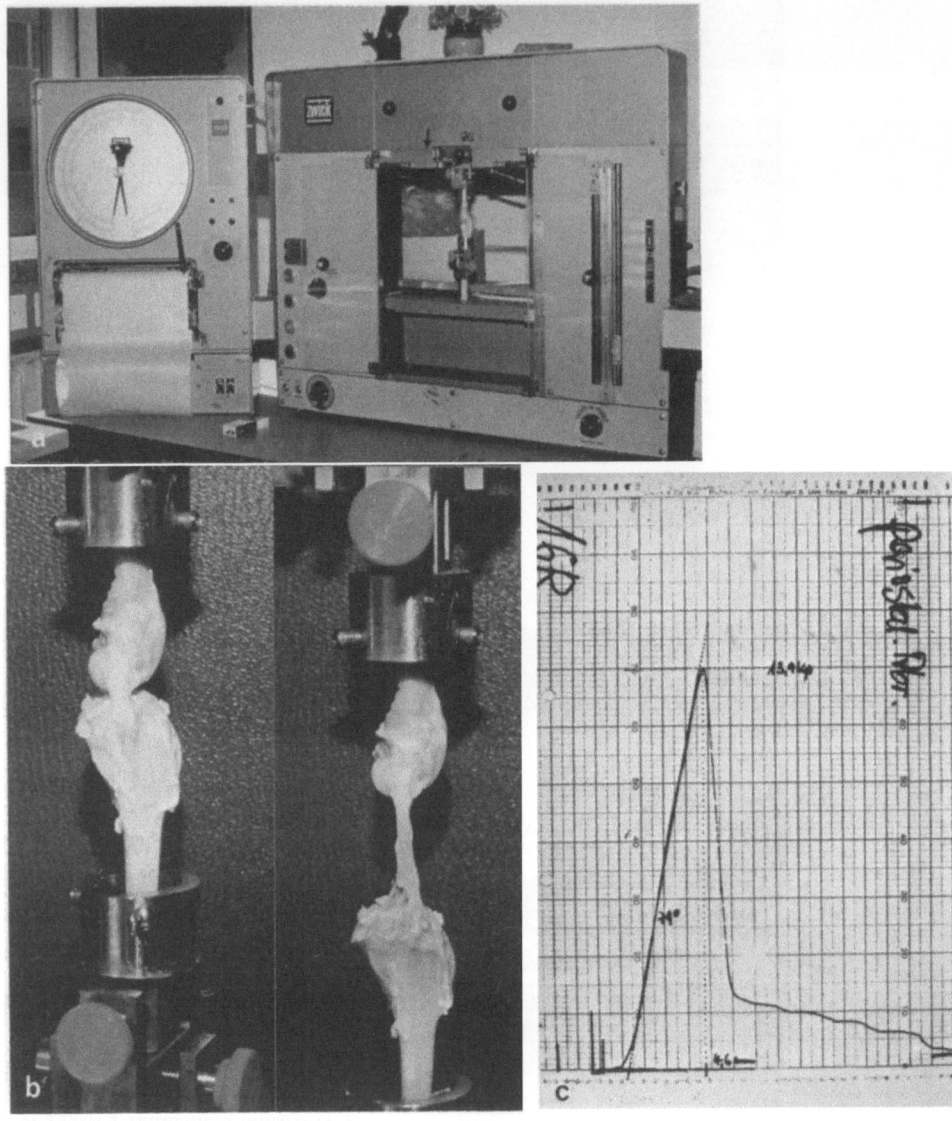

Abb. 86. a Zwick-Zugprüfmaschine, **b** Einspannung des Knochen-Band-Knochen-Präparates mit uni-axialer Zugbelastung, **c** Kurvenverlauf bei periostalem Bandausriß: Z_{max} = 13,9 kp, Elongation: 4,6 cm, tau α = 79°

wegungen möglich sind. Die Zugprüfung erfolgt mit einer konstanten Geschwindigkeit von 100 mm/min (Abb. 86a–c).

Folgende Meßgrößen sind aus der Zug-Längenänderungskurve bestimmbar:
1. Zerreißbelastung Z_{max} (kp)
2. Elongation ΔL (mm)
3. Bandsteifigkeit   tau α

Die aufgezeichnete Kurve (Abb. 86c) gibt das Verhalten des Knochen-Band-Knochen-Präparates während der Zugbelastung wieder. Auf der y-Achse ist die angewandte Zugbelastung in kp aufgetragen, auf der x-Achse die resultierende Längenänderung in mm. Die maximale Zerreißbelastung (Z_{max}) ist durch den Wendepunkt der Kurve im größten y-Wert charakterisiert, gleichgültig, ob es dabei zu einer intraligamentären Ruptur oder einem knöchernen/periostalen Bandausriß kommt. Der korrespondierende x-Wert entspricht der gesamten Längenänderungszunahme des Bandes. Nach Vidiik (1966) und Sauer et al. (1978) stellt die Tangente des Winkels α ein Maß für die Elastizität des Bandes innerhalb der elastischen Dehnungsphase dar.

Nach Vidiik (1966) ist der mit dieser Methode am schwierigsten bestimmbare Parameter die Messung der ultimativen Bandreißfestigkeit, da der Bandquerschnitt im Moment der Bandzerreißung exakt bestimmt werden müßte.

Da beim eigenen Vorgehen exakte Bandquerschnittmessungen nicht möglich erschienen und nur quantitative Unterschiede im Rechts-/Links-Vergleich gemessen werden sollten, wurde darauf verzichtet.

Im Rahmen der Vorversuche wurden mit diesem Gerät 10 Knochen-Band-Knochen-Präparate nach prälininärer Federwaagenzerreißprobe und 24 Präparate der Gruppen A–D geprüft.

6.2.3.3 Röntgen-Streß-Gerät

In Zusammenarbeit mit der Forschungswerkstatt der Medizinischen Hochschule Hannover wurde ein Haltegerät für simultane Valgus-Streß-Röntgen-Aufnahmen des rechten und linken Kaninchen-Kniegelenkes unter Standardbedingungen im Rahmen der Vorversuche entwickelt (zeichnerische Darstellung s. Abb. 99).

Diese Haltevorrichtung erlaubt eine exakte Einspannung durch in sich drehbare Klemmbacken von Femur und Tibia zur orthograden a.p.-Röntgen-Streß-Aufnahme (Abb. 87a–c). Durch Eichung einer eingebauten Feder können über einen Stempel exakt wählbare 7 kp Druckbelastung im Sinne eines Valgus-Stresses mitten auf beide laterale Kniegelenke während des Röntgenvorganges ausgeübt werden. Der Aufklappwinkel des Gelenkes wird durch die Femurrollen- und Tibiaplateau-Tangente ermittelt (Abb. 87c).

6.2.4 Leerversuch

Beim Leerversuch erfolgte kein operatives Vorgehen. Nach Abtöten von 6 Kaninchen mittels intrakardialer Injektion von T61[17] (zur excidationslosen Tötung) wurden beide Hinterläufe im Hüftgelenk exartikuliert. Haut, Muskel, Sehnen, Menisci und Bänder wurden unter vollständiger Erhaltung des medialen Collateralbandes abpräpariert, Femur und Tibia im distalen Drittel osteotomiert. Das Knochen-Band-Knochen-Präparat wurde unter beschriebener Feuchthaltung bis spätestens nach 1 h der biomechanischen Prüfung mit dem dynamischen Gelenk-Band-Streß-Gerät (6.2.5) zugeführt.

---

[17] T61 (ad us. vet.) – Fa. Hoechst AG, Frankfurt/Main

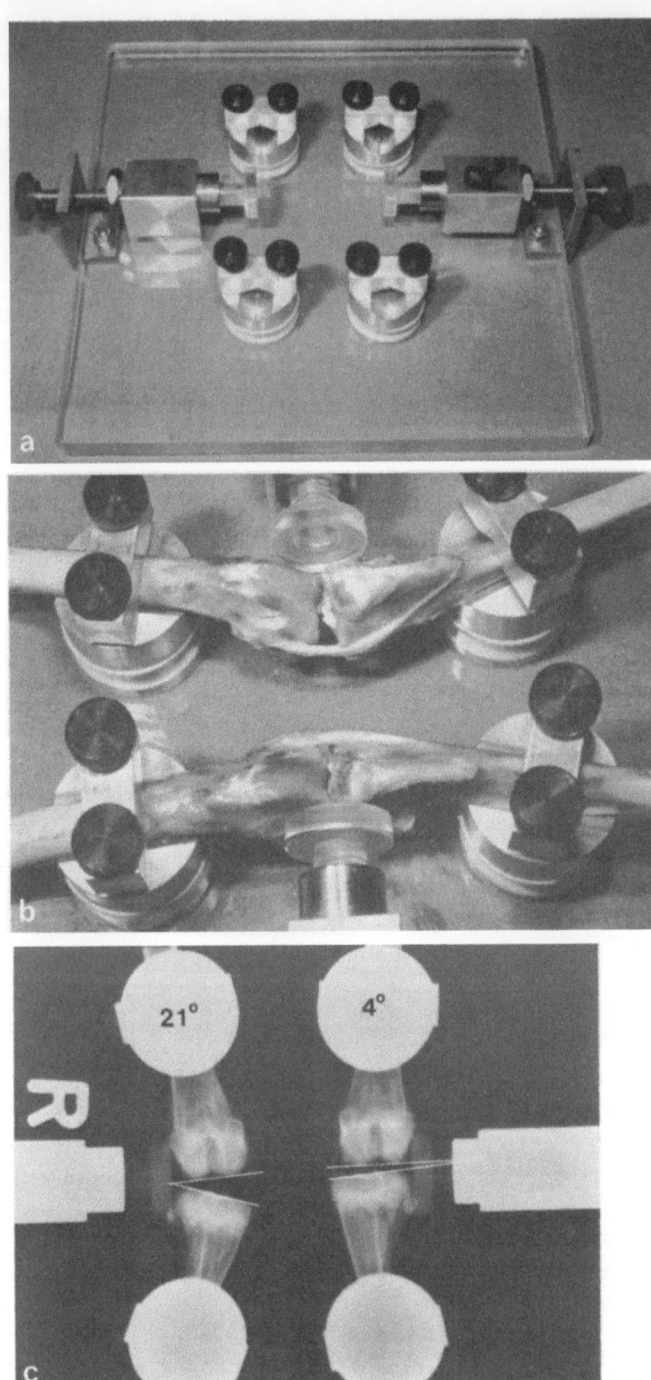

Abb. 87a–c. Röntgen-Streß-Gerät

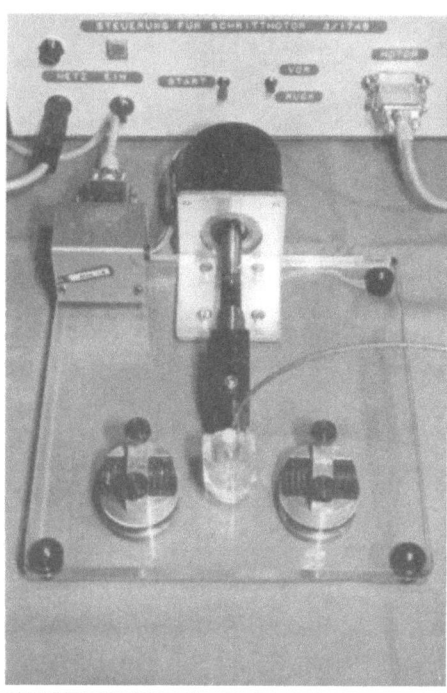

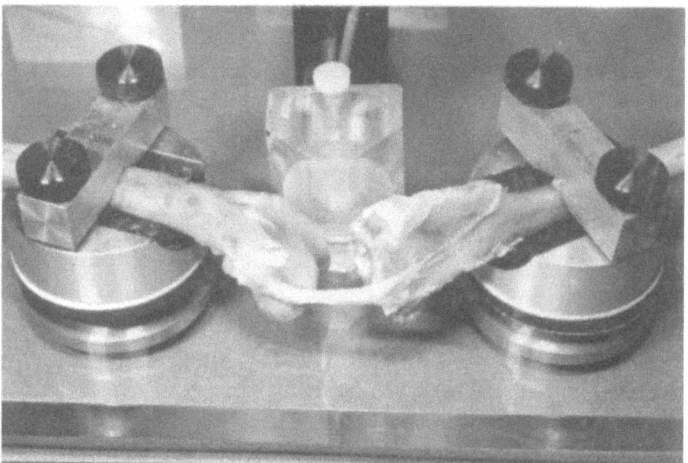

Abb. 88. Dynamisches Gelenk-Band-Streß-Gerät

6.2.5 Hauptversuche (Dynamische Gelenk-Band-Streß-Messung)

Zur biomechanischen Prüfung der direkten gelenkstabilisierenden Funktion des Bandes wurde nach eigenen Entwürfen in Zusammenarbeit mit der Forschungswerkstatt der Medizinischen Hochschule Hannover ein spezielles Test-Gerät entwickelt (Abb. 88). Dieses Gerät arbeitet im Prinzip wie der Röntgen-Streß-Halteapparat, d. h. bei definiertem Valgus-Streß ist ein davon abhängiger Aufklappwinkel des Gelenkes meßbar. Die Weiterentwick-

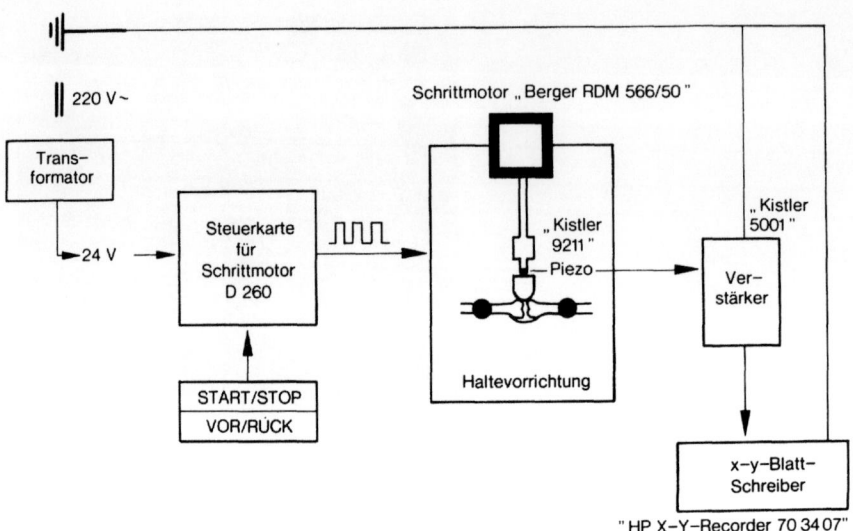

Abb. 89. Versuchsanordnung: Dynamische Gelenk-Band-Streß-Messung

lung der Meßmethodik liegt darin, daß statt der statischen Momentaufnahme beim Röntgen eine dynamische Messung während der gesamten Gelenk-Streß-Testung möglich ist. Bis zur Ruptur des Bandes werden der aufgewendete Druck und die resultierende Aufklappbarkeit des Gelenkes registriert. Kommt es vorzeitig zum knöchernen oder periostalen Bandausriß, kann zumindest bis zu diesem Augenblick die gelenk-stabilisierende Funktion des Bandes beurteilt werden.

Die technische Konstruktion des Gerätes ist in Abb. 100 zeichnerisch dargestellt, das Meßprinzip im Folgenden:

Auf das exakt eingespannte, mit 2 in sich rotierbaren rutschfesten Klemmbacken fixierte Knochen-Band-Knochen-Präparat wird ein stumpf-V-förmiger Kolben in zentrierter Mitte des Kniegelenkes gegen das laterale Gelenk im Sinne des Valgusstresses getrieben. Der Kolben wird über die Spindel eines Schrittmotors („Berger ROM 566/50")[18] mit kontinuierlichem Motorvortrieb vom 1 mm/sec gegen das laterale Kniegelenk gepreßt. Die zunehmende Druckbelastung des Knochen-Band-Knochen-Präparates – d. h. des verbliebenen medialen Collateralbandes – durch den kontinuierlich vorgetriebenen Kolben wird als Ladungssignal über einen Quarzkristall-Miniatur-Kraftaufnehmer (Piezo Type 9211 SN 180333)[19] registriert, der zwischen Motorspindel und Kolben eingebaut ist. Im möglichen Meßbereich von 0 bis 2500 N wird das vom piezoelektrischen Kraftaufnehmer registrierte Ladungssignal einem Ladungsverstärker (Type 5001)[19] zugeführt, der die elektrischen Ladungen in proportionale Spannungen umwandelt. Diese werden als M · U/V (mechanische Einheiten/Volt) einem xy-Schreiber („HP x-y-Recorder 703407)[20] zugeführt, der auf der y-Achse den angewandten Motordruck mit der Auslenkung V/cm niederschreibt (Abb. 89).

---

[18] Fa. Berger, Lahr
[19] Fa. Kistler, Winterthur/Schweiz (s. Anhang)
[20] Fa. Hewlett Packard, San Diego, USA

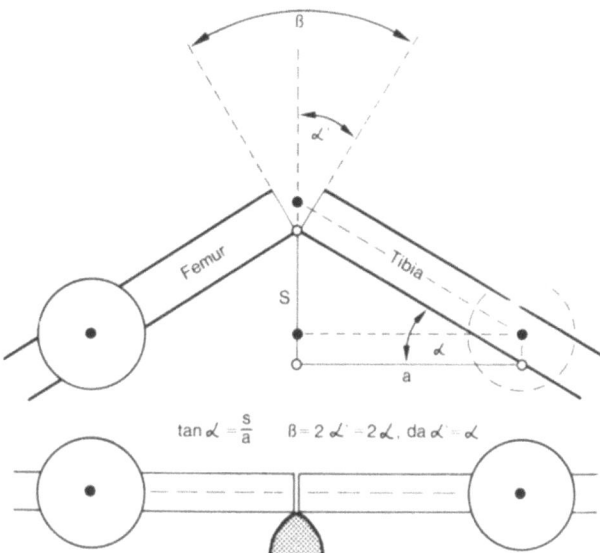

Abb. 90. Meßprinzip zur Bestimmung des Gelenkaufklappwinkels (s. Text)

Die Umrechnung erfolgt über die Formel

$$F = y \cdot \frac{N}{V}$$

(F = Kraftaufwand, y = y-Wert des Schreibers, N = Newton, V = Volt). Bei einer Messung im Verstärkerbereich z. B. von 20 M · U/V und Umrechnung in kp ergibt sich, wenn F gleich Z_{max} (maximale Zerreißbelastung) ist:

$$Z_{max} = y \cdot 20 \cdot \frac{1}{9,81} \cdot \frac{cm \cdot N \cdot kp}{cm \; N} = y \cdot 20 \cdot 0{,}1019$$

Der synchron auf der x-Achse des xy-Schreibers registrierte Vorschub des Kolbens wird meßmethodisch als Umrechnungsfaktor für den Gelenkaufklappwinkel nach dem geometrischen Gesetz der senkrechten Schenkel zweier Winkel[21] approximiert (Abb. 90): Unter der Annahme, daß Tibia- und Femurplateau symmetrisch auseinanderweichen und Tibia und Femur einen idealisierten Stab darstellen, läßt sich der Winkel α als der Tangens von s zu a darstellen. Der Winkel β (Aufklappwinkel des Gelenkes) entspricht 2 x α', und α' = α. Die Strecke a ist bekannt, sie beträgt konstant 4,5 mm und entspricht dem Weg vom Rotationspunkt des Befestigungslagers bis zum Punkt der Kniegelenkmitte. Die Strecke s läßt sich über den x-Wert des xy-Schreibers berechnen: Bei einer Schreibgeschwindigkeit von 1 cm/sec und einem Motorschub von 1 mm/sec, gibt der auf dem Papier in cm gemessene x-Wert die reale Strecke s in mm wieder.

---

[21] Stehen die Schenkel zweier Winkel senkrecht aufeinander, so sind sie einander gleich

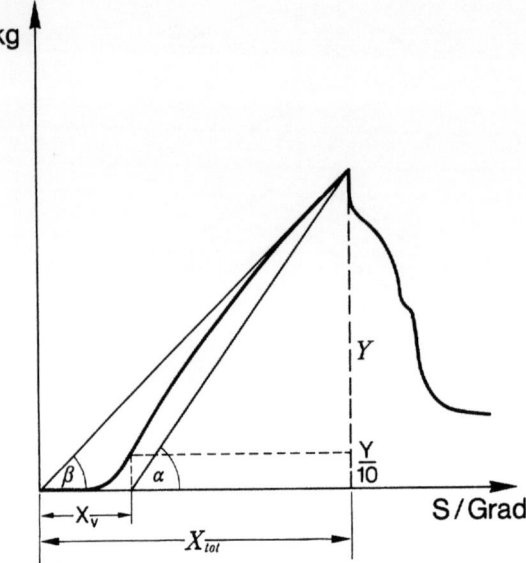

Abb. 91. Idealisierter Kurvenverlauf bei dynamischer Gelenk-Band-Streß-Testung (s. Text)

Die Präparate des Leerversuches und der Hauptversuchsgruppen A–F wurden an diesem Gerät geprüft. Ein idealisierter Kurvenverlauf ist in Abb. 91 dargestellt. Auf der y-Achse ist y (kp) als Meßwert für die Reißfestigkeit aufgetragen. Auf der x-Achse wird die Wegstrecke s in mm aufgezeichnet, die umgerechnet Winkelgraden, d. h. dem Aufklappwinkel, entspricht.

X_V ($X_{Vorschub}$) ist definitionsgemäß so festgelegt, daß diese Strecke dem Weg entspricht, den der Stempel des Haltegerätes ohne wesentlichen Widerstand bis zum Punkt des 10%igen y-Wertes nimmt. Diese Wegstrecke entspricht der initialen Faserausrichtung bzw. der vorliegenden Bandelongation oder Bandinsuffizienz, die ein Aufklappen des Gelenkes ohne nennenswerten Widerstand erlaubt.

X_{total} entspricht dem gesamten Aufklappwinkel des Gelenkes bis zum Moment der Bandruptur. Der Winkel α kann als Maß für die Bandsteifigkeit gelten. Er kann sowohl auf dem Meßblatt als Tangente des x/y-Kurvenlaufes gemessen oder als Wert $\frac{y}{X_{tot} - X_V}$ ermittelt werden.

Der Winkel β entspricht $\frac{y}{X_{tot}}$ und kann als Maß für die gesamte Gelenkstabilität bzw. -instbilität angesehen werden.

Die rechnerische Auswertung der aufgezeichneten Kurven erlaubt somit die Ermittlung von 4 Parametern:

a) X_v = initiale Laxität

b) $y = Z_{max}$ = Reißfestigkeit

c) $\frac{y}{X_{tot} - X_v} = \alpha$ = Bandsteifigkeit

d) $\frac{y}{X_{tot}} = \beta$ = totale Gelenkstabilität

6.2.5.1 Biometrische Untersuchung
Die statistische Prüfung der Hauptversuche auf Unterschiede der 4 Parameter initiale Laxität, totale Gelenkstabiltät, Bandsteifigkeit und Reißfestigkeit aller 7 Behandlungsgruppen gegeneinander erfolgte mit dem von Nemenyi (1963) vorgeschlagenen Rang-Test, der multiple Vergleiche unabhängiger Stichproben nicht normalverteilter Daten zuläßt. Der Vergleich erfolgte anhand einer kritischen Differenz D für n = 6 und K = 7 auf dem 5%-Niveau. Zur rechnerischen Prüfung wurde das Gerät Apple II plus[22] verwandt.

6.2.5.2 Histologische Referenz
Nach Töten der Tiere (je 2 der Gruppen A–G) wurde das gesamte Innenbandpräparat in 70%igem Methylalkohol fixiert. Entwässerung der Präparate in aufsteigender Alkoholreihe (70%/96%/100%) in 24 h, danach Xylol für 24 h. Für die Herstellung von 1 μ dicken Schnitten Einbringen der Präparate in reines Methylmethacrylat, das durch Hydrochinon stabilisiert ist, danach für 24 h in Methylmethacrylat mit einem Zusatz von 2% Benzoylperoxyd.

Abschließend wurden die Präparate in eine Mischung von 100 ml Methylmethacrylat plus 30 g Plastoid N und 3,5 g Benzoylperoxyd im Wasserbad bei 45 °C auspolymerisiert. Nach vollständiger Erhärtung und Zusägen formgerechter Blöckchen Herstellung von 1 μ dicken Schnitten im Hartschnittmikrotom[23]. Aufziehen der Schnitte auf Objektträger und entacrylatisieren. Nach Tolouidinfärbung Entwässern und Eindecken in Eukitt[24]. Histologische Untersuchungen mit dem Fotomikroskop der Firma Zeiss im Durchlicht und im polarisationsoptischem Verfahren.

6.3 Ergebnisse

6.3.1 Vorversuche

6.3.1.1 Federwaagen-Zerreißprobe
Die ersten 10 Knochen-Band-Knochen-Präparate, bei denen es aufgrund der Federwaagen-Zerreißprobe zum periostalen tibialen Bandausriß gekommen war, wurden an der Zwick-Zugprüfmaschine geprüft, die Ergebnisse wegen zu großer Streubreite verworfen. Als Erfahrungswert fiel auf, daß es in allen Fällen sowohl am rechten vorbehandelten als auch linken Kontrollknie zum periostalen Abriß des Bandes kåm (Ausnahme: 1 Femurfraktur eines intakten Präparates).

6.3.1.2 Zwick-Zugprüfmaschine (Gruppen A–D)
Die Ergebnisse nach Auswertung der Belastungs-Längenänderungs-Diagramme sind als Mittelwerte mit Standardabweichung für F_{max} (maximale Zugbelastung) Elongation (effektive Bandverlängerung) und tan α (Maß der Bandsteifigkeit) in Abb. 92 dargestellt. Die ermittelten Werte sowohl für das rechte (experimentelles) als auch für das linke (intaktes) Knieinnenband zeigen für alle Parameter einschließlich der gemittelten Einzel-Differenz von links-rechts annähernd ähnliche Werte mit erheblichen Standardabweichungen, so daß eine Aussage mit dieser Prüfmethode nicht möglich erschien, insbesondere durch die hohe Anzahl periostaler Bandausrisse (12 von 24 operierten, 23 von 24 intakten Kniegelenken).

---

[22] eingetragenes Warenzeichen
[23] Model K der Firma Jung AG, Heidelberg
[24] eingetragenes Warenzeichen der Firma O. Kindler, Freiburg

ZWICK - ZUG - PRÜFMASCHINE n = 24		Gruppe A 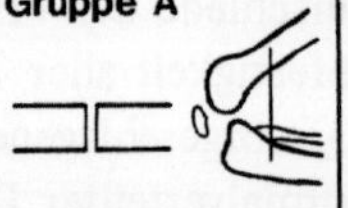	Gruppe B 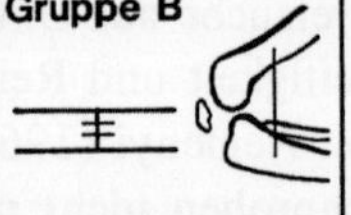	Gruppe C 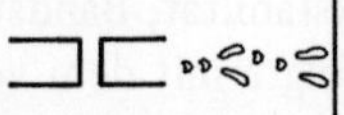	Gruppe D 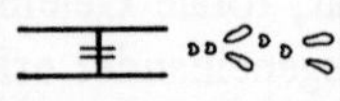
x̄ F max (kp)	R	7,63 ± 4,22	9,57 ± 2,15	9,25 ± 3,28	11,42 ± 5,11
	L	16,03 ± 8,22	10,67 ± 1,11	13,32 ± 2,74	14,83 ± 2,87
	Δ_{L-R}	8,40 ± 7,48	1,11 ± 2,92	4,07 ± 4,92	3,42 ± 6,33
x̄ Elong (mm)	R	2,72 ± 1,21	3,66 ± 1,22	3,77 ± 0,50	4,27 ± 2,55
	L	3,30 ± 0,45	3,55 ± 0,77	3,25 ± 0,26	5,03 ± 1,49
	Δ_{L-R}	0,88 ± 0,56	0,02 ± 1,14	−0,48 ± 0,55	0,73 ± 1,48
x̄ tan α (°)	R	67,33 ± 21,81	74,83 ± 5,19	74,92 ± 3,50	79,83 ± 3,76
	L	81,00 ± 2,45	79,00 ± 3,79	81,92 ± 1,11	78,83 ± 5,38
	Δ_{L-R}	13,66 ± 20,28	4,16 ± 4,12	7,00 ± 3,90	−0,33 ± 8,24
		R/L	R/L	R/L	R/L
Narbenruptur :		4 −	2 −	3 −	2 −
periostale R. :		2 5	4 6	3 6	3 6
Femurfraktur :		− 1	− −	− −	1 −

Abb. 92. Ergebnisse der Gruppe A−D bei Kontrolle mit der Zwick-Zugprüfmaschine

6.3.1.3 Röntgen-Streß-Gerät (Gruppen A, B, E_6, E_{12}, F)

Mit diesem Halteapparat wurde die gelenkstabilisierende Bandfunktion bei 7 kp Valgus-Streß-Belastung radiologisch geprüft. Die Aufklappwinkel des rechten (experimentellen) und linken (intakten) ausgemessen, die Werte der korrespondierenden Differenz Links-Rechts gemittelt. Eine Übersicht aller Mittelwerte mit Standardabweichung ist für alle Gruppen in Abb. 93 dargestellt.

Trotz relativ großer Streuwerte in der Gruppe A sind Unterschiede gegenüber den Gruppen B, E und F erkennbar. Die Gruppe B mit Bandnaht und 6wöchiger Ruhigstellung läßt absolut mit 6,66° und relativ mit 2,16° mittlerer Differenz zum kontralateralen Band den höchsten gelenkstabilisierenden Effekt erkennen. Die Gruppe A mit Banddurchtrennung und 6wöchiger Immobilisation zeigt im Mittel zweifach größere Aufklappwinkel als nach Bandnaht, deutlich geringere gegenüber den resezierten Gruppen E und F. Ein wesentlicher Effekt durch längere Ruhigstellung der Gruppen E_6 mit 6 Wochen gegenüber der Gruppe E_{12} mit 12 Wochen ist nicht sicher erkennbar (21,5° gegenüber 17,5°). Ein deutlicher Unterschied ist nur im Vergleich der Gruppen E_{12} gegenüber der Gruppe F (Resektion + funktionelle Nachbehandlung) feststellbar: 17,5° gegenüber 25,8° Aufklappwinkel. Für die Hauptversuche sollten daher nur Vergleichskontrollen nach 6 Wochen erfolgen.

RÖNTGEN-STRESS-GERÄT n = 30	Gruppe A 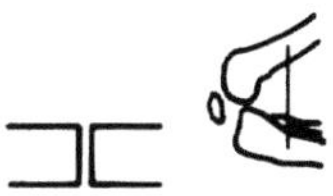	Gruppe B 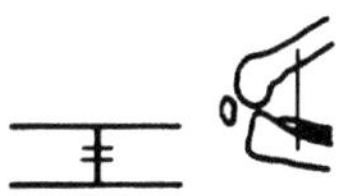	Gruppe $E_{6/12}$ 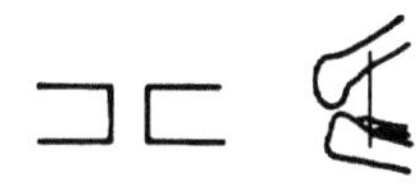		Gruppe F 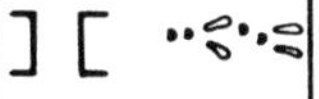
			6 W	12 W	
$\bar{x}$ (°) R	13,33 ± 5,99	6,66 ± 2,34	21,50 ± 8,07	17,50 ± 7,84	23,60 ± 1,14
L	4,00 ± 1,41	4,50 ± 1,60	5,16 ± 1,72	3,83 ± 1,47	5,83 ± 2,64
Δ R-L	9,33 ± 6,25	2,16 ± 1,17	16,33 ± 8,87	13,66 ± 7,31	17,20 ± 2,58
R	17, 9, 22, 10, 6, 16	3, 6, 6, 10, 7, 8	15,24,23,35,12,20	10,11,25,29,13,17	*, 25, 24 22,23,24
L	2, 5, 4, 3, 4, 6	2, 5, 3, 6, 5, 6	6, 2, 5, 6, 7	3, 3, 6, 4, 5, 2	3, 4, 10 ,5, 5, 8

* vor 5kp Belastung zerrissen

Abb. 93. Ergebnisse der Gruppen A, B, $E_{6/12}$, F bei Kontrolle mit dem Röntgen-Streß-Gerät

6.3.2 Hauptversuche (dynamische Gelenk-Band-Streß-Messung)

6.3.2.1 Leerversuch

Die Prüfung von 6 paarigen intakten Knochen-Band-Knochen-Präparaten des Leerversuches zeigten im Rechts-/Linksbezug keine signifikanten Unterschiede. Für die einzelnen Parameter wiesen alle 12 getesteten Leer-Präparate folgende Mittelwerte auf:

X_v = 4,26 ± 0,64 Grad (initiale Bandlaxität)

X_{total} = 22,45 ± 3,34 Grad (Aufklappwinkel)

y = 17,27 ± 2,53 kp (maximale Reißfestigkeit)

$\tan \alpha = \dfrac{y}{X_{tot} - X_v} = 0,94 \pm 0,11$ entspricht $\alpha = 43,23 \pm 6,28°$ (Bandsteifigkeit)

$\tan \beta = \dfrac{y}{X_{tot}} = 0,74 \pm 0,08$ entspricht $\beta = 36,50 \pm 4,57°$ (totale Gelenkstabilität)

Vergleichende Kontrollmessung: An 6 Präparaten (3 rechts/3 links) wurde der elektromechanisch gemessene Aufklappwinkel bei 5, 10 und 15 kp Belastung durch Stoppen des Meßvorganges und Röntgenkontrolle bei dieser Belastung mit dem radiologisch ermittelten Aufklappwinkel verglichen. Der Aufklappwinkel bei 5-kp-Belastung betrug elektromechanisch gemessen im Mittel 6,21 ± 0,97°, bei radiologischer Messung 5 ± 1°, bei 10-kp-Streß 12,68 ± 1,92° bzw. 12 ± 2°, bei 15-kp-Belastung 19,49 ± 2,40° bzw. 20 ± 2°. Bei gegebener Linearität der Werte beider Prüfmethoden konnten für die Hauptversuche verläßliche Parameter angenommen werden.

6.3.2.2 Gruppen A–G (dynamische Gelenk-Band-Streß-Messung):

Die gemessenen Werte für X_v (initiale Bandlaxität in Grad), X_{tot} (gemessener Aufklappwinkel in Grad), y (maximale Zerreißbelastung in kp) sowie die ermittelten Quotienten $\frac{y}{X_{tot}}$ entsprechend β als Maß für die gesamte Gelenkstabilität und $\frac{y}{X_{tot} - X_v}$ entsprechend α als Grad der Bandsteifigkeit sind in den Tabellen 2 bis 8 für die jeweiligen Gruppen A–G tabellarisch erfaßt.

Jeder gemessene Parameter der experimentell geprüften rechten Extremität wurde in Relaton zur intakten linken Extremität (Kontrollgruppe) gesetzt unter der Annahme, daß der Wert der Kontroll-Extremität 100% entspricht bzw. für den Wert X_v der Faktor 1. Diese für die vier verschiedenen Parameter relativierten Werte im Rechts-/Links-Vergleich sind als Mittelwerte in der Abb. 94 synoptisch graphisch dargestellt:

Bei Betrachtung dieser gemeinsamen Darstellung aller 4 Parameter aus allen Gruppen fällt auf, daß nur die operativen Gruppen B und G annähernd die Werte der Kontrollseite erreichen. Die auffallend niedrigsten Werte aller Parameter weisen die resezierten Gruppen E und F auf.

Beim Vergleich der initialen Laxität imponiert, daß die Gruppe B einen geringeren Wert (0,83) als auf der Kontrollseite aufweist, die Gruppe E dagegen dreifach (3,31) höhere Werte.

Bei vergleichender Prüfung der Reißfestigkeit zeigt lediglich die Gruppe G mit 112% eine diesbezüglich normale Bandqualität, annähernd auch die Gruppe D mit 89%.

Hinsichtlich der Bandsteifigkeit wurden normale Werte (106%) nur in der Gruppe B erkennbar.

Bezogen auf die totale Gelenkstabilität erreicht nur die Gruppe B mit 109% vergleichbare Werte wie ein gesundes Band, die Gruppe G mit 88% annähernd diesen Kontrollwert.

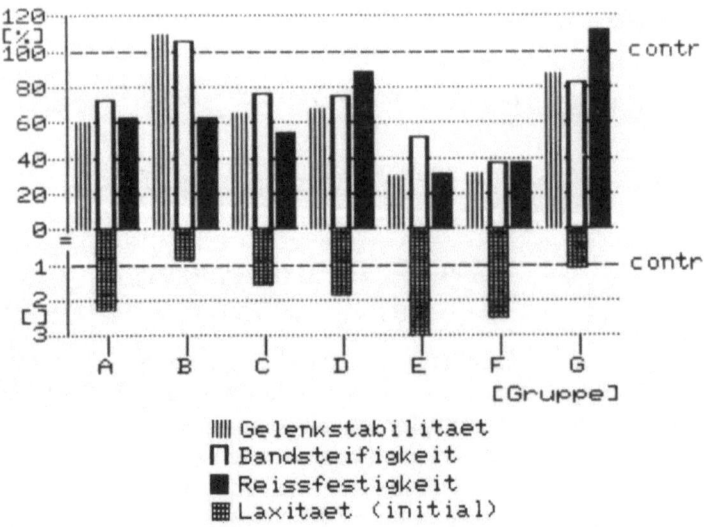

Abb. 94. Ergebnisse der Gruppen A–G bei Prüfung mit dem dynamischen Gelenk-Band-Streß-Gerät (Mittelwerte aus n = 6 je Gruppe für 4 verschiedene Parameter)

Beobachtung der Rupturform: Bei der biomechanischen Prüfung mit dem Gelenk-Band-Streß-Gerät kam es auf der experimentell operierten Seite (rechts) nur in 5 von 42 Fällen zum periostalen Abriß, in allen anderen Fällen zur ligamentären Ruptur. Auf der linken Kontrollseite (n = 42) kam es 25x zur intraligamentären Ruptur, 12x zum periostalen Abriß, 5x vor Bandruptur zur Femurfraktur.

6.3.2.3 Gruppen A–G (Biometrische Prüfung)
Bei Zugrundlegung der statistischen Prüfung durch den von Nemenyi (1963) vorgeschlagenen Rang-Test und beim Vergleich anhand einer kritischen Differenz D für n = 6 und K = 7 auf dem 5%-Niveau ergeben sich folgende signifikante Ergebnisse (Tabelle 9).

Hochsignifikante Unterschiede ($p < 0,005\%$) bezüglich der initialen Bandlaxität zeigt nur die Gruppe B gegen E und F.

Bezüglich der Reißfestigkeit ist nur die Gruppe G gegenüber E und F hochsignifikant ($p < 0,005$), D ist signifikant mit $p < 0,05$ gegenüber E und F.

Bezogen auf die Bandsteifigkeit ist B gegenüber F mit $p < 0,005$ hochsignifikant, B gegen E mit $p < 0,01$ signifikant. A, C und G sind lediglich gegenüber F mit $p < 0,05$ signifikant unterschiedlich.

Hinsichtlich der Gesamtstabilität sind B und G gegen E und F mit $p < 0,005$ hochsignifikant different.

6.3.2.4 Gruppen A–G (Histologische Referenz)
Histologische Untersuchungen wurden bei insgesamt 14 Tieren des Hauptversuches (je 2 der Gruppen A–G) 6 Wochen nach dem experimentellen Eingriff ohne vorherige biomechanische Prüfung durchgeführt.

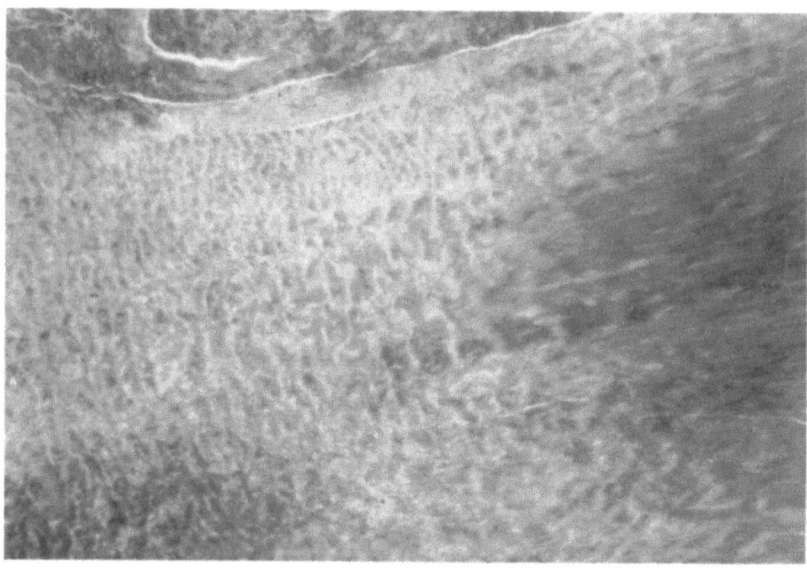

Abb. 95. Knieinnenband des Kaninchens (Gruppe B) 6 Wochen postoperativ: durchgehende Wellung der Kollagenfasern, kein Narbengewebe erkennbar. Toloudin blau x 20

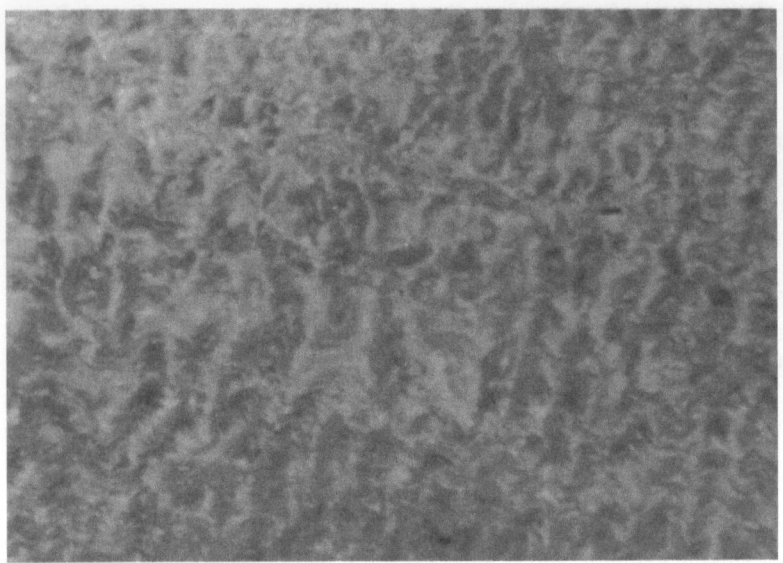

Abb. 96. Normales Kollagengewebe vom Knieinnenband des Kaninchens bei nicht operiertem Tier. Tolouidin blau x 20

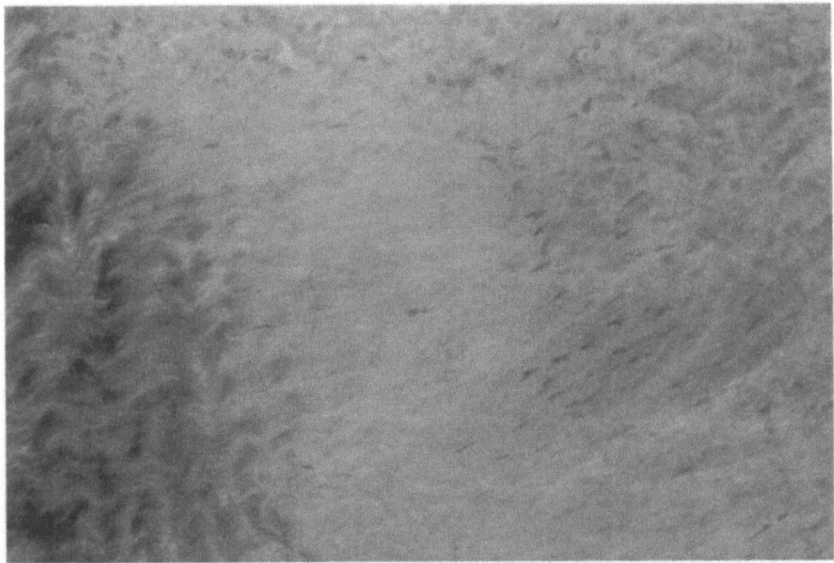

Abb. 97. Knieinnenband des Kaninchens der Gruppe A 6 Wochen nach Banddurchtrennung und Ruhigstellung: normales Kollagengewebe mit nur geringen Anteilen eines nicht-gerichteten Narbengewebes erkennbar. Tolouidin blau x 20

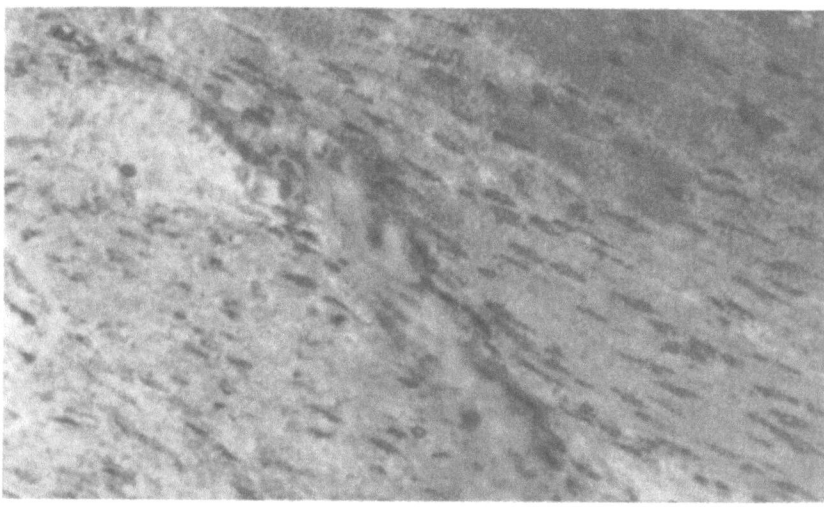

Abb. 98. Knieinnenband des Kaninchens der Gruppe F nach 10%iger Bandresektion und funktioneller Nachbehandlung. Schroffer Übergang von normalen Kollagenfaserbündeln (*rechts*) in zellreiches ungerichtetes Narbengewebe (*links*) schräg zur Bandmitte verlaufend. Tolouidin blau × 20

In allen operativen Gruppen (B, D, G) waren bei lichtmikroskopischer Untersuchungstechnik keine wesentlichen Strukturunterbrechungen erkennbar. Die kollagenen Fasern zeigten einen ununterbrochenen typischen welligen Verlauf (Beispiel der Gruppe B, Abb. 95), der sich von normalem Bandgewebe eines gesunden Bandes nicht wesentlich unterscheidet (Abb. 96).

In den konservativen Gruppen A und C fanden sich nur eindeutige Unterschiede zu den resezierten Gruppen E und F. Während beispielsweise in der Gruppe A (Abb. 97) nur geringe Anteile eines nicht gerichteten Narbengewebes gesehen werden konnte, zeigten die teilresezierten Bänder (Abb. 98) der Gruppen E und F große Areale untergeordneter Zellen entsprechend einer frühen Vernarbung mit abruptem Übergang im ehemaligen Resektionsrand zu normal, wellig verlaufenden Kollagenfasern.

6.4. Diskussion

a) Zur Problematik der periostalen Bandausrisse: Während andere Untersucher (Smith 1954, Tipton et al. 1967; Laros et al. 1971; Crowninshield und Pope 1976; Noyes et al. 1977; Blömer 1978; El-Saman et al. 1978; Kappakas et al. 1978) trotz beobachteter ossär/ periostaler Bandausrisse unter maximaler uniaxialer Knochen-Band-Knochen-Zugbelastung qualitative und quantitative Aussagen zur biomechanischen Bandheilung treffen konnten, erschien bei eigener Untersuchung mit der Zwick-Zugprüfmaschine eine zuverlässige Interpretation nicht möglich. Da bei 12 von 24 experimentell vorbehandelten Knochen-Band-Knochen-Präparaten und bei 23 von 24 Kontroll-Präparaten periostale tibiale Bandabrisse auftraten, war insbesondere im Rechts-/Links-Vergleich eine Beurteilung zur biomechanisch-relevanten Bandheilung nicht möglich. Es darf angenommen werden, daß durch die Vorbehandlung — wie besonders von Laros (1971) beobachtet — resorptive Veränderungen an der Fibro-Cartilago des Bandansatzes dieses Bandsegment zum schwächsten Glied der Kette werden lassen, sofern nicht andere Areale des Bandes durch das experimentelle Vorgehen geschwächt werden.

Da besonders an intakten Kontroll-Präparaten (23 von 24) periostale tibiale Bandausrisse auftraten, die nicht auf das Alter der Tiere (Frank et al. 1983) oder die Reißgeschwindigkeit (Crowninshield und Pope 1975) zurückgeführt werden konnten, da einerseits ausgewachsene Tiere (9—12 Monate) und andererseits vergleichbare Reißgeschwindigkeiten (Zwick-Zug-Gerät. 100 mm/min und 1 mm/sec beim Gelenk-Band-Streß-Gerät) verwendet wurden, erscheint der Nachteil dieser Prüfmethode in der uniaxialen Zugbelastung des Zwick-Zug-Gerätes selbst zu liegen. Um aber nicht periostale Bandausrisse vor Bandnarbenrupturen zu provozieren und um vielmehr direkte Aussagen zur gelenkstabilisierenden Funktion des verheilten Bandes treffen zu können, wurde ein neues Testverfahren entwickelt, das bei vergleichbar physiologischer Valgus-Streß-Belastung des Kniegelenkes an intakten Kontroll-Präparaten nur in 12 von 24 Fällen zum periostalen Ausriß führte.

b) Vorteile des entwickelten dynamischen Gelenk-Band-Streß-Gerätes: Während mit dem Röntgen-Streß-Gerät (im Vorversuch) nur Moment-Aufnahmen der gelenkstabilisierenden Bandfunktion möglich sind, können mit dem dynamischen Gelenk-Band-Streß-Gerät 4 Parameter gleichzeitig erfaßt werden, die Aussagen über die direkte gelenkstabilisierende Funktion des Bandes erlauben:
1. Die *initiale Laxität,* die bei geringen Streß-Belastungen von Bedeutung ist.
2. Die *Reißfestigkeit* des Bandes als Ausdruck für die absolute Bandbelastbarkeit.
3. Die *Bandsteifigkeit als Maß für die Elastizität des Bandes.*
4. *Die Gelenkstabilität als Quotient:* Zugbelastung/Gelenkaufklappwinkel, wodurch die direkte gelenkstabilisierende Funktion des Bandes charakterisiert ist.

Der Vorteil dieses Testgerätes liegt vor allem darin, daß zu jedem Zeitpunkt der Streß-Belastung — auch bei vorzeitigem periostalem/ossärem Bandriß oder bei Femurfraktur — bis zu diesem Moment eine Aussage darüber möglich ist, welche Gelenkstabilität das Band bewirkt. Durch Evaluation des Winkels β (totale Gelenkstabilität) kann vor submaximaler Bandbelastung bereits eine Aussage über die gelenkstabilisierende Funktion des Bandes getroffen werden, insbesondere auch über die initiale Bandlaxität. Während mit dem Zwick-Zug-Gerät eine mögliche narbenbedingte Elongation des Bandes durch die nicht sicher kontrollierbare Einspanntechnik unauffällig bleiben kann, sich allenfalls im 1. Abschnitt des Dehnungs-Längenänderungs-Diagrammes als Faserausrichtung interpretieren läßt, wird sie im Gelenk-Band-Streß-Gerät sicher erfaßt. Die Erfassung dieser bandheilungsbedingten Meßgröße erscheint neben der totalen gelenkstabilisierenden Funktion von klinischem Interesse, da in der klinisch-operativen Bandchirurgie nicht nur die Frage interessiert, bei welcher Belastung ein wiederhergestelltes Band zerreißt, sondern welche Gelenkstabilität bei geringer Belastung zu erwarten ist.

c) Fehlermöglichkeiten der eigenen Meßmethodik: Grundvoraussetzung für eine exakte Messung ist die absolut korrekte Einspannung des Knochen-Band-Knochen-Präparates, insbesondere die Zentrierung der Gelenkhöhe auf Stempelmitte. Bei nicht zentrischer Einspannung kann es sonst zur ungleichmäßigen Umverteilung der Schubkräfte auf Femur und Tibia, respektive auf das zu prüfende Band mit nicht symmetrischer Aufklappung des Gelenkes kommen. Alle anderen systematischen Meßfehler, wie z. B. die anfallenden Reibungskräfte oder Zug-Spannungskräfte, die durch die nur um ihre eigene Rotationsachse beweglichen Klemmbacken hervorgerufen werden, dürfen vernachlässigt werden, da immer nur die Differenz des biomechanischen Verhaltens des rechten (experimentellen) gegenüber dem linken (intakten) Band geprüft werden sollte.

d) Zur statistischen Signifikanz: Da es bei der statistischen Untersuchung nach Nemenyi (1963) nur zu signifikanten Differenzen von mindestens 3 biomechanischen Parametern (Gesamtstabilität, Bandsteifigkeit, initiale Laxität oder Reißfestigkeit) der operativen Gruppen B und G gegenüber den teilresezierten Gruppen E und F kam, ist der biomechanisch wirksame Vorteil der operativen Behandlung gegenüber konservativer Therapie im wesentlichen darin zu sehen, daß durch den operativen Eingriff Banddiastasen beseitigt werden. Liegen die Bandstümpfe ideal beieinander — wie bei einfacher Banddurchtrennung (A = Section + Immobilisation, C = Section + frühfunktionelle Nachbehandlung) kommt es auch ohne Naht zur biomechanisch-suffizienten Bandheilung.

Da sich für die 3. operative Gruppe D (Bandnaht + funktionelle Behandlung) nur signifikante Unterschiede ($p < 0,05$) hinsichtlich der Reißfestigkeit gegenüber E und F ergaben, scheint die funktionelle Behandlung nach Bandnaht wie in der Gruppe G einen entscheidenden Einfluß auf die Reißfestigkeit auszuüben. Diese Beobachtung dürfte auf den von Hiss bereits 1865 beschriebenen funktionellen Reiz für die Bandheilung zurückgehen, daß überall dort, wo fibrilläres Gewebe unter dem Einfluß eines Zuges in einer bestimmten Richtung stehe, sich ein fibröses Band bzw. eine Sehne bildet, deren Faserverlauf der Zugrichtung entspräche.

Da die Gruppen A und C (A = Section + Immobilisation, C = Section + funktionelle Behandlung) als Modelle für eine einfache Bandruptur ohne Diastase mit anschließender konservativer Behandlung nur der Gruppe F als Modellruptur mit Diastase und anschließender funktioneller Behandlung allein hinsichtlich der Bandsteifigkeit signifikant ($p < 0,05$) überlegen sind und nicht beispielsweise auch der Gruppe E (Resektion + Immobilisation), könnte darauf zurückgeführt werden, daß die Ruhigstellung zur Transformation eines Narbengewebes führt, das sich nur hinsichtlich der Bandsteifigkeit wie gesundes Kollagengewebe verhält.

Wenn man die relativ großen Standardabweichungen außer Acht ließe und damit auf signifikante Ergebnisse verzichtete, wären bei einfacher Betrachtung der Mittelwerte (Abb. 94) folgende *Tendenzen* erkennbar:
1. Bei Bandnaht und Immobilisation (Gruppe B) resultiert eine maximale Gelenksteifigkeit (geringste initiale Laxität, größte Gesamtgelenkstabilität, höchste Bandsteifigkeit) mit anfälliger Reißfestigkeit des Bandes (63,44%)
2. Bei Bandnaht und funktioneller Nachbehandlung (Gruppe D) ist das Gelenk insgesamt hinsichtlich initialer Bandlaxität, Gesamtstabilität und Bandsteifigkeit mäßig instabiler (vermutlich aufgrund der fehlenden Ruhigstellung) als in der Gruppe B (Bandnaht + Ruhigstellung), zeigt aber (offensichtlich aufgrund der funktionellen Nachbehandlung) den zweithöchsten Wert hinsichtlich der Reißfestiggkeit.
3. Da das Modell G (Bandnaht, passagere Immobilisation (10 Tage) und frühfunktionelle Nachbehandlung) bezogen auf alle 4 geprüften biomechanischen Parameter insgesamt den Werten des physiologischen Kontrollbandes (100% bzw. $F_1 = 1$) am nächsten kommt, erscheinen folgende Kriterien für ein optimales Behandlungskonzept wichtig zu sein:

1. Die Adaptation der Bandenden zur Vermeidung von Diastasen.
2. Die protektive passagere Immobilisation von 10 Tagen.
3. Der frühfunktionelle Reiz (nach 10tägiger Heilungsphase).

Übereinstimmung mit der Literatur findet sich in der Beobachtung einer höheren Bandreißfestigkeit bei funktioneller Nachbehandlung (Adams 1966; Tipton et al. 1967; Zuckermann 1969; Tipton et al. 1971a; Tipton et al. 1971b; Tipton et al. 1975; Noyes et al. 1977).

Keine Übereinstimmung zeigte sich in der Feststellung, daß nicht-genähte Bänder nicht schwächer sein müssen als operativ-adaptierte (Jack 1950; Clayton und Weir 1959; O'Donoghue et al. 1971).

Neu erscheint die Tatsache, daß nur die verbleibende Diastase der Bandstümpfe (mindestens 10% der Gesamtlänge) und nicht die einfache Ruptur (minimale Diastase) unter konservativer Behandlung zu biomechanisch insuffizienter Defektheilung führt.

6.5 Klinische Schlußfolgerungen

Die experimentellen Untersuchungen mit biomechanischer Prüfung der direkt gelenkstabilisierenden Funktion eines different lädierten Bandes mittels dynamischer Gelenk-Band-Streß-Testung lassen am Modell des Knieinnenbandes vom Kaninchen folgende statistisch gesicherten Schlußfolgerungen zu:

1. Banddefekte (Diastasen) von 10% der gesamten Bandlänge führen sowohl bei konservativ-immobilisierender als auch bei konservativ-funktioneller Behandlung zu absolut schlechteren Ergebnissen hinsichtlich initialer Bandlaxität, Bandsteifigkeit, Reißfestigkeit und Gesamtgelenkstabilität gegenüber operativ-adaptierender Bandnaht mit anschließender postoperativer kurz- oder langfristiger Immobilisation.
2. Banddefekte (Diastasen) von 10% der gesamten Bandlänge heilen unter immobilisierender konservativer Therapie lediglich hinsichtlich der Bandsteifigkeit etwas günstiger als bei funktioneller Behandlung.
3. Einfache Rupturen ohne Diastasen (Banddurchtrennung) können unter konservativer Behandlung (immobilisierend oder funktionell) biomechanisch stabil verheilen.
4. Die Bandnaht bewirkt im Wesentlichen nur die Vermeidung von größeren Diastasen.
5. Die Bandnaht ohne protektive Immobilisation zur Bandheilung bedingt lediglich bessere Konditionen für die Reißfestigkeit eines Bandes gegenüber mit Defekt heilenden Bändern, so daß eine minimale immobilisierende protektive Bandheilungsphase von 10 Tagen gefordert werden muß.
6. Die Bandnaht mit anschließender 6wöchiger Immobilisation führt zur geringsten initialen Bandlaxität, zur überdurchschnittlichen Gelenkstabilität und Bandsteifigkeit, aber zur unzureichenden Reißfestigkeit des Bandes (63,4%). Daher erscheint bei diesem Behandlungskonzept das frisch verheilte Band unmittelbar nach Beendigung der Immobilisation besonders rupturgefährdet.
7. Die Bandnaht mit protektiver passagerer Immobilisation von 10 Tagen und anschließender funktioneller Nachbehandlung läßt nach 6 Wochen Bandheilungsphase ein biomechanisch annähernd normales Band erkennen. Die Zerreißfestigkeit eines in dieser Art behandelten Bandes liegt im Mittel sogar geringfügig über dem Normalwert. Auf die Klinik übertragen könnte dieses Behandlungskonzept unter der Prämisse, daß primär eine Diastase von mindestens 10% der Bandlänge vorliegt, als optimales Vorgehen in der Behandlung eines rupturierten Collateralbandes angesehen werden.

7 Zusammenfassung

Im klinisch-experimentellen I. Teil der vorliegenden Arbeit wurden folgende wesentliche Feststellungen getroffen:

1. Das *Ligamentum fibulotalare anterius* ist das substantiell schwächste und funktionell bedeutendste Band des oberen Sprunggelenkes zur Vermeidung einer antero-lateralen Rotationsinstabilität. Es verhindert maßgeblich in allen Fußpositionen den Talusvorschub (61,5–64,7%), die Taluskippung in Spitzfußstellung (45,3%). Bei frischer fibularer Bandruptur ist es in 99% der Fälle betroffen. In 3 von 4 Fällen ist es intraligamentär, in 89% der Fälle mit einer Diastase von mehr als 5 mm (> 10% der Gesamtbandlänge) zerissen.

2. Das *Ligamentum fibulocalcaneare* sichert vornehmlich die funktionelle Einheit von oberem und unterem Sprunggelenk aufgrund seiner anatomischen Position. In Rechtwinkelstellung des Fußes ist es der primäre Stabilisator zur Vermeidung der Taluskippung (43,9%). Es ist in 73,3% der Fälle bei frischer Ruptur mitzerrissen, davon in 8,9% calcanear periostal disloziert, wodurch bei konservativer Therapie eine chronische kombinierte Instabilität des OSG und USG induziert werden kann.

3. Das *Ligamentum fibulotalare posterius* ist das substantiell kräftigste Band, das aber nur zu ca. 1/5 Talusvorschub und -kippung verhindert und wie ein Reserveband Talus und Fibula quer verklammernd vor definitiver Luxatio pedis cum talo schützt.
   Eine postero-laterale Instabilität ist nach Durchtrennung dieses Bandes nicht nachweisbar. Es ist extrem selten (2,3%) komplett rupturiert, in chronischen Fällen allenfalls elongiert (3,2%).

4. Das *Ligamentum deltoideum* verhindert eine antero-mediale Rotationsschublade analog zum fibularen Bandkomplex. Eine postero-mediale Instabilität ist nach Durchtrennung dieses Bandes nicht feststellbar. Frische Rupturen sind arthrographisch erfaßbar. Eine chronische antero-mediale Rotationsinstabilität ist nach konservativer Therapie dieser Ruptur klinisch nicht beobachtbar.

5. Das *Ligamentum talocalcaneare interosseum* ist der primär Stabilisator des Subtalargelenkes. Bei kombinierter Instabilität des OSG und USG oder isolierter subtalarer Instabilität kann es operativ aufgrund der kaum zugänglichen anatomischen Position nur indirekt bandplastisch ersetzt werden.

6. Als physiologische obere *Normwerte* für Taluskippung und -vorschub des OSG bei Varusstreß gelten: Taluskippung bis 7°, Talusvorschub bis 7 mm.

7. Als *Normwerte* für die talocalcaneare Kippung und Medialisierung des Calcaneus gegenüber dem Talus bei Varusstreß des hinteren USG gelten: 5° bzw. 5 mm.

8. Spezielle Röntgen-Streß-Aufnahmen des OSG, hinteren und vorderen USG lassen isolierte oder kombinierte Instabilitätsformen voneinander abgrenzen.

9. Falsch-negative (bis zu 20%) Röntgen-Streß-Aufnahmen bei Prüfung der Taluskippung sind auf eine mangelnde Anästhesie bei frischer fibularer Bandruptur zurückzuführen, die durch N. peroneus communis-Blockade sicher vermeidbar sind.

10. Bei fibularer Bandruptur (n = 1307) sind 93,9% der Patienten jünger als 40 Jahre; übe 50% sportlich aktiv. Die häufigste Begleitverletzung Erwachsener ist die „talar dome fracture" in 2,4% der Fälle, bei Kindern die Epiphysiolysis oder der Innenknöchelbruch.

11. Bei chronischer Instabilität des OSG bestehen arthrotische Veränderungen Grad I–II nach Bargon in 38% der Fälle.

12. 5-Jahres-Spätergebnisse (n = 196) nach primär fibularer Bandnaht führen in 91,3% zu sehr guten und guten funktionellen Resultaten, die Instabilitätsrate liegt bei 3%.

13. 5-Jahres-Spätergebnisse (n = 60) nach konservativ-immobilisierender Gipsbehandlung (6 Wochen) weisen in 60,2% der Fälle sehr gute und gute Erfolge auf, die Instabilitätsrate beträgt 15%.

14. Vergleichende 5-Jahres-Spätergebnisse (n = 149) nach direkter Bandrekonstruktion, Periost-Lappenplastik oder Tenodese in der Behandlung einer chronischen OSG-Instabilität erlauben die Empfehlung eines abgestuften operativen Vorgehens: I. Wahl: Direkte Bandrekonstruktion. II. Wahl: Doppelte Periost-Lappenplastik bei Insuffizienz nur eines nicht direkt rekonstruierbaren Bandes. III. Wahl: Tenodese bei gravierender Instabilität, langjähriger Anamnese und 2 nicht direkt-rekonstruierbaren Bändern.

Im tierexperimentellen II. Teil der vorliegenden Untersuchung konnten am Modell des Knieinnenbandes vom Kaninchen folgende klinisch relevanten Daten zur biomechanischen Bandheilung erhoben werden:

15. Am Modell einer einfachen Bandruptur ohne zusätzliche Diastase führen sowohl konservative Behandlungsformen (Immobilisation oder funktionelle Therapie) zu statistisch nicht signifikant schlechteren Ergebnissen als nach adaptierender Bandnaht.

16. Am Modell einer Bandruptur mit zusätzlicher Diastase (10%iger Resektion der Gesamtbandlänge) sind konservative Maßnahmen signifikant schlechter als operatives Vorgehen. Nicht die direkte Adaptation der Bandenden, sondern die Beseitigung größerer Diastasen ist für die biomechanisch suffiziente Bandheilung entscheidend.

17. Am Modell der Bandnaht ohne anschließende protektive Immobilisation ergeben sich lediglich signifikant besseren Konditionen für die Reißfestigkeit des Bandes, so daß eine initial immobilisierende, protektive Bandheilungsphase gefordert werden muß.

18. Am Modell der Bandnaht mit anschließender 6wöchiger Immobilisation werden initiale Bandlaxität, Bandsteifigkeit und Gesamtstabilität günstig beeinflußt, nicht aber die Reißfestigkeit des Bandes, so daß auch in klinischen Fällen ein verheiltes Band unmittelbar nach Freigabe des immobilisierten Gelenkes besonders rupturgefährdet erscheint.

19. Am Modell der Bandnaht mit passagerer Immobilisation für 10 Tage und anschließender funktioneller Behandlung kommen alle biomechanischen Parameter nach Bandheilung denen eines physiologischen Bandes am nächsten, so daß diese Therapieform als günstigste der gewählten Modelle angesehen werden muß.

20. Beim Vergleich der klinischen Nachuntersuchungsergebnisse mit den experimentell erhobenen Befunden sprechen die klinischen Erfahrungen für eine Operationsindikation bei fibularer Bandruptur, die experimentellen Erkenntnisse lassen signifikant bessere Resultate nur bei nachgewiesenem Banddefekt erkennen. Bei nur bedingter Übertragbarkeit der tierexperimentellen Befunde auf die Klinik, erscheint ein primär konservativ abwartendes Behandlungskonzept mit evtl. Früh-Rekonstruktion konservativer Versager als rechtfertigbar.

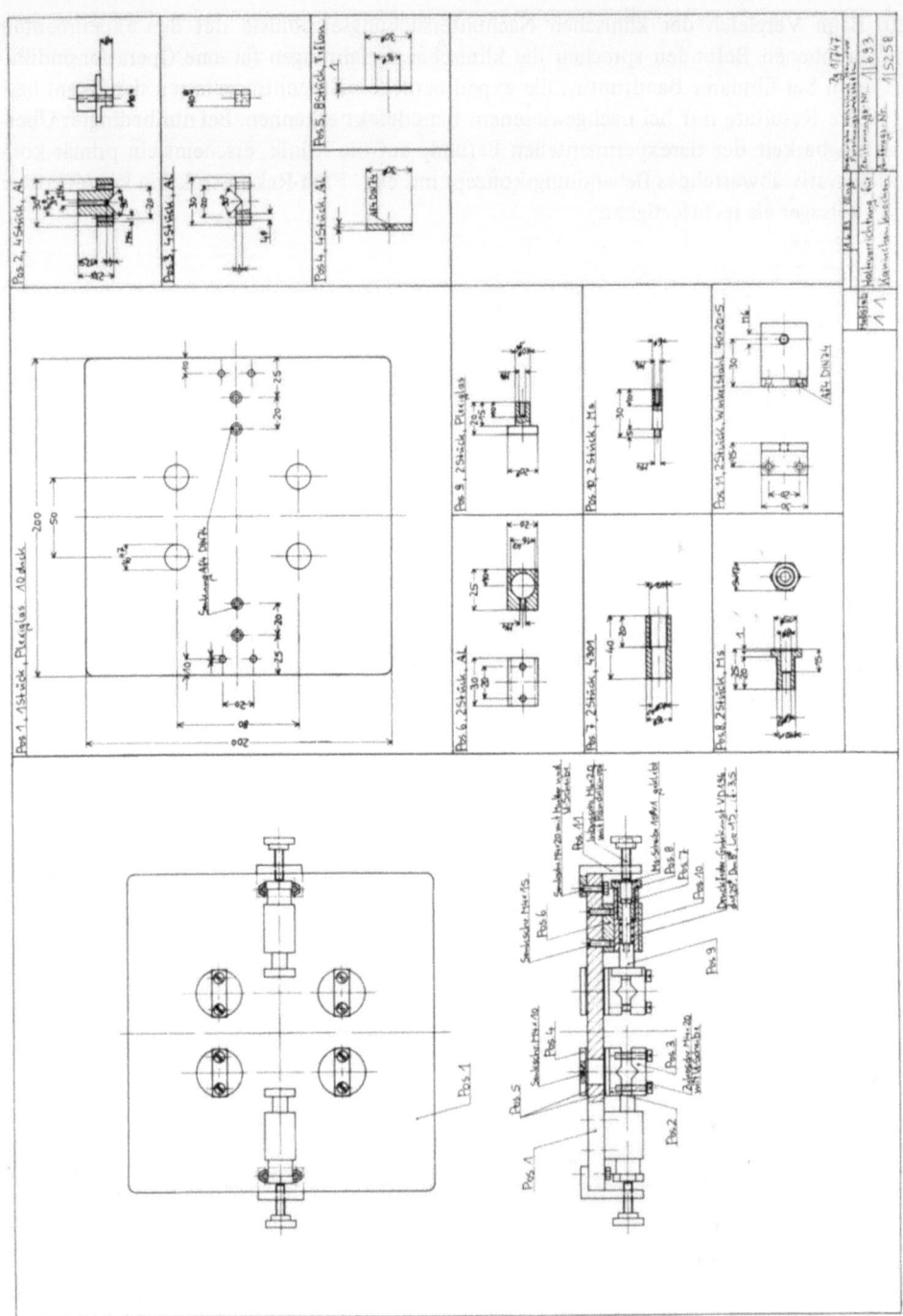

Abb. 99. Konstruktionsplan des Röntgen-Streß-Gerätes

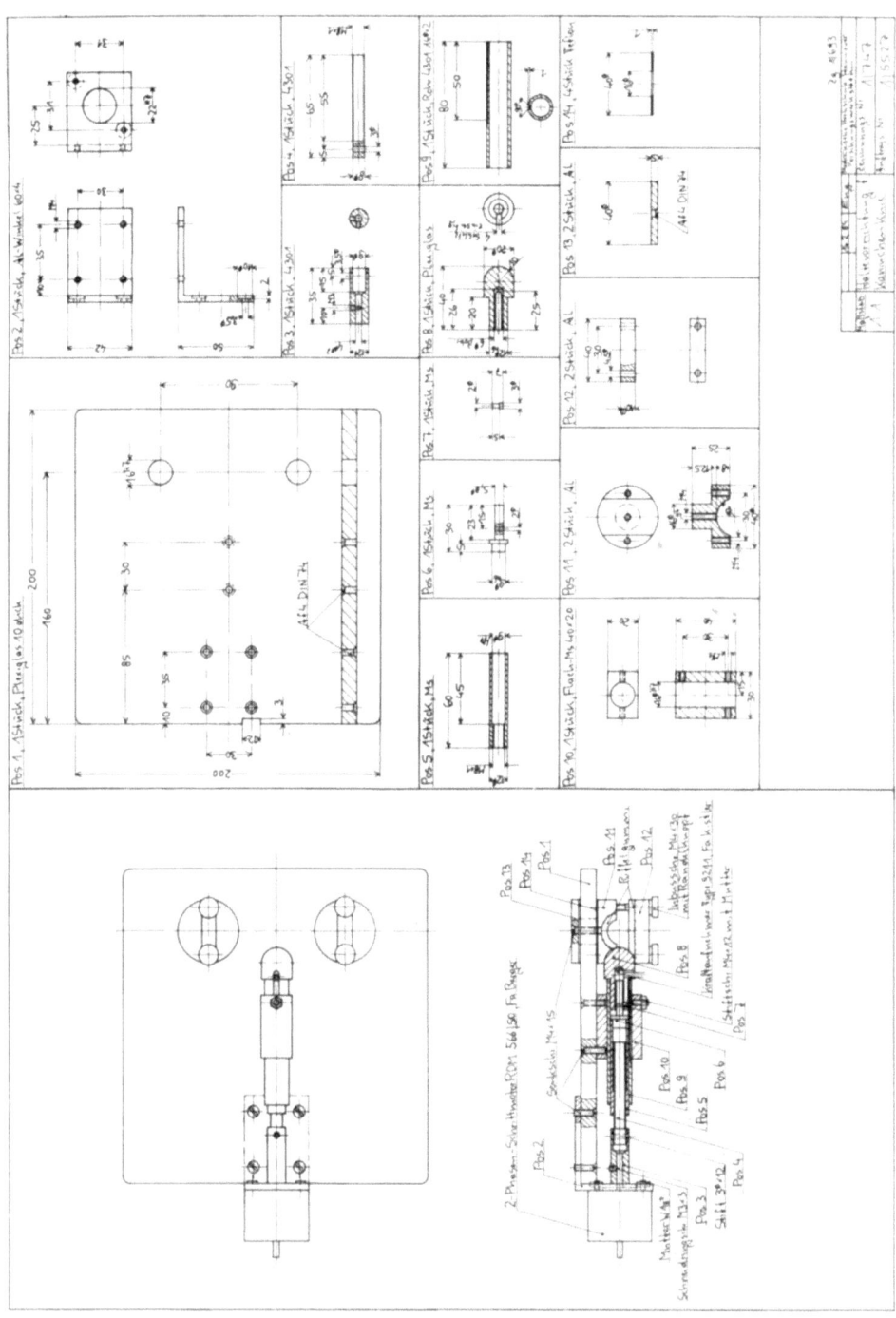

Abb. 100. Konstruktionsplan des Dynamischen-Gelenk-Band-Streß-Gerätes

Literatur

1. Adams A (1966) Effect of excercise upon ligament strength. Res Quart 37:163
2. Allgöwer M (1978) Zit nach Heim (1978)
3. Anderson KJ, LeCocq JF, LeCocq EA (1952) Recurrent anterior subluxation of the ankle joint. A report of two cases and an experimental study. J Bone Joint Surg 34A:853
4. Anderson KJ, Lecocq JF (1954) Operative treatment of injury to the fibular collateral ligament of the ankle. J Bone Joint Surg 36A:825
5. Anderson KJ, Lecocq JF, Clayton ML (1962) Athletic injury of the fibular collateral ligament of the ankle. Clin Orthop 23:146
6. Anderson LD (1971) Fractures. In: Campell's operative orthopaedics. C V Mosby, St Louis
7. Arnold K, Brückner R (1963) Diagnostik und Therapie der Bandverletzungen des Sprunggelenkes. Zbl Chir 29:1152
8. Aufranc OE (1958) Ankle injuries. In: Cave EF (ed) Fractures and other injuries. The Year Book Medical Publishers, Chicago, p 571
9. Bargon G (1978) Röntgenmorphologische Gradeinteilung der post-traumatischen Arthrose im oberen Sprunggelenk. In: Hefte Unfallheilkd, Heft 133. Springer, Berlin Heidelberg New York, S 28
10. Barnett Ch, Napier JR (1952) The axis of rotation at the ankle joint in man. Its influence upon the form of the talus and the mobility of the fibula. J Anat 86:1
11. Baumgartner R, Müller W (1981) Die konservative Therapie der fibularen Bandläsionen. Z Unfallmed Berufskr 74:161
12. Becher R, Haage H, May E (1970) Diagnostik und Veränderungen des Bandkapselapparates am Sprunggelenk. Chir Praxis 14:199
13. Beck E, Frick H (1979) Die Diagnostik der Bandverletzungen des oberen Sprunggelenkes. Unfallchirurgie 5:180
14. Benninghoff A, Goerttler K (1968) Lehrbuch der Anatomie des Menschen, I. Band, 10. Aufl. Urban & Schwarzenberg, München Berlin Wien
15. Berndt AL, Harty M (1959) Transchondral fractures of the talus. J Bone Joint Surg 41A:988
16. Berridge FR, Bonnin JG (1944) The radiographic examination of the ankle joint including arthrography. Surg Gynec Obstet 79:383
17. Bezes H, Banon F (1975) Lésions tibio-péronière inférieures. Rev Chir Orthop 61, Suppl. II:177
18. Blanchet A (1975) La réfection capsulo-ligamentaire dans le instabilités chroniques de la tibio-tarsienne. Rev Chir Orthop 61, Suppl. II:175
19. Blömer J (1978) Experimentelle Untersuchungen am medialen Seitenband des Kniegelenkes der Ratte bei verschiedenen Fixations- und Verspannungstechniken. Habilitationsschrift, Medizinische Hochschule Hannover
20. Böhler L (1957) Die Technik der Knochenbruchbehandlung, Band II/2, 10–13. Aufl. Maudrich, Wien Bonn Bern
21. Bonnin JG (1944) The hypermobile ankle. Proc R Soc Med 37:282
22. Bonnin JG (1950) Injuries to the ankle. Hafner Publishing Co, Darien, Conn 1970, Facsimile of the 1950 edition
23. Bonnin JG (1965) Injuries to the ligaments of the ankle. J Bone Joint Surg 47B:609
23a. Bosien WR, Staples SH, Russel STW (1959) Residual disability following acute ankle sprains. J Bone Joint Surg 37A:1237
24. Brantigan JW, Pedegona LR, Lippert FG (1977) Instability of the subtalar joint. J Bone Joint Surg 59A:321

25. Broesike G (1902) Anatomischer Atlas des gesamten menschlichen Körpers, Band I, Abteilung II, 221. Fischer's Medicinische Buchhandlung, H. Kornfeld, Berlin
26. Bromfeild W (1773) Chirurgical observations and cases, vol. 2, 87. Ed by William Bromfeild. Cadell, London
27. Brooks SC, Potter BT, Rainey JB (1981) Treatment of the partial tears of the lateral ligament of the ankle: a prospective trial. Brit Med J 282:606
28. Broström L (1964) Sprained ankles. I. Anatomic lesions in recent sprains. Acta Chir Scand 128:483
29. Broström L, Liljedahl SO, Lindvall N (1965) Sprained ankles. II. Arthrographic diagnosis of recent ligament ruptures. Acta Chir Scand 129:485
30. Broström L (1965) Sprained ankles. III. Clinical observations in recent ligament ruptures. Acta Chir Scand 130:560
31. Broström L, Sundelin P (1966) Sprained ankles. IV. Histologic changes in recent and „chronic" ligament ruptures. Acta Chir Scand 132:248
32. Broström L (1966a) Sprained ankles. V. Treatment and prognosis in recent ligament ruptures. Acta Chir Scand 132:537
33. Broström L (1966b) Sprained ankles. VI. Surgical treatment of „chronic" ligament ruptures. Acta Chir Scand 132:551
34. Burri C, Neugebauer R (1981) Technik des alloplastischen Bandersatzes mit Kohlefasern. Unfallchirurgie 7:289
35. Burri C, Neugebauer R (1983) Chronische Instabilität am OSG. Unfallheilkunde 86:285
36. Bühlmann H (1981) Bandersatzplastik am oberen Sprunggelenk. Helv Chir Acta 48:717
37. Caro D, Howells JB, Craft IL, Shaw PC (1964) The diagnosis and treatment of injuries of the lateral ligaments of the ankle joint. Lancet II:720
38. Cangialosi CHP (1981) Ruptured anterior talofibular ligament. A simplified procedure for late repair. J Foot Surg 20:224
39. Castaing J, LeChevallier PL, Meunier M (1981) Entorse á répétition ou subluxation récidivante de la tibio-tarsienne. Une technique simple de ligamentoplastie externe. Rev Chir Orthop 47:598
40. Castaing J, Delplace J (1972) Entorses de la cheville. Interêt de l'étude de la stabilité dans le plan sagittal pour le diagnostic de gravité. Rev Chir Orthop 58:51
41. Castaing J, Delplace J, Dien F (1975) Instabilités chronique externes de la cheville. Rev Chir Orthop 61, Suppl. II:167
42. Cedell CA (1975) Ankle lesions. Acta Orthop Scand 45:425
43. Cetti R (1982) Conservative treatment of injury to the fibular ligaments of the ankle. Brit J Sports Med 16:47
44. Charnley J (1950) Sprains and dislocations. Practitioner 164:314
45. Chlumsky V (1928) Über wackelnde Fußgelenke. Arch Orthop 26:374
46. Chrisman OD, Snook GA (1969) Reconstruction of lateral ligament tears of the ankle. J Bone Joint Surg 51A:904
47. Clayton ML, Weir GJ (1959) Experimental investigations of ligamentous healing. Am J Surg 98:373
48. Close JR (1956) Some applications of the funktional anatomy of the ankle joint. J Bone Joint Surg 38A:761
49. Cosentino R (1956) Lésions ligamentaires de l'articulation tibio-tarsienne. Rev Chir Orthop 42:211
50. Cotta H (1982) Zit nach Sükösd (1982)
51. Cox JS, Hewes THF (1979) „Normal" talar tilt ankle. Clin Orthop 140:37
52. Cox JS (1984) Surgical treatment of ankle sprains. In: Orthopaedic Transactions, published by J Bone Joint Surg, vol 8, Nr. 1:66
53. Crowninshield RD, Pope HM (1976) The strength and failure characteristics of rat medial collateral ligaments. J Trauma 16:99
54. Dehne E (1933) Die Klinik der frischen und habituellen Adduktionssupinationsdistorsion des Fußes. Dtsch Z Chir 242:40

55. Delplace J, Castaing J (1975) Place de la rééducation proprioceptive dans les instabilités musculo-ligamentaires de la cheville. A propos de 40 premiers cas (méthode Freeman). Annales Méd Phys, Tomé 8, No. 4:605
56. Delplace J, Floucaud D, Castaing J (1975) Traitment non sanglant des entorses de la cheville. Rev Chir Orthop 62:146
57. Dyerle WM (1973) Long-term follow-up of fractures of the os calcis: Diagnostic peroneal synoviogram. Orthop Clin North Amer 4:213
58. Dietschi C, Zollinger H (1973) Beitrag zur Diagnostik der lateralen Bandverletzungen des oberen Sprunggelenkes. Z Orthop. 111:724
59. Dihlmann W (1982) Computertomographie des Talo-Crural-Gelenkes. Chirurg 53:123
60. Draenert K, Müller ME (1980) Morphologie und Klinik des fibularen Bandapparates am oberen Sprunggelenk. Anat Anz 147:188
61. Draenert K (1984) Neue Beobachtung zur Anatomie und Funktion des oberen Sprunggelenkes. In: Hackenbroch MM, Refior HJ, Jäger M, Plitz W (Hrsg) Funktionelle Anatomie und Pathomechanik des Sprunggelenkes. Thieme, Stuttgart New York, S 5
62. Drez D Jr, Guhl JF, Gollehon DL (1981) Ankle arthroscopy: Technique and indications. Foot & Ankle 2:138
63. Drez D Jr, Young JC, Waldmann D, Shackleton R, Parker W (1982) Nonoperative treatment of double lateral ligament tears of the ankle. Am J Sports Med 10:197
64. Duquennoy A, Lisélélé O, Torabi DJ (1975) Résultates du traitement chirurgical de la rupture du ligament latéral externe de la cheville. Rev Chir Orthop 61, Suppl II:159
65. Duquennoy A, Letendard J, Loock PH (1980) Remise en tension ligamentaire externe dans les instabilités chroniques de la cheville. Rev Chir Orthop 66:311
66. Dustmann HO, Puhl W, Schulitz KP (1971) Knorpelveränderungen bei Hämarthros unter Berücksichtigugn der Ruhigstellung. Arch Orthop Unfallchir 71:148
67. Dziob JH (1956) Ligamentous injuries about the ankle joint. Am J Surg 91:692
68. Eichelberger RP, Lichtenstein P, Brogdon BG (1982) Peroneal tenography. JAMA 247:2587
69. El-Saman M, Hutzschenreuter P, Claes L (1978) Zugfestigkeiten und histologische Heilverläufe partiell durchtrennter Knieseitenbänder nach oder ohne Gipsruhigstellung. Langenbecks Arch Chir Suppl Chir 45:267
70. Elmslie RC (1934) Recurrent subluxation of the ankle joint. Ann Surg 100:364
71. Erdweg W, Kleinfeld F, Rückert G (1983) Versuche unter standardisierten Bedingungen am oberen Sprunggelenk von Verstorbenen. In: Rahmanzadeh R, Faensen M (Hrsg) Bandverletzungen am Schulter-, Knie- und Sprunggelenk. Schnetzor, Konstanz, S 202
72. Erikson E (1981) Diskussionsbemerkung: International course on treatment of ski injuries. Bormio, Italien, 5.–7. 6. 1981
73. Evans DL (1953) Recurrent instability of the ankle – a method of surgical treatment. Proc Roy Soc Med 46:343
74. Evans GA, Frenyo SD (1979) The stress-tenogram in the diagnosis of ruptures of the lateral ligament of the ankle. J Bone Joint Surg 61B:347
75. Evrard H (1962) Les lésions ligamentaires du cou-de-pied. Acta Orthop Belg 28:232
76. Faber A (1932) Kippstellung des Talus. Fortschr Röntgenstr 46:457
77. Fick R (1904) Handbuch der Anatomie und Mechanik der Gelenke. Erster Teil. Anatomie der Gelenke, G Fischer, Jena, S 402
78. Fick R (1911) Spezielle Gelenk- und Muskelmechanik. In: Bardeleben K (Hrsg) Handbuch der Anatomie und Mechanik der Gelenke, 2. Band, 3. Teil. Fischer, Jena, S 5
79. Francillon MR (1961) Myokinetische und operative Befunde bei der Distorsio pedis. Bandersatz durch Kutisriemen. Beih Z Orthop 94:391
80. Frank C, Woo SLY, Amiel D, Harwood F, Gomez M, Akeson W (1983) Medial collateral ligament healing. A multidisciplinary assessment in rabbits. Am J Sports Med 11:379

81. Franke D (1981) Ergebnisse von 300 Arthrographien des oberen und 210 des unteren Sprunggelenkes. Z Unfallmed Berufskr 74:65
82. Freeman MAR, Wyke BD (1964a) Articular contributions to limb muscle reflexes. J Physiol 171:21
83. Freeman MAR, Wyke BD (1964b) Articular contributions to limb muscle reflexes. J Physiol 171:96
84. Freeman MAR (1965a) Treatment of ruptures of the lateral ligament of the ankle. J Bone Joint Surg 47B:661
85. Freeman MAR (1965b) The etiology and prevention of functional instability of the foot. J Bone Joint Surg 47B:678
86. Freeman MAR (1965c) Instability of the foot after injuries to the lateral ligament of the ankle. J Bone Joint Surg 47B:669
87. Frick H (1979) Einfache Methode zur Anfertigung gehaltener Röntgenbilder. Chir Praxis 25:117
88. Frick H (1978) Zur Entstehung, Klinik, Diagnostik und Therapie der isolierten Verletzung der tibiofibularen Syndesmose. Unfallheilkunde 81:542
89. Frik H (1978) Zur Frage der Subluxierbarkeit des Talus nach vorne. Aktuel Traumatol 8.175
90. Frick H (1984) Verletzungsmechanismus der isolierten vorderen Syndesmosenruptur. In: Hackenbroch MM, Refior HJ, Jäger M, Plitz W (Hrsg) Funktionelle Anatomie und Pathomechanik des Sprunggelenkes. Thieme, Stuttgart New York, S 120
91. Friedebold G (1965) die ligamentären Verletzungen des Fußes. In: Hefte Unfallheilkd, Heft 81. Springer, Berlin Heidelberg New York, S 130
92. Fröhlich H, Gotzen L (1978) Ein Halteapparat für standardisierte gehaltene Aufnahmen des oberen Sprunggelenkes. Radiol Prax Heft 4:142
93. Fröhlich H, Gotzen L, Adam U (1980) Zur Wertigkeit der gehaltenen Aufnahmen des oberen Sprunggelenkes. Unfallheilkunde 83:457
94. Gallie WE (1913) Tendon-fixation – an operation for the prevention of deformity in infantile paralysis. Amer J Orthop Surg 11:151
95. Gianella FV, Huggler AH (1976) Muskelaktivierte dynamische Bandplastik bei chronischer fibularer Seitenbandinsuffizienz. Z Orthop 114:805
96. Gillepsie HS, Boucher P (1971) Watson-Jones repair of lateral instability of the ankle. J Bone Joint Surg 53A:920
97. Glencross D, Thornton E (1981) Position sense following joint injury. J sports Med Phys Fitness 21:23
98. Gördes W, Viernstein K Jr (1980) Traitement de l'instabilité tibio-tarsienne par ténodèse à l'aide du court péronier latéral. Int Orthop 3:293
99. Gould N, Seligson D, Gassmann J (1980) Early and late repair of lateral ligament of the ankle. Foot & Ankle 2:84
100. Graefe R (1955) Zur Behandlung der chronischen Distorsion des Knöchels. Zbl Chir 80:547
101. Gretenkord H, Hierholzer G, Ludolph E (1983) Anatomie und Funktion der Bandstrukturen am oberen Sprunggelenk. In: Rahmanzadeh R, Faensen M (Hrsg) Bandverletzungen am Schulter-, Knie- und Sprunggelenk. Schnetzor, Konstanz, S 189
102. Gschwend N (1958) Die fibularen Bandläsionen. Eine häufig verkannte Folge der Fußverletzungen. Praxis (Bern) 47:809
103. Gurlt E (1898) Geschichte der Chirurgie und ihre Ausübung. Nachdruck der Ausgabe Berlin 1898. Erster Band: 251/836. G Ohms, Hildesheim 1964
104. Güttner L (1941) Erkennung und Behandlung des Bänderrisses am äußeren Knöchel mit Teilverrenkung des Sprungbeines im Sinne der Supination (Subluxatio supinatoria pedis). Arch Orthop Unfallchir 41:287
105. Habekost HJ, Meeder PJ, Holz U (1978) Erfahrungen mit einer modifizierten Watson-Jones-Plastik bei fibularer Bandinstabilität am oberen Sprunggelenk. Hefte Unfallheilkd, Heft 133. Springer, Berlin Heidelberg New York, S 194
106. Hackenbruch W, Noessberger B (1976) Die Kapselbandläsion am Sprunggelenk. Therap Umschau 33:433

107. Hackenbruch W, Noessberger B, Debrunner HU (1979) Differential diagnosis of ruptures of the lateral ligaments of the ankle joint. Arch Orthop Traumatol 93:293
108. Hagen R (1951) Die Supinationssubluxation des Sprunggelenkes. Wien Klin Wschr 63:852
109. Haig H (1950) Repair of ligaments in recurrent subluxation of the ankle joint. J Bone Joint Surg 32B:751
110. Hambley E (1945) Recurrent dislocation of ankle due to rupture of external lateral ligament. Brit Med J I:413
111. Hansen H, Damholt V, Termansen NB (1979) Clinical and social status following injury to the lateral ligaments of the ankle. Acta Orthop Scand 50:699
112. Hansson CJ (1941) Arthrographic studies of the ankle joint. Acta Radiol 22:281
113. Harrington KD (1979) Degenerative arthritis of the ankle secondary to long-standing lateral ligament instability. J Bone Joint Surg 61A:354
114. Heim U, Näser M (1976) Die operative Behandlung der Pilon-tibial-Fraktur. Technik der Osteosynthese und Resultate bei 128 Patienten. Arch Orthop Unfallchir 86:341
115. Heim U (1978) Die Verletzungen des medialen Bandapparates am oberen Sprunggelenk und ihre Behandlung. Hefte Unfallheilkd, Heft 116. Springer, Berlin Heidelberg New York, S 125
116. Heller AJ, Vogler HW (1982) Ankle Joint. Arthroscopy. J Foot Surg 21:23
117. Hellpap W (1963) Das vernachlässigte untere Sprunggelenk. Die „Frakturlinie der Supination". Arch Orthop Unfallchir 55:289
118. Hempfling H (1982) Die endoskopische Untersuchung des oberen Sprunggelenkes. Klinikarzt 11:111
119. Hendrich V, Kuner EH, Weiling J (1982) Behandlungsergebnisse nach operativer Versorgung frischer Außenbandverletzungen am Sprunggelenk. Unfallchir 8:65
120. Henke JW (1863) Handbuch der Anatomie und Mechanik der Gelenke. C F Winter'sche Verlagsbuchhandlung, Leipzig
121. Henkemeyer U, Püschel R, Burri C (1975) Experimentelle Untersuchungen zur Biomechanik der Syndesmose. In: Langenbecks Arch, Suppl Chir Forum. Springer, Berlin Heidelberg New York, S 369
122. Henning CH, Lynch MA, Glick KR Jr (1984) Cast brace treatment of acute unstable lateral ankle sprains. In: Orthopaedic Transactions, published by the J Bone Joint Surg, vol 8, Nr 1:66
123. Herodot (490–430 v. Chr.) Historien. I. Band: 475 (Buch III) Feix J (Hrsg). Griechisch-Deutsch, 3. Aufl. Heimeran, 1980
124. Hicks JH (1953) The mechanics of the foot. I. The joints. J Anat 87:345
125. Hippokrates (um 460 v. Chr.) Zit nach Gurlt (1898)
126. Hiss (1865) Zit nach Fick (1904)
127. Hochstetter F (1927) Anatomischer Atlas (Toldt), I. Band, 13. Aufl. Urban & Schwarzenberg, Berlin Wien, S 243
128. Hönigschmied J (1877) Leichenexperimente über die Zerreißungen der Bänder im Sprunggelenk mit Rücksicht auf die Entstehung der indirekten Knöchelfrakturen. Deutsche Z Chir 8:239
129. Hohmann G (1951) Fuß und Bein, 5. Aufl. J F Bergmann, München, S 369
130. Holzach P, Strässle H, Pfeiffer K, Gächter A (1984) Die ambulante Operation frischer Außenbandverletzungen am Sprunggelenk. Unfallheilkunde 87:374
131. Huggler AH (1978) Die Peronaeus-brevis-Plastik als muskelaktivierte dynamische Bandplastik. In: Hefte Unfallheilkd, Heft 133. Springer, Berlin Heidelberg New York, S 158
132. Inman VT (1976) The joints of the ankle. Williams and Wilkins, Baltimore
133. Jack EA (1950) Experimental rupture of the medial collateral ligament of the knee. J Bone Joint Surg 32B:396
134. Jaeger M (1970) Homologe Bindegewebstransplantation. Aktuelle Orthopädie, Heft 2. Thieme, Stuttgart New York
135. Jaeger M, Wirth CJ (1978) Kapselbandläsionen. Thieme, Stuttgart

136. Jakob RP, Kipfer W, Ganz R (1981) Muß die frische Bandläsion am Außenknöchel chirurgisch behandelt werden? Helv Chir Acta 48:713
137. Jenkins HR, McKibbin B (1980) The role of flexible carbonfibre implants as tendon and ligament substitutes in clinical practice. J Bone Joint Surg 62B:497
138. Judet J (1975) Résultats du traitement chirurgical de la rupture du ligament latéral externe de la cheville. Rev Chir Orthop 61, Suppl. II:157
139. Kappakas GS, Brown TD, Goodman MA, Kikuike A, McMaster JH (1978) Delayed surgical repair of ruptures ligaments. A comparative biomechanical and histological study. Clin Orthop 135:281
140. Kapandji JA (1974) Physiologie articulaire. Fascicule II:140. 4iême éd. Libraine Maloine SA, Paris
141. Katzenstein (1927) Zit nach Faber (1932)
142. Kennedy JC, Hawkins RJ, Willis RB, Danlychuk KD (1976) Tension studies of human knee ligaments. J Bone Joint Surg 58A:350
143. Keyl W (1983) Wertigkeit von gehaltener Aufnahme, Arthrographie und Streßtenographie bei fibularen Kapsel-Bandläsionen des oberen Sprunggelenkes. In: Rahmanzadeh R, Faensen M (Hrsg) Bandverletzungen am Schulter-, Knie- und Sprunggelenk. Schnetzor, Konstanz, S 204
144. Kiaer S (1948) Bristning af fodleddets udvendige sideligamenter behandlet med tenodese. Ugeskr Laeg 110:373
145. Kievernagel G (1980) Experimentelle und klinische Untersuchungen zur Diagnostik und Therapie der frischen fibularen Kapselbandverletzungen am oberen Sprunggelenk. Inaugural Dissertation, Gießen
146. Klein SN, Oloff LM, Jacobs AM (1981) Functional and surgical anatomy of the lateral ankle. J Foot Surg 20:170
147. Köhler A, Zimmer EA (1982) Grenzen des Normalen und Anfänge des Pathologischen im Röntgenbild des Skelettes, 12. Aufl. Thieme, Stuttgart New York
148. Korkala O, Lauttamus L, Tanskanen P (1982) Lateral ligament injuries of the ankle results of primary surgical treatment. Ann Chir Gynecol 71:161
149. Korkala O, Rusamen M, Grönblad M (1984) Healing of experimental ligament rupture: Findings by scanning electron mikroscopy. Arch Orthop 102:179
150. Kuner EH (1978) Der gestielte Periostzügel als Möglichkeit des Außenbandersatzes. In: Hefte Unfallheilkd, Heft 133. Springer, Berlin Heidelberg New York, S 191
151. Kuny A, Simeon B, Nussberger P (1981) Resultate nach lateraler Bandplastik am oberen Sprunggelenk mit Fascia lata. Z Unfallmed Berufskr 74:81
152. Lange F (1923) Die Behandlung der Knochenbrüche durch den praktischen Arzt aufgrund orthopädischer Erfahrungen dargestellt. Münchener Med Wschr 21:860
153. Lange M (1949) Unfallorthopädie einschließlich der Spätbehandlung von Kriegsverletzungen. F Enke, Stuttgart, S 271
154. Lanz von T, Wachsmuth W (1972) Praktische Anatomie, Band 1, Teil 4. Bein und Statik. VI: Pes, der Fuß. Springer, Berlin Heidelberg New York
155. Laros GS, Tipton CM, Cooper RR (1971) Influence of physical activity on ligament insertions in the knees of dogs. J Bone Joint Surg 53A:275
156. Lauge-Hansen N (1949) „Ligamentous" ankle fractures in diagnosis and treatment. Acta Chir Scand 97:544
157. Laurin CA, Quellet R, St-Jacques R (1968) Talar and subtalar tilt: An experimental investigation. Canad J Surg 11:270
158. Laurin CA, Mathieu J (1975) Sagittal mobility of the normal ankle. Clin Orthop 108:99
159. Lee HG (1957) Surgical repair in recurrent dislocation of the ankle. J Bone Joint Surg 39A:828
160. Leger L, Olivier C (1945) Entorses du cou-de-pied et entorses du genou. Tomé I. Masson et Cie, Paris
161. Lemberger U, Kramer J (1973) Erfahrungen mit der lateralen Bandplastik des oberen Sprunggelenkes. Z Orthop 111:595

162. Leonard MH (1949) Injuries of the lateral ligaments of the ankle. J Bone Joint Surg 31A:373
163. Leonhardt H (1981) Histologie, Zytologie und Mikroanatomie des Menschen, 6. Aufl. Thieme, Stuttgart New York, S 105
164. Leriche R, Arnulf G (1936) Treatment of sprains by interligamentary injection of novocain. Amer J Surg 32:45
165. Lindsjö U, Hemmingson A, Sahlstedt B, Dankwardt-Liliestrôm G (1979) Computed tomography of the ankle. Acta Orthop Scand 50:797
166. Loeffler F (1956) Kutisriemen und Kutislappen in der Knochen- und Gelenkchirurgie. Zbl Chir 81:513
167. Maisonneuve MJG (1840) Recheres sur la fracture du péroné Arch Gén de méd sér 3, 7:165
168. Makhani JS (1962) Diagnosis and treatment of acute ruptures of the various components of the lateral ligaments of the ankle. Am J Orthop 4:224
169. Mann RA (1975) Bio-mechanics of the foot. In: The American Academy of Orthopedic Surgeions: Atlas of Orthopedics. C V Mosby, St Louis
170. Marti R (1977) Transposition of the calcaneofibular ligament in treatment of recurrent instability of the ankle joint, p 200. In: Chapchal G (ed) Injuries of the ligaments and their repair. Hand – Knee – Foot. Thieme, Stuttgart
171. McCullough CJ, Burge PD (1980) Rotatory stability of the load-bearing ankle. J Bone Joint Surg 62B:460
172. McLaughlin HL (1959) Trauma, Chapter 11:344. Saunders, Philadelphia
173. Meeder J, Keller E, Weller S (1981) Die frische fibulare Bandruptur: Diagnose – Therapie – Ergebnisse. Akt Traumatol 11:156
174. Merkel F (1913) Atlas zur Skeletlehre. Passiver Bewegungsapparat: Knochen und Bänder. J F Bergmann, Wiesbaden, S 124
175. Miltner LJ, Hu Ch, Fang HC (1937) Experimental joint sprain. Arch Surg 35:234
176. Moberg E (1973) Zit nach Huggler (1978)
177. Moehring P (1916) Ein Fall von habitueller Luxatio pedis. Monatsschr Unfallheilkd 23:41
178. Morris LH (1943) Athlete's ankle. J Bone Joint Surg 25:220
179. Morscher E, Baumann JU, Hefti F (1981) Die Calcaneus-Osteotomie nach Dwyer, kombiniert mit lateraler Bandplastik bei rezidivierender Distorsio pedis. Z Unfallmed Berufskr 74:85
180. Müller ME, Gschwend N (1956) Haut als plastischer Ersatz am Fuß. Schweiz Med Wschr 53:1372
181. Müller ME (1978) Zur Anatomie der lateralen Gelenkbänder am oberen Sprunggelenk. In: Hefte Unfallheilkd, Heft 133. Springer, Berlin Heidelberg New York, S 145
182. Müller WE, Hackenbruch W, Zumschein (1984) Funktionelle Nachbehandlung nach primären Bandnähten bei frischem Riß und nach Spätrekonstruktionen bei veraltetem Trauma mit vergleichenden klinischen Resultaten. In: Hackenbroch MM, Refior HJ, Jäger M, Plitz W (Hrsg) Funktionelle Anatomie und Pathomechanik des Sprunggelenkes. Thieme, Stuttgart New York, S 144
183. Nemenyi (1963) Zit. nach Wilcoxon F, Wilcox RA (1964) Some rapid approximate statistical procedures. Lederle Laboratories, Pearl River, New York, p 29
184. Niedermann B, Anderson A, Byrde-Anderson S, Funder V, Jörgensen JB, Lindholmer E, Fuust M (1981) Rupture of the lateral ligaments of the ankle: Operation or plastercast? Acta Orthop Scand 52:579
185. Niethard FU (1974) Stabilität des Sprunggelenkes nach Ruptur des lateralen Bandapparates. Arch Orthop Unfallchir 80:53
186. Nilsonne H (1932) Making a new ligament in ankle sprain. J Bone Joint Surg 14:380
187. Nilsonne S (1982) Sprains of the lateral ankle ligaments. Part I. Epidemiological and clinical considerations. J Solo City Hosp 32:3
188. Noesberger B (1976) Ein Halteapparat zum differenzierten Nachweis der fibularen Bandläsion. Helv Chir Acta 43:195

189. Noyes FR, Torvik PJ, Hyde WB, DeLucas JL (1974b) Biomechanics of ligament failure. J Bone Joint Surg 56A:1406
190. Noyes FR, Grood ES, Nussbaum NS, Cooper SM (1977) Effect of intra-articular corticosteroide on ligament properties. Clin Orthop 123:197
191. O'Connor D (1958) Sinus tarsi syndrome. A clinical entity. J Bone Joint Surg 40A: 720
192. O'Donoghue DH (1958) Treatment of ankle injuries. Northwest Med:1277
193. O'Donoghue DH, Frank GR, Jeter GL, Johnson W, Zeiders JW, Kenyon R (1971) Repair and reconstruction of the anterior cruciate ligament in dogs. J Bone Joint Surg 53A:710
194. O'Donoghue DH (1976) Treatment of injuries to athletes, III. ed. Saunders, Philadelphia London Toronto, p 718
195. Paar O, Riel KA (1983a) Die Therapie frischer und veralteter fibularer Kapselbandverletzungen am oberen Sprunggelenk. Chirurg 54:411
196. Paar O, Riel KA (1983b) Eine eigene Methode zur Therapie der chronisch-fibularen Bandinsuffizienz. Unfallheilkunde 4:187
197. Padovani JP (1975) Rappel anatomique et physiologique des ligaments latéraux de l'articulation tibio-tarsienne et des ligaments péronéo-tibiaux inférieurs. Rev Chir Orthop (Suppl II) 61:124
198. Parisiene JS, Shereff MJ (1981) The role of arthroscopy on the diagnosis and treatment of disorders of the ankle. Foot & Ankle 2:144
199. Pascoet G, Foucher G, Foucher O, Dartevelle D, Jaeger M (1972) Bilan lésionnel et place de la chirurgie dans les traumatismes ligamentaires externes du cou-de-pied. Chirurgie 98:311
200. Pennal GF (1943) Subluxation of the ankle. Candad Med Ass J 49:92
201. Pernkopf E (1943) Topographische Anatomie des Menschen, II. Band, 2. Hälfte. Urban & Schwarzenberg, Berlin Wien, S 240
202. Percy EC, Hill O, Callaghan JE (1969) The „sprained" ankle. J Trauma 9:972
203. Peterson L (1981) Enkel plastik av invetererade ledbandskador i fotleden. Läkartidningen 78:972
203. Peterson L (1981) Enkel plastik av invetererade ledbandskador i fotleden. Läkartidningen 78:2847
204. Phillips Che (1914) Syndesmorrhapy and syndesmoplasty. Surg Gynecol obstet 19:729
205. Plaue R (1968) Die Diagnostik der lateralen Kapselbandläsion des oberen Sprunggelenkes. Arch Orthop Trauma Surg 63:135
206. Prins JG (1978) Diagnosis and treatment of the ankle. Acta Chir Scand Suppl 486:1
207. Quigley TB (1959) Fractures and ligament injuries of the ankle. Am J Surg 98:477
208. Quisthoudt P, Schmülling F (1983) Isolierte Früharthrose im lateralen Sprunggelenk als Folge nicht erkannter Außenbandruptur (Fallbericht). In: Rahmanzadeh R, Faensen M (Hrsg) Bandverletzungen am Schulter-, Knie- und Sprunggelenk. Schnetzor, Konstanz, S 284
209. Raemy J, Jakob RB (1983) Die funktionelle Behandlung der frischen fibularen Bandläsion mit der Air-Cast®-Schiene. Schweiz Zeitschr Sport Med 31:53
210. Rasmussen O, Tovberg-Jensen (1981) Anterolateral rotational instability of the ankle joint. Acta Orthop Scand 52:99
211. Rasmussen O, Kromann-Andersen C (1983) Experimental ankle injuries analysis of the traumatology of the ankle ligaments. Acta Orthop Scand 54:356
212. Rauber, Kopsch (1968) neubearbeitet von G. Tøendury, Lehrbuch und Atlas der Anatomie des Menschen. Band I: Bewegungsapparat. Thieme, Stuttgart, S 421
213. Reichen A, Marti R (1974) Die frische fibulare Bandruptur. Diagnose – Therapie – Resultate. Arch Orthop Unfallchir 80:211
214. Rehm KE, Schultheis R, Krauss R (1983) Indikation, Technik und Stellenwert der Arthroskopie des oberen Sprunggelenkes. Unfallchir 9(3):152
214a. Rehm KE, Momberg W (1984) Vergleichende Untersuchung von Bandplastiken am oberen Sprunggelenk. In: Funktionelle Anatomie und Pathomechanik des Sprunggelenkes, 152. Hackenbroch MM, Refior HJ, Jäger M, Plitz W (Hrsg). Thieme, Stuttgart New York

215. Riede UN, Schenk RK, Willenegger H (1971) Gelenkmechanische Untersuchungen zum Problem der posttraumatischen Arthrose im oberen Sprunggelenk. I. Die intraartikuläre Modellfraktur. Langenbecks Arch Chir 328:258
216. Rijt van der AJ, Evans GA (1984) The long-term results of Watson-Jones tenodesis. J Bone Joint Surg 66B:371
217. Rochon J, Pegington J, Moonje VB, Desjardins JP (1972) Functional anatomy of the ankle joint and its relationship to the ankle injuries. Canad J Surg 15:145
218. Rockenstein R (1978) Die frischen lateralen Bandverletzungen am oberen Sprunggelenk. In: Hefte Unfallheilkd, Heft 131. Springer, Berlin Heidelberg New York, S 105
219. Rosendahl-Jensen S (1952) Behandlingen av laterale ligamentrupturer i fodleddet. Nord Med 47:903
220. Rivero S, Manzotti GF (1960) Indirizzo chirurgico nelle lesion i recenti dei legamenti talocrurali. Minerva Orthop 11:580
221. Rouviére H (1924) Anatomie Humaine. Tome 2:304 Masson et Cie, Paris
222. Rubin G, Witten M (1960) The talar-tilt ankle and the fibular collateral ligaments. J Bone Joint Surg 42A:311
223. Rudolph H, Dölle H, Fritsch U (1983) Verschiedene Untersuchungsmethoden bei Bandverletzungen des oberen Sprunggelenkes und ihre Zuverlässigkeit. In: Rahmanzadeh R, Faensen M (Hrsg) Bandverletzungen am Schulter-, Knie- und Sprunggelenk. Schnetzor, Konstanz, S 219
224. Rüedi TH, Allgöwer M (1978) Spätresultate nach operativer Behandlung der Gelenkbrüche am distalen Tibiaende (sog. Pilon-Frakturen). Unfallheilkunde 81:319
225. Russe O (1967) Konservative und operative Behandlung der Supinationsluxaton am oberen Sprunggelenk. In: Hefte Unfallheilkd, Heft 92. Springer, Berlin Heidelberg New York, S 104
226. Ruth CJ (1961) The surgical treatment of injuries of the fibular collateral ligaments of the ankle. J Bone Joint Surg 43A:229
227. Sangiori (1901) Zit nach Gallie (1913)
228. Sauer HD, Jungfer E, Jungbluth KH (1978) Experimentelle Untersuchungen zur Reißfestigkeit des Bandapparates am menschlichen Sprunggelenk. In: Hefte Unfallheilkd, Heft 131. Springer, Berlin Heidelberg New York, S 37
229. Sava P (1974) Les interventions réparatrices dans les lésions capsulo-ligamentaires, externes graves récentes de l'articulation tibio-tarsienne. Thesis, Université des Besançon
230. Saxl A (1930) Die habituelle Distorsion des Fußes. Arch Orthop Unfallchir 28:685
231. Scheuba G, Vossköhler E (1983) Zur Diagnostik der Bandverletzungen des oberen Sprunggelenkes. Unfallchir 9:341
232. Schneider PG (1962) Differentialdiagnose und Differentialtherapie der sog. Fußgelenksdistorsion. Sportarzt 12:135
233. Schneider A, von Laer L (1981) Die Diagnostik der fibularen Bandläsion am oberen Sprunggelenk im Wachstumsalter. Unfallheilkunde 84:133
235. Schmidt JM, Jäger M (1984) Anatomische Studie an 400 Leichensprunggelenken unter besonderer Berücksichtigung möglicher Varianten bezüglich Beschaffenheit und Verlauf der fibularen Bänder. In: Hackenbroch MM, Refior HJ, Jäger M, Plitz W (Hrsg) Funktionelle Anatomie und Pathomechanik des Sprunggelenkes. Thieme, Stuttgart New York, S 10
236. Schreiberer A (1967) Die Verwendung von Hautimplantaten in der Orthopädie. Erg Chir Orthop 50:1
237. Schweiberer L, Seiler H (1978) Spätergebnisse bei operativ behandelten Malleolarfrakturen. Unfallheilkunde 81:195
238. Sedlin EDA (1960) A device for stress inversion or eversion roentgenograms of the ankle. J Bone Joint Surg 42A:1184
239. Seiler H, Holzrichter D (1978) Ergebnisse nach Außenbandnaht am oberen Sprunggelenk bei frischer Ruptur. In: Hefte Unfallheilkd, Heft 131. Springer, Berlin Heidelberg New York, S 116
240. Seiler H (1982) Anatomie und Funktion des oberen Sprunggelenkes. Überprüfung

bisheriger Konzepte und Korrekturen. Eine experimentelle Studie. Habilitationsschrift, Universität Homburg/Saar
241. Sherrod HH, Phillips JD (1961) The surgical care of severe sprains of the ankle. South Med J 54:1379
242. Smith JW (1954) The elastic properties of the anterior cruciate ligament of the rabbit. J Anat 88:369
243. Snook GA (1984) Surgical reconstruction. In: Orthopaedic Transaction, published by J Bone Joint Surg, vol 8, Nr 1:66
244. Solheim LF, Aasen AO (1976) Operativ behandling av laterale ankelbändeskader. T. Norske, Leageforen 96:1192
245. Solheim LF, Denstad TF (1980) Chronic lateral instability of the ankle. Acta Orthop Scand 51:193
246. Sosna T, Sosna A (1977) Variability and functional significance of the external ligament of the ankle for stability of the talocrural joint. Folia Morphol (Praha) 25:371
247. Staples OS (1975) Ruptures of the fibular collateral ligaments of the ankle: Results study of immediate surgical repair. J Bone Joint Surg 57A:101
248. Steinbrück K (1981) Die Bedeutung und Technik der funktionellen Verbände. In: Hort V, Kindermann (Hrsg) Sport und Leistungsmedizin. Demeter
249. Steinbrück K, Rompe G (1981) Sprunggelenksdistorsionen im Sport. Orthop Praxis 17:313
250. Stöhr CH, Huberty R (1980) Periostlappenplastik bei veralteten Außenknöchelbandzerreißungen. Unfallheilkunde 83:467
251. Stören H (1959) A new method for operative treatment of insufficiency of the lateral ligaments of the ankle joint. Acta Chir Scand 117:501
252. Stonham FV (1960) Recurrent subluxation of the ankle. Med J Aust 47:44
253. Stover CN (1980) Air stirrup management of ankle injuries in the athlete. Amer J Sports Med 8:360
254. Strasser H (1971) Lehrbuch der Muskel- und Gelenkmechanik, III. Band. Springer, Berlin Heidelberg New York, S 218
255. Sükösd L (1982) Biometrische Untersuchungen mit einem Bewegungsstimulator nach Bandläsion des oberen Sprunggelenkes. Z Orthop 120:518
256. Taillard W, Meyer JM, Garcia J, Blanc Y (1981) The sinus tarsi syndrome. SICOT 5:117
257. Tandler J (1926) Lehrbuch der systematischen Anatomie des Menschen, Band 1, 2. Aufl. F C W Vogel, Leipzig, S 260
258. Thomas E, Hofman H, Klebs J (1973) Konservative Behandlung massiver lateraler Bandschäden des oberen Sprunggelenkes. Beitr Orthop 20:359
259. Tipton CM, Schild RJ, Flate AE (1967) Measurement of ligamentous strength in rat knees. J Bone Joint Surg 49A:63
260. Tipton CM, James SL, Mergner W, Tcheng TK (1971a) Influence of exercise on strength of medial collateral knee ligaments of dogs. Am J Physiol 218:894
261. Tipton CM, Tcheng T, Mergner W (1971b) Ligamentous strength measurements from hypophysectomized rats. Am J Physiol 221:1144
262. Tipton CM, Matthes RD, Maynard JA, Carey RA (1975) The influence of physical activity on ligaments and tendons. Med Sci Sports 7:165
263. Torg JS (1982) Zit nach Balduini FC, Tetzlaff J (1982) Historical perspectives on injuries of the ligaments of the ankle. Clin Sports Med 1:3
264. Tscherne H, Szyszkowitz R (1973) Verletzungen der Gelenke und paraartikulären Gewebe. In: Zenker R, Deucher F, Schink W (Hrsg) Chirurgie der Gegenwart, Band IV/14:1. Urban & Schwarzenberg, München Wien Baltimore
265. Tscherne H (1977) Knöchelfrakturen Typ C. Schriftenreihe Unfallmedizinische Tagungen der Landesverbände der Gewerblichen Berufsgenossenschaften, Heft 30:48
266. Vidal J, Fassio B, Buscayret CH, Escare PH, Allieu Y (1974) Instabilité externe de la cheville. Rev Chir Orthop 60:635
267. Viidik A (1966) Biomechanics and functinal adaptation of tendons and joint ligaments. In: Evans FG (ed) Studies on the anatomy and function of Bone and Joints. Springer, Berlin Heidelberg New York, p 17

268. Vogel de PE (1970) Zit nach Prins (1978)
269. Waldeyer A (1962) Anatomie des Menschen, I. Teil, 4. Aufl. W de Gruyter & Co, Berlin, S 364
270. Watson AWS (1984) Sports injuries during one academic year in 6799 irish school children. J Sports Med 12:65
271. Watson-Jones R (1940/1943) Fractures and joint injuries, vol III, 3rd ed. E & S Livingstone, Edinburgh
272. Watson-Jones R (1952) Recurrent forward dislocation of the ankle joint. J Bone Joint Surg 34B:519
273. Weber BG (1966) Die Verletzungen des oberen Sprunggelenkes, II. Aufl. 1972. Huber, Bern Stuttgart Wien
274. Weber BG, Hupfauer W (1969) Zur Behandlung der frischen fibularen Bandruptur und der chronischen fibularen Bandinsuffizienz. Arch Orthop Unfallchir 65:251
275. Weber BG (1978) Zit nach Heim (1978)
276. Weinert CR Jr, McMaster JH, Ferguson RJ (1973) Dynamic function of the human fibula. Am J Anat 137:145
277. Weisbach K (1954) Der plastische Ersatz nach Zerreißung des äußeren Seitenbandes am oberen Sprunggelenk. Chirurg 25:465
278. Wentzlik G (1956a) Zur Einstelltechnik des oberen Sprunggelenkes. Röfo 84:362
279. Wentzlik G (1956b) Mechanisierung der „gehaltenen Aufnahmen" nach Böhler unter Berücksichtigung der Strahlenschutzvorschriften. II. Gehaltene Aufnahmen des Fußgelenkes. Röntgenblätter 9:41
280. Windfeld P (1953) Treatment of undue mobility of the ankle joint following severe sprain of the ankle with avulsion of the anterior and middle bands of the external ligament. Acta Chir Scand 105:299
281. Wirth CJ, Artmann M (1977) Chronisch fibulare Sprunggelenksinstabilität – Untersuchungen zur Röntgendiagnostik und Bandplastik. Arch Orthop Unfallchir 88:313
282. Wirth CJ, Küsswetter W, Jäger M (1978) Biomechanik und Pathomechanik des oberen Sprunggelenkes. In: Hefte Unfallheilkd, Heft 131. Springer, Berlin Heidelberg New York, S 10
283. Wirth CJ (1978) Biomechanische Aspekte der fibularen Bandplastik. In: Hefte Unfallheilkd, Heft 133. Springer, Berlin Heidelberg New York, S 148
284. Wolf-Heidegger G (1961) Atlas of systematic human anatomy, vol I, 2. ed. S Karger, Basel New York, S 22
285. Wolin I, Glassmann F, Sideman S, Levinthal DH (1950) Internal derangement of the talo-fibular component of the ankle. Surg Gynecol Obstet 91:193
286. Zollinger H, Dietschi C (1975) Beurteilung fibularer Cialithautplastiken mit Hilfe erweiterter röntgenologischer Kriterien. Akt Traumatol 5:43
287. Zollinger H, Kubik ST, Langlotz M, Waldis M, Manestar M (1984) Instabilität des unteren Sprunggelenkes – Anatomische Grundlagen und röntgenologische Diagnostik. In: Hackenbroch MM, Refior HJ, Jäger M, Plitz W (Hrsg) Funktionelle Anatomie und Pathomechanik des Sprunggelenkes. Thieme, Stuttgart New York, S 131
288. Zuckermann J, Stull GA (1969) Effects of exercise on knee ligament separation force in rats. J Appl Physiol 26:716
289. Zwipp H, Oestern HJ, Dralle W (1981) Kapselbandverletzungen am Sprunggelenk. Heft zum 27. Unfallseminar, Hannover, S 56
290. Zwipp H, Oestern HJ (1981) Ergebnisse einer muskelaktivierten M. peroneus brevis-Plastik. Akt Traumatol 11:185
290. Zwipp H, Oestern HJ, Dralle W (1982) Zur radiologischen Diagnostik der anterolateralen Rotatonsinstabilität im oberen Sprunggelenk. Unfallheilkunde 85:419
291. Zwipp H, Oestern HJ (1984) Zur Pathomechanik der ligamentären Verletzungen am Talo-Crural-Gelenk. In: Hefte Unfallheilkd, Heft 164. Springer, Berlin Heidelberg New York, S 74
292. Zwipp H, Tscherne H (1982) Die radiologische Diagnostik der Rotationsinstabilität im hinteren unteren Sprunggelenk. Unfallheilkunde 85:494

293. Zwipp H, Oestern HJ (1982) Die Bandrekonstruktion am oberen Sprunggelenk. In: Rahmanzadeh R, Faensen M (Hrsg) Bandverletzungen am Schulter-, Knie- und Sprunggelenk. Schnetzor, Konstanz, S 279
294. Zwipp H, Oestern HJ (1983) Die Knorpelläsion am oberen Sprunggelenk — eine häufig verkannte Verletzung? In: Hefte Unfallheilkd, Heft 165. Springer, Berlin Heidelberg New York Tokyo, S 241
295. Zwipp H, Tscherne H, Oestern HJ (1983) Die frische Bandverletzung am oberen Sprunggelenk: Diagnostik, Therapie, Spätergebnisse. Unfallheilkunde 85:275
296. Zwipp H, Tscherne H (1984) Zur Behandlung der chronischen antero-lateralen Instabilität des oberen Sprunggelenkes: Direkte Bandrekonstruktion — Periostlappenplastik — Tenodese. Unfallheilkunde 87:405
297. Zwipp H, Tscherne H, Blauth M (1985) Zur konservativen Behandlung der fibularen Bandruptur des oberen Sprunggelenkes. Unfallchirurg 88:159

Anhang

1. Tabellen, S. 153–162

2. Merkblatt für Patienten, S. 163–165

3. Merkblatt zur Nachbehandlung, S. 167

4. Op-Dokumentationsbogen, S. 169–170

5. Nachuntersuchungsbogen, S. 171–176

Tabellen

Tabelle 1. Klinisch-radiologische Beurteilung nach operierter fibularer Bandruptur. Nachuntersuchungen (n = 196)

Klinik (objektiv)					
Stabilität	(1)		stabil	+ 5	187
			leicht instabil	− 3	8
			deutlich instabil	− 5	1
Beweglichkeit	(2)		Extensionsdefizit bis 5° bis 10°	− 1/− 2	2/2
	(3)		Flexionsdefizit bis 10°	− 1	4
	(4)		Pronationsdefizit bis 5° bis 10°	− 1/− 2	0/0
	(5)		Supinationsdefizit bis 10°	− 1	3
Dynamik	(6)		Fußkantengang lat. schlecht/behind.	− 2/− 1	0/19
	(7)		Fußkantengang med. schlecht/behind.	− 2/− 1	0/12
	(8/9)		US-, OS-Umfangdifferenz je cm	± 1	4/5
	(10)		Knöchelumfangdifferenz je cm	− 1	17
Klinik (subjektiv):					
Umknicken	(11)		keinmal	+ 5	138
			bis 2 mal/Jahr	+ 3	46
			bis 2 mal/Halbjahr	+ 1	7
			bis 2 mal/Monat	− 3	5
			mehrmals/Monat	− 5	0
Gangunsicherheit/			keine	+ 5	144/138
Angst vor dem			unverändert	+ 1	29/26
Umknicken	(12/13)		geblieben	− 3	23/32
Sport u. Beruf	(14)		uneingeschränkt	+10	172
			unverändert	+ 1	23
			verschlechtert	− 10	1
Schmerzen	(15)		Belastungsschmerz über 10 km	− 1	2
			Belastungsschmerz 1 – 10 km	− 2	1
			Belastungsschmerz unter 1 km	− 3	1
	(16)		Dauerschmerz	− 5	0
	(17)		Neuralgien/Dysaesthesien	− 5/− 3	8/30
	(18)		Narbenirritation	− 1	26
	(19)		Wetterfühligkeit	− 1	24
Patientenurteil	(20)		sehr gut/-bis gut	+ 5/+ 2	120/16
			gut/-mäßig	+ 1/0	48/5
			mäßig/-schlecht	− 1/− 2	6/0
			schlecht	− 5	1
Radiologie					
Taluskippwinkel	(I)		≤ 5 Grad	+ 5	154
			5.1 – 8	+ 1	29
			8.1 – 10	− 3	10
			≥ 10.1	− 5	3
Talusvorschub	(II)		≤ 0.5 cm	+ 5	136
			0.6 – 0.8	+ 1	52
			0.9 – 1.0	− 3	8
			≥ 1.1	− 5	0
Arthrosezeichen	(III)		dt 4.8 Jahre keine/vorhandene	+ 5/− 5	195/1
Klinisch-Radiologisches Gesamturteil (− 50 bis + 50 Punkte)					
+ 30 bis + 50			– sehr gut –		132
+ 15 bis + 29			– gut –		47
+ 1 bis + 14			– befriedigend –		16
≤ 0			– schlecht –		1

Tabelle 2. Mittelwerte mit Standardabweichung der Gruppe A

Gruppe A	rechts (n = 6)						links (n = 6)					
X_{tot}	24,09	23,11	19,41	14,93	38,46	15,68	25,54	25,78	19,91	30,10	13,43	36,86
X_v	7,63	4,07	7,12	4,83	12,93	7,37	2,55	2,42	3,05	3,56	3,30	6,48
$X_{tot} - X_v$	16,46	19,04	12,29	10,10	25,53	8,31	22,99	23,36	16,86	26,54	10,13	30,38
Y Kp	13,86	9,17	7,34	6,31	15,08	4,68	24,46	19,37	8,15	20,99	11,61	21,19
$\dfrac{Y}{X_{tot}} = \beta$	0,575	0,396	0,378	0,422	0,392	0,285	0,957	0,751	0,409	0,697	0,864	0,575
$\dfrac{Y}{X_{tot} - X_v} = \alpha$	0,842	0,482	0,597	0,625	0,591	0,563	1,064	0,829	0,483	0,791	1,146	0,697
$\bar{X}_v$ (Laxität)	2,23 ± 0,97						1 (Faktor)					
$\bar{Y}$ (Reißfestigkeit)	62,68 ± 37,08 (%)						100 (%)					
$\bar{\beta}$ (Gelenkstabilität)	60,52 ± 15,16 (%)						100 (%)					
$\bar{\alpha}$ (Bandsteifigkeit)	72,67 ± 23,02 (%)						100 (%)					

Tabelle 3. Mittelwerte mit Standardabweichung der Gruppe B

Gruppe B	rechts (n = 6)						links (n = 6)					
X_{tot}	14,68	16,43	12,42	11,29	16,43	19,29	27,23	18,42	23,10	23,59	35,72	22,74
X_v	3,56	3,18	2,92	2,92	3,81	5,34	3,05	4,07	9,40	8,64	7,75	2,80
$X_{tot} - X_v$	11,12	13,25	9,50	8,37	12,62	13,95	24,18	14,35	13,70	14,95	27,97	19,94
Y Kp	12,83	7,33	9,17	9,78	12,83	9,78	25,06	12,02	12,63	12,43	21,80	16,76
$\dfrac{Y}{X_{tot}} = \beta$	0,837	0,446	0,738	0,866	0,780	0,506	0,920	0,653	0,547	0,527	0,610	0,737
$\dfrac{Y}{X_{tot} - X_v} = \alpha$	1,153	0,553	0,965	1,168	1,016	0,701	1,036	0,838	0,922	0,831	0,779	0,841
$\bar{X}_v$ (Laxität)			0,83 ± 0,56						1 (Faktor)			
$\bar{Y}$ (Reißfestigkeit)			63,44 ± 9,30 (%)						100 (%)			
$\bar{\beta}$ (Gelenkstabilität)			109,92 ± 35,51 (%)						100 (%)			
$\bar{\alpha}$ (Bandsteifigkeit)			106,08 ± 25,58 (%)						100 (%)			

155

Tabelle 4. Mittelwerte mit Standardabweichung der Gruppe C

Gruppe C	rechts (n = 6)						links (n = 6)					
X_{tot}	15,06	20,90	29,98	23,23	26,87	12,68	21,39	21,02	23,35	26,99	25,05	36,64
X_v	6,48	4,58	8,89	7,88	9,52	2,29	3,56	5,97	4,32	6,10	4,19	2,67
$X_{tot} - X_v$	8,58	16,32	21,09	15,35	17,35	10,39	17,83	15,05	19,03	20,89	20,86	33,97
$Y\,Kp$	4,89	11,51	9,88	12,43	6,92	6,41	11,20	13,45	13,85	19,56	20,38	21,39
$\dfrac{Y}{X_{tot}} = \beta$	0,325	0,551	0,330	0,535	0,258	0,506	0,524	0,640	0,593	0,725	0,814	0,584
$\dfrac{Y}{X_{tot} - X_v} = \alpha$	0,570	0,705	0,468	0,810	0,399	0,617	0,628	0,894	0,728	0,936	0,977	0,630
$\bar{X}_v$ (Laxität)	1,51 ± 0,57						1 (Faktor)					
$\bar{Y}$ (Reißfestigkeit)	54,67 ± 20,30 (%)						100 (%)					
$\bar{\beta}$ (Gelenkstabilität)	65,95 ± 19,12 (%)						100 (%)					
$\bar{\alpha}$ (Bandsteifigkeit)	76,55 ± 19,10 (%)						100 (%)					

Tabelle 5. Mittelwerte mit Standardabweichung der Gruppe D

Gruppe D	rechts (n = 6)						links (n = 6)					
X_{tot}	36,29	21,02	25,54	23,47	29,86	35,02	18,92	25,90	27,83	16,06	19,66	36,52
X_v	9,02	3,43	5,59	7,12	5,47	11,67	3,43	3,56	5,34	2,67	2,92	6,74
$X_{tot} - X_v$	27,27	17,59	19,95	16,35	24,39	23,35	15,49	22,34	22,49	13,39	16,74	29,78
Y Kp	13,45	14,57	9,78	13,14	13,45	14,40	7,33	25,67	19,36	16,20	13,85	21,60
$\dfrac{Y}{X_{tot}} = \beta$	0,371	0,693	0,383	0,560	0,450	0,413	0,387	0,991	0,696	1,009	0,704	0,591
$\dfrac{Y}{X_{tot} - X_v} = \alpha$	0,493	0,828	0,490	0,804	0,551	0,619	0,473	1,149	0,861	1,210	0,827	0,735
$\bar{X}_v$ (Laxität)	1,82 ± 0,67						1 (Faktor)					
$\bar{Y}$ (Reißfestigkeit)	89,32 ± 44,83 (%)						100 (%)					
$\bar{\beta}$ (Gelenkstabilität)	68,63 ± 13,61 (%)						100 (%)					
$\bar{\alpha}$ (Bandsteifigkeit)	75,28 ± 15,48 (%)						100 (%)					

Tabelle 6. Mittelwerte mit Standardabweichung der Gruppe E

Gruppe E	rechts (n = 6)						links (n = 6)					
X_{tot}	16,93	25,17	32,93	20,40	24,32	25,54	28,43	25,54	22,12	16,56	26,99	23,35
X_v	11,42	12,80	23,59	6,10	10,66	10,66	8,64	6,48	2,67	3,94	5,34	2,54
$X_{tot} - X_v$	5,51	12,37	9,34	14,30	13,66	14,88	19,79	19,06	19,45	12,62	21,65	20,81
Y Kp	3,05	9,57	4,07	5,50	9,68	8,96	23,84	25,67	12,63	14,46	25,67	27,51
$\dfrac{Y}{X_{tot}} = \beta$	0,180	0,380	0,124	0,270	0,398	0,351	0,839	1,005	0,571	0,873	0,951	1,178
$\dfrac{Y}{X_{tot} - X_v} = \alpha$	0,554	0,774	0,436	0,385	0,709	0,602	1,205	1,347	0,649	1,146	1,186	1,322
$\bar{X}_v$ (Laxität)	3,31 ± 2,64						1 (Faktor)					
$\bar{Y}$ (Reißfestigkeit)	31,77 ± 8,11 (%)						100 (%)					
$\bar{\beta}$ (Gelenkstabilität)	30,57 ± 7,56 (%)						100 (%)					
$\bar{\alpha}$ (Bandsteifigkeit)	51,56 ± 11,06 (%)						100 (%)					

Tabelle 7. Mittelwerte mit Standardabweichung der Gruppe F

Gruppe F	rechts (n = 6)						links (n = 6)					
X_{tot}	26,99	33,39	23,59	17,93	20,16	16,94	19,29	17,18	21,88	17,31	18,06	15,19
X_v	11,17	10,41	5,59	2,73	10,16	6,11	4,19	2,54	4,07	4,83	2,55	2,80
$X_{tot} - X_v$	15,82	22,98	18,00	15,20	10,00	10,83	15,10	14,64	17,81	12,48	15,51	12,39
Y Kp	2,85	7,33	5,09	4,28	5,71	4,89	9,99	20,58	15,89	8,97	15,49	11,41
$\dfrac{Y}{X_{tot}} = \beta$	0,106	0,220	0,216	0,239	0,283	0,289	0,518	1,198	0,726	0,518	0,858	0,751
$\dfrac{X_{tot} - X_v}{Y} = \alpha$	0,180	0,319	0,283	0,282	0,571	0,452	0,662	1,406	0,892	0,719	0,999	0,921
$\bar{X}_v$ (Laxität)	2,47 ± 1,28											1 (Faktor)
$\bar{Y}$ (Reißfestigkeit)	37,27 ± 6,42 (%)											100 (%)
$\bar{\beta}$ (Gelenkstabilität)	30,99 ± 9,07 (%)											100 (%)
$\bar{\alpha}$ (Bandsteifigkeit)	37,83 ± 12,11 (%)											100 (%)

Tabelle 8. Mittelwerte mit Standardabweichung der Gruppe G

Gruppe G	rechts (n = 6)						links (n = 6)					
X_{tot}	21,02	25,06	21,14	26,26	20,65	18,55	9,40	16,44	25,90	22,13	15,68	19,67
X_v	3,56	5,59	4,19	3,81	5,34	6,23	2,54	4,58	4,32	8,00	3,69	6,86
$X_{tot} - X_v$	17,46	19,47	16,95	22,45	15,31	12,32	6,86	11,86	21,58	14,13	11,99	12,81
Y Kp	9,98	9,78	14,27	14,06	16,10	12,23	7,74	9,98	24,46	11,61	9,17	13,25
$\dfrac{Y}{X_{tot}} = \beta$	0,475	0,390	0,675	0,535	0,780	0,659	0,823	0,607	0,944	0,523	0,585	0,675
$\dfrac{Y}{X_{tot} - X_v} = \alpha$	0,572	0,502	0,842	0,626	1,051	0,993	1,128	0,841	1,133	0,822	0,765	1,034
$\overline{X}_v$ (Laxität)	1,07 ± 0,33						1 (Faktor)					
$\overline{Y}$ (Reißfestigkeit)	112,00 ± 36,22 (%)						100 (%)					
$\overline{\beta}$ (Gelenkstabilität)	87,78 ± 26,50 (%)						100 (%)					
$\overline{\alpha}$ (Bandsteifigkeit)	82,39 ± 28,42 (%)						100 (%)					

Tabelle 9. Multiple Vergleiche unabhängiger Stichproben nach Nemenyi

Gruppe	A	B	C	D	E	F	G
Laxität (initial)	162	55	117	142	179	169	79
A 162	0	107	45	20	17	7	83
B 55	107	0	62	87	124°	114°	24
C 117	45	62	0	25	62	52	38
D 142	20	87	25	0	37	27	63
E 179	17	124	62	37	0	10	100
F 169	83	114	52	27	10	0	90
G 79	83	24	38	63	100	90	0
Reißfestigkeit	119	156	118	179	55	63	213
A 119	0	37	1	60	64	56	94
B 156	37	0	38	23	101	93	57
C 118	1	38	0	61	63	55	95
D 179	60	23	61	0	124°	116°	34
E 55	64	101	63	124	0	0	158**
F 63	56	93	55	116	8	0	150**
G 213	94	57	95	34	158	150	0
Bandsteifigkeit	149	206	150	143	72	33	150
A 149	0	57	1	6	77	116°	1
B 206	57	0	56	63	134*	173**	56
C 150	1	56	0	7	78	117°	0
D 143	1	63	7	0	71	110	7
E 72	77	134	78	71	0	39	78
F 33	116	173	117	110	39	0	117°
G 150	1	56	0	7	78	117°	0
Gelenkstabilität	121	210	146	152	42	42	190
A 121	0	89	25	31	79	79	69
B 210	89	0	64	58	168**	168**	28
C 146	25	64	0	6	104	104	44
D 152	31	58	6	0	110	110	38
E 42	79	168	104	110	0	0	148**
F 42	79	168	104	110	0	0	148**
G 190	69	20	44	38	148	148	0

n = 6, k = 7
Kritische Differenz   D = 114,4 für p < 0,10°
                      D = 125,3 für p < 0,05*
                      D = 146,7 für p < 0,01**

Tabelle 10. Nachuntersuchungsschema

Klinik (objektiv)				
Stabilität	(1)	stabil		+ 5
		leicht instabil		– 3
		deutlich instabil		– 5
Beweglichkeit	(2)	Extensionsdefizit bis	5° bis 10°	– 1/–2
	(3)	Flexionsdefizit	bis 10°	– 1
	(4)	Pronationsdefizit bis	5° bis 10°	– 1/–2
	(5)	Supinationsdefizit	bis 10°	– 1
Dynamik	(6)	Fußkantengang lat. schlecht/behind.		– 2/–1
	(7)	Fußkantengang med. schlecht/behind.		– 2/–1
	(8/9)	US-, OS-Umfangdifferenz je cm		± 1
	(10)	Knöchelumfangdifferenz je cm		– 1
Klinik (subjektiv):				
Umknicken	(11)	keinmal		+ 5
		bis 2 mal/Jahr		+ 3
		bis 2 mal/Halbjahr		+ 1
		bis 2 mal/Monat		– 3
		mehrmals/Monat		– 5
Gangunsicherheit/			keine	+ 5
Angst vor dem			unverändert	+ 1
Umknicken	(12/13)		geblieben	– 3
Sport u. Beruf	(14)		uneingeschränkt	+10
			unverändert	+ 1
			verschlechtert	–10
Schmerzen	(15)	Belastungsschmerz über 10 km		– 1
		Belastungsschmerz 1 – 10 km		– 2
		Belastungsschmerz unter 1 km		– 3
	(16)	Dauerschmerz		– 5
	(17)	Neuralgien/Dysaesthesien		– 5/–3
	(18)	Narbenirritation		– 1
	(19)	Wetterfühligkeit		– 1
Patientenurteil	(20)	sehr gut/-bis gut		+ 5/+2
		gut/-mäßig		+ 1/0
		mäßig/-schlecht		– 1/–2
		schlecht		– 5
Radiologie				
Taluskippwinkel	(I)	≦ 5 Grad		+ 5
		5.1 – 8		+ 1
		8.1 – 10		– 3
		≧ 10.1		– 5
Talusvorschub	(II)	≦ 0.5 cm		+ 5
		0.6 – 0.8		+ 1
		0.9 – 1.0		– 3
		≧ 1.1		– 5
Arthrosezeichen	(III)	dt Jahre keine/vorhandene		+ 5/–5

Klinisch-Radiologisches Gesamturteil (– 50 bis + 50 Punkte)
+ 30 bis + 50   – sehr gut –
+ 15 bis + 29   – gut –
+ 1 bis + 14   – befriedigend –
≦ 0   – schlecht –

Merkblatt für Patienten

Erläuterungen zur frischen Verletzung und Behandlung des Außenbänderrisses am oberen Sprunggelenk

Lieber Patient!

Zum besseren Verständnis der notwendigen Untersuchungen, der Behandlungsmöglichkeiten und der möglichen Komplikationen haben wir für Sie dieses Blatt angefertigt.

Unfallhergang: Umknicken des Fußes nach innen.

Verletzungszeichen: Schmerzen bei Belastung und bei Bewegung des Fußes. Druckschmerz, Schwellung, mögliche Blauverfärbung im Bereich des Außenknöchels.

Erstmaßnahmen: Entlastung des Fußes und Hochlagerung im Rollstuhl oder auf der Trage.

Untersuchungen:
1. Ärztliche Untersuchung des verletzten Sprunggelenkes und des gesunden zum Vergleich.
2. Röntgen des Sprunggelenkes in 2 Ebenen sowie gehaltene Aufnahmen des Fußes beidseits nach Betäubung der Nerven oberhalb des Außenknöchels oder in Höhe des Wadenbeinknöpfchens.
Lassen diese Aufnahmen eine sichere Bandzerreißung nicht erkennen, kann eine Arthrographie notwendig werden (Kontrastmitteldarstellung des oberen Sprunggelenkes).

Behandlung:
a) *Operativ:* Die zerissenen Bänder können nur durch eine Operation mittels einer Naht sicher vereinigt werden und so stabil ausheilen. Zur sofortigen Operation sollte der Patient nüchtern sein, d. h. 6 Stunden absolut nichts getrunken und gegessen haben. Ist eine notfallmäßige Operation nicht möglich, erhält der Patient einen Unterschenkelspaltgipsverband und Voltaren-Zäpfchen oder -Dragees zum Abschwellen und zur Schmerzlinderung. Unmittelbar postoperativ wird wieder ein Unterschenkelspaltgipsverband für 5—7 Tage angelegt, danach ein Unterschenkelgehgipsverband für insgesamt 5 Wochen.

b) *Konservativ:* Ist eine vollständige Außenbandzerreißung nachgewiesen und lehnt der Patient eine operative Behandlung ab oder bestehen von ärztlicher Seite Gegenanzeigen für eine Operation, ist eine Mindestruhigstellung des Sprunggelenkes im Gipsverband für 6 Wochen erforderlich, davon 3—4 Tage zunächst im Unterschenkelspaltgipsverband.

Nachteile der konservativen Behandlung: Bei nachgewiesener Außenbandzerreißung kann der Bandapparat bei alleiniger 6wöchiger Gipsbehandlung nicht immer sicher ausheilen, da oft Bandanteile in das Gelenk eingeschlagen sind oder die Bandenden soweit auseinander liegen, daß eine haltbare Narbe nicht entstehen kann. In der Regel entsteht in solchen Fällen eine Narbenplatte, die nicht die Kraft und Elastizität besitzt wie der Bandapparat, der durch eine Operation versorgt wurde. Es kann dadurch zu einer chronischen Instabilität am äußeren Sprunggelenk kommen, die sich durch gehäuftes Umknicken auszeichnet. Eine über Jahre gehende Instabilität mit häufigem Umknicken kann zur Arthrose und letztlich zur Gelenkversteifung führen.

Nachteile der Operation

1. Nahezu gleiche Behandlungsdauer inklusive stationärer Aufenthalt von 1–7 Tagen.
2. Mögliche Komplikationen, z. B. durch Ausbildung eines ausgedehnten Blutergusses, der operativ entfernt werden muß. Eine mögliche Entzündung der Wunde mit Verzögerung der Wundheilung, gröberer Narbenbildung und gelegentlich bleibendem Narbenschmerz. Wetterfühligkeit und Narbenschmerzen sind auch ohne Infektion möglich.
3. Im Bereich der Narbe und auch am Fußrücken können nach der Operation Gefühlsstörungen auftreten, zum Teil bleibend, wie z. B. Taubheitsgefühl oder Kribbeln bei Berührung.
4. In sehr seltenen Fällen (weniger als 1:1000) kann es zur eitrigen Entzündung des Gelenkes kommen, was trotz aller ärztlicher Maßnahmen letztlich zur Versteifung des Sprunggelenkes führen kann.

Unsere Meinung:

Bei nachgewiesener vollständiger Zerreißung der Bänder am Sprunggelenk empfehlen wir bei jungen und/oder sportlich aktiven Patienten immer die Operation, sofern keine örtlichen oder allgemeinen Gegenanzeigen zur Operation bestehen.

Die Risiken einer Operation sind u. E. geringer einzuschätzen als die Folgen einer möglichen Instabilität nach konservativer Behandlung. Die Wahrscheinlichkeit, ein chronisch instabiles Gelenk zu erhalten, ist nach allgemeiner Erfahrung bei konservativer Behandlung 5x größer als bei operativer.

Thrombose-Prophylaxe:

In jedem Fall, ob bei konservativer oder operativer Behandlung, ob im Unterschenkelspaltgipsverband oder im Gehgipsverband, sollten stets Anspannungsübungen der Unterschenkelmuskulatur durchgeführt werden. Dabei sollten die Zehen kopfwärts hochgezogen werden, für 2 sec so gehalten und wieder gelockert werden. Diese Übungen sollten mindestens 3 x 80 Mal am Tag durchgeführt werden. Stationäre Patienten erhalten zusätzlich noch Spritzen unter die Bauchdecke (Heparin 2 x 5000 IE). Ovulationshemmer (die „Pille") sollten während der Gipsbehandlung nicht eingenommen werden.

Nachbehandlung:

Nach Entfernung des Unterschenkelgehgipsverbandes folgen Hautpflege und Bewegungsübungen im Warmwasserbad. Wir empfehlen die Rezeptur einer äußeren Schuhranderhöhung von 0,5 cm für einen Arbeits- und einen Freizeitschuh für insgesamt 6 Monate, bei vorausgegangenem wiederholten Umknicken eine spezielle krankengymnastische Übungsbehandlung.

Arbeitsfähigkeit: In der Regel 1—2 Wochen nach Entfernung des Unterschenkelgehgipsverbandes.

Sportfähigkeit: Ist gegeben i. d. R. 10—12 Wochen postoperativ nach entsprechendem Aufbautraining, d. h. Lauftraining bei voll auftrainierter Muskulatur auf festen Wegen. Später Waldlauf und Kurvenlauf. Bis 6 Monate postoperativ sollte beim Sport eine Bandage am oberen Sprunggelenk angelegt werden.

Merkblatt zur Nachbehandlung des Bänderrisses am oberen Sprunggelenk

Op.-Tag:
a) Hochlagern in Schaumstoffschiene.
b) Isometrische Anspannungsübungen durch Heben des Fußrückens im Unterschenkelspaltgipsverband.
c) 2 x 5000 IE Heaparin subcutan.
d) Voltaren 50 (unmittelbar prä- und postoperativ als Supp., danach 2 x 1 Dragee).
Cave: Gastritis/Ulcus duodeni!
e) Bei stärkeren Schmerzen unmittelbar postoperativ: Aufbiegen und Lockern des Gipsverbandes, insbesondere digitales Ausbeulen des Gipses über dem Außenknöchel. Bei fehlender Besserung ggf. Durchtrennung des Wattekompressionsverbandes.

1.–2. postop. Tag:
a)–e)
f) Redon anziehen/entfernen, Verbandswechsel.
g) Aufstehen mit 2 Unterarmgehstützen nur zur Toilette.
h) Entlassung bei gewährter Nachsorge möglich.

3.–7. postop. Tag:
a)–h)
i) Bei reizloser Wunde frühestens am 5. postoperativen Tag Fädenentfernung, Sicherung mit Steristrips, Anlegen eines Unterschenkelgehgipsverbandes (Belastung im Gehgipsverband nach 24 h, im Kunststoffgehverband nach einer halben Stunde möglich).

5 Wochen nach der Operation:
Entfernung des Unterschenkelgehgipsverbandes, Hautpflege, Warmwasserbäder, isometrische Übungen der Fußrandhebermuskulatur. Rezeptur einer lateralen Schuhranderhöhung von 0,5 cm für einen Arbeits- und einen Freizeitschuh für insgesamt 6 Monate. Bei vorausgegangenen wiederholten Supinationstraumen Verordnung einer gezielten Eigenreflexaufschulung und eines Pronatorentrainings.

Arbeitsfähigkeit:
In der Regel 1–2 Wochen nach Entfernung des Unterschenkelgehgipsverbandes.

Sportfähigkeit:
In der Regel 10–12 Wochen postoperativ nach entsprechendem Aufbautraining, d. h. Lauftraining bei voll auftrainierter Muskulatur erst auf festen Wegen. Später Waldlauf und Kurvenlaufen. Bis 6 Monate postoperativ sollte beim Sport eine Bandage am Sprunggelenk angelegt werden.

Beiblatt zum OP-Bericht (Bandverletzungen am Sprunggelenk)

Name, Vorname: _____
Geb.: _____
OP-Datum: _____

Radiologischer Befund:
a) Taluskippung (Grad):   re.: _____   li.: _____
b) Talusvorschub (mm):   _____   _____

Narkoseuntersuchung:	±0	1+	2+	3+
a) Taluskippung	○	○	○	○
b) Talusvorschub	○	○	○	○
c) Instabilität USG	○	○	○	○
d) mediale Instabilität	○	○	○	○
e) Knöchelgabelinstabilität	○	○	○	○

Exploration:	intakt	teilrupturiert	rupturiert
a) anterolaterale Kapsel:	○	○	○
b) vord. Syndesmosenband:	○	○	○
c) Lig. fundiforme:	○	○	○
d) prox. Retinac. (mm. peron.):	○	○	○

	vorhanden	nicht vorhanden	verletzt
e) Lig. talocalc. laterale:	○	○	○

	unauff.	imprimiert	Knorpelfragment
f) Gelenkbinnenraum:	○	○	○

	unauff.	imbibiert	L. inteross. läsion
g) Sinus tarsi:	○	○	○

Bandsitus:	a–f	(Diastase) 1–7	I–III
Lig. fibulotalare anterius:	○	○	○
Lig. fibulocalcaneare:	○	○	○
Lig. fibulotalare posterius:	○	○	○

Schlüssel:

Art der Läsion (a–f):	Ort der Bandläsion (1–7):	Bandnaht (I–III)
a) keine	1) intraligamentär	I) U/Z-Naht
b) teilrupturiert	2) periostal talar	II) periostal
c) rupturiert (mm)	3) periostal fibular	III) transossär
d) gestretcht (mm)	4) periostal calcanear	
e) narbig-straff	5) osteochondral/ossär talar	
f) narbig-schlaff	6) osteochondral/ossär fib.	
	7) osteochondral/ossär calc.	

Besonderheiten:

a) flake fracture frisch/alt _____

b) alter knöcherner/pseudarthr. Bandausriß _____

c) Revision des Lig. deltoideum _____

d) Revision des Sinus tarsi _____

e) Peronealsehnenläsion _____

f) Sonstiges _____

Läsionen mit Symbolen bitte einzeichnen:

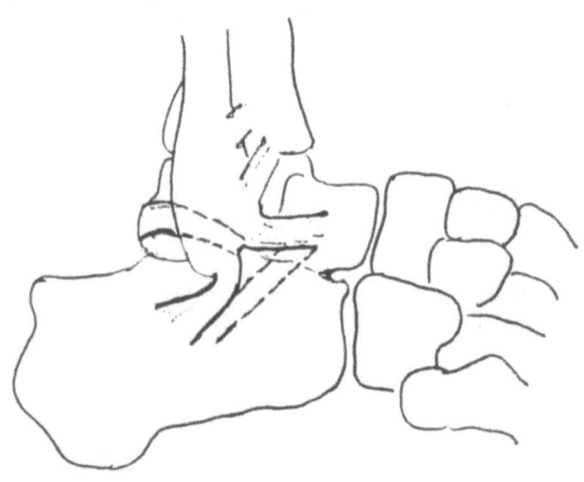

Ruptur /⚡/   Stretchung   Abriß ◇   Ausriß

Nachuntersuchungsbogen Bandrupturen OSG

1. *Klinik:*
   Unfallchirurgie MHH　　　　　　　　Datum: _____

2. *Patient:*
   I-Zahl: _____
   Name: _____
   Straße: _____
   Wohnort: _____
   Telefon: _____

3. *Unfalldatum:*
   Alter zum Zeitpunkt des Unfalles: _____

4. *Unfallursache:*
   Arbeit: _____
   Verkehr: _____
   Freizeitsport: _____
   Leistungssport: _____
   Häuslicher Bereich: _____
   Sonstiges: _____

5. *Zeit zwischen Unfall und*
   Diagnose _____
   Erstbehandlung _____
   Behandlung MHH _____

6. *Aufnahmebefund:*
   Lokalisation:　　　　　　　　○ rechts　　　　○ links
   Taluskippung bei gehaltener Aufnahme　　rechts ____°　　links ____°
   Talusvorschub bei gehaltener Aufnahme　　rechts ____ mm　　links ____ mm
   ○ Schwellung　　○ Hämatom　　○ Hautabschürfungen
   ○ Sonstige Verletzungen: _____
   Subluxationstendenz:　　○ akut　　○ chronisch
   　　　　　　　　　　　　Wie oft: _____
   　　　　　　　　　　　　Seit wann:　____ Monate

7. *Vorbestehende Leiden:*
   - ○ Arterielle Durchblutungsstörungen
   - ○ postthrombotische Störungen
   - ○ Varicen
   - ○ Arthrose
   - ○ Peronaeusparese

8. *Frühere Verletzungen:*

   | Am gleichen SG | ○ Ja | ○ Nein |
   | Am anderen SG | ○ Ja | ○ Nein |

   - ○ Verstauchungen
   - ○ Bänderverletzungen
   - ○ Bruch

   Behandlung der früheren Verletzung(en)
   - ○ keine   ○ elastische Binde   ○ Gips

9. *Jetzige Behandlung:*

   Konservativ: ○ Spaltgips
           ○ Unterschenkelgehgips ____Wochen
           ○ Elastische Verbände ____Wochen

   Indikation der konservativen Behandlung:
   - ○ Alter der Verletzung
   - ○ Hautinfektion
   - ○ Durchblutungsstörungen
   - ○ Ablehnung der Op durch Patienten

   Operativ:
   - ○ primäre Bandnaht
   - ○ sekundäre Bandnaht (II. stage)
   - ○ Rekonstruktion: FTA ○ / FC ○   ○ Periostlappen: FTA ○ / FC ○
   - ○ vereinfachte Peronaeus brevis Tenodese (○ $1/2$ / ○ $1/1$)

   Anästhesie: ○ Lumbal   ○ Allgemein
   Operateur: ○ Chef   ○ Oberarzt   ○ Assistent
   Op-Zeit: ____ min

Op-Befund:	Einriß	Durchriß	knöch. Bandausriß
Lig. talofibulare ant.	○	○	○
calcaneofibulare	○	○	○
talofibulare post.	○	○	○
Lig. tibiotalare ant.	○	○	○
tibiocalcaneare	○	○	○
tibiotalare post.	○	○	○

○ Knorpelverletzungen

10. Nachbehandlung:
- ○ Hochlagerung _____ Tage
- ○ Antiphlogistika _____ Tage
- ○ Spaltgips _____ Tage
- ○ U-Gips _____ Tage
- ○ Gehgips _____ Wochen
- ○ Physikal. Therapie _____ Wochen

11. Heilverlauf und Komplikation:
- ○ Wundheilung komplikationsfrei
- ○ Hämatom
- ○ Infekt: ○ Weichteile   ○ Gelenk
- ○ Hautnekrose

12. Therapie der Komplikation:
- ○ Punktion
- ○ Debridement
- ○ Saug-/Spüldrainage
- ○ Arthrodese
- ○ Konservativ

13. Krankenhausaufenthalt: _____ Tage

14. Ambulante Behandlung:

Dauer der Arbeitsunfähigkeit wegen	Bandverletzung	_____ Wochen
	and. Verletzungen	_____ Wochen
Dauer der Sportunfähigkeit wegen	Bandverletzung	_____ Wochen
	and. Verletzungen	_____ Wochen

15. Resultate:

Untersuchungstermin: ____ Monate postop.
____ Monate nach Unfall

- Invalidität als Unfallfolge: ○ keine   ○ ____ %
- Invalidität als Folge anderer Ursachen: ○ keine   ○ ____ %
- gleicher Beruf wie vor dem Unfall
- anderer Beruf als Folge des Unfalls

Röntgenbefund:
- Arthrose
- Randzacken
- Verschmälerung des Gelenkspaltes
- Subluxationstendenz des Talus

Gehaltene Aufnahmen:	rechts	links
Taluskippung	____ °	____ °
Talusvorschub	____ mm	____ mm

Lokalbefund:
Narbe: ____ cm Länge   ____ cm Breite
     ○ reizlos   ○ gerötet   ○ Keloid
Druckschmerz: ○ Ja   ○ Nein
Lokalisation:

Beinlänge:	rechts	links
Spina iliaca ant. sup. – Malleolus ext.	____ cm	____ cm

Beinumfänge: in cm	rechts	links
20 cm oberhalb des Kniegelenkspaltes	____	____
10 cm oberhalb des Kniegelenkspaltes	____	____
Kniegelenkspalt	____	____
15 cm unterhalb Kniegelenkspalt	____	____
größter Umfang	____	____
Knöchelumfang	____	____
Fersenbeinrist	____	____
Rist über Naviculare	____	____

Bewegungsausmaße:	rechts	links
Kniegelenk: Flexion/Extension	____	____
OSG: Dorsal-/Plantarflexion	____	____
USG: Eversion/Inversion	____	____
USG: Pronation/Supination	____	____

Pulse: rechts   links
Arteria dorsalis pedis   ○   ○
    tibialis posterior   ○   ○
    poplitea   ○   ○
    femoralis   ○   ○
Varicen Unterschenkel   ○   ○
    Oberschenkel   ○   ○
Ulcera   ○   ○
Ödeme   ○   ○

Prüfung der Seitenbandstabilität:
○ keine   ○ leichte   ○ deutliche   ○ Aufklappbarkeit

Neurologische Untersuchung: rechts   links
Sensibilität Unterschenkel   _____   _____
    Fuß   _____   _____
Muskeltonus   _____   _____
Koordination   _____   _____
Grobe Kraft Dorsalflexion Fuß   _____   _____
    Zehen   _____   _____
Gangbild   _____   _____
Zehenspitzengang   _____   _____
Hackengang   _____   _____

Beschwerden postoperativ:
○ keine   ○ leichte   ○ mittlere   ○ schwere
Dauer der Beschwerden: _____
Wetterfühligkeit: _____
Knöchelschwellung bei Ruhe _____ nach Belastung _____
Leichte Schmerzen bei Ruhe _____ nach Belastung _____
Schmerzen auch nachts _____
Gangunsicherheit auf unebenem Gelände _____
Distorsionsneigung _____
Umknicken nach der Behandlung: Wie oft? _____

	Zehen-spitzen-gang	Fersen-gang	Gang auf Fußaußen-kante	Gang auf Fußinnen-kante
20 Schritte	○	○	○	○
ohne Beschwerden	○	○	○	○
mit geringen Beschwerden	○	○	○	○
mit starken Schmerzen	○	○	○	○
nicht möglich	○	○	○	○

Wie beurteilt der Patient das Behandlungsergebnis?
○ sehr gut   ○ gut   ○ mäßig   ○ schlecht

Wird die Narbe als störend empfunden: ○ Ja   ○ Nein
Hat der Patient Angst vor dem Umknicken: ○ Ja   ○ Nein

Sachverzeichnis

Achillessehne 13, 22, 23, 25, 39
Ätiologie, fib. Bandruptur 12, 13, 92
Anästhesie, allgemeine 15
–, N. peron. communis 65, 66
–, N. peron. superficialis 14, 65
–, N. suralis 65
Anatomie – OSG, Fibula 37
–, Gelenk 11
–, Ligamente (s. dort)
–, Nerven (s. dort)
Anterolaterale Rotationsinstabilität
  – OSG, Definition 6
  – –, Pathomechanik 6, 12, 41 ff., 49 ff.
Anterolaterale Rotationsinstabilität
  – USG, Definition 57
  – –, Pathomechanik 55 ff.
Anteromediale Rotationsinstabilität
  – OSG, Definition 46
  – –, Pathomechanik 41 ff.
Arthrographie – OSG 15, 69
–, USG 15
Arthrose – OSG 1, 16, 63, 66, 96, 97, 98, 103, 105
–, Stadien nach Bargon 97
Arthroskopie – OSG 1, 16, 69, 88, 89, 97, 98
Athlete's Ankle 63
Außenknöchel (s. Fibula)

Balanceübungen 10, 17, 18, 72
Band, Abriß, periostal (exp.) 109, 114, 123, 129
–, Belastung, uni-axial (exp.) 109, 116
–, Deshiscenz 108
–, Diastase (exp.) 108 ff.
–, Elastizität 117 ff.
–, Elongation 116 ff.
–, Ersatzmaterial (s. Therapie chron. ALRI – OSG)
–, Heilung (exp.) 9, 127 ff.
–, – Lig. fib. tal. ant. 36–41
–, Plastik (s. Therapie chron. ALRI – OSG)
–, Reißfestigkeit (exp.) 116, 122 ff.
–, Resektion (exp.) 110 ff.
–, Ruptur (exp.) 112, 114, 123
–, fibulare (exp.) 12, 41 ff.
–, –, Definition 95

–, –, Formen 94, 95
–, Sektion (exp.) 110 ff.
–, Steifigkeit (exp.) 116 ff.
Biomechanik der Bandheilung 108 ff.
–, OSG 1, 6, 11
Biometrie, experimentelle Bandheilung 123, 127
Brace – OSG 18, 71
Bursitis epimall. fib. 84, 97

Calcaneus varus 5, 13
– osteotomie 19, 24
„Click"-Phänomen 14
Cutis (s. Therapie chron. ALRI – OSG)

Dekompensation, musculäre 13
Diagnostik – OSG, arthroskopisch 1, 16, 69, 88, 89, 97, 98
–, klinisch 14, 59 ff.
–, radiologisch 14, 15, 62 ff.
Differentialdiagnostik – OSG/USG, klinisch 59 ff.
–, radiologisch 62 ff.
Distorsion, Definition 4
–, Differentialdiagnostik OSG 5, 10, 14, 90
Distorsio pedis, habituelle 5
dynamisches Gelenk-Band-Streß-Gerät 119 ff., 137
Dysästhesie 153

Eigenreflexbogen 9
Eigenreflextraining 9, 17, 72
Elektronenmikroskopie 9
– zur fib. Bandheilung 36 ff.
endoplasmatisches Reticulum 38, 40
Epidemiologie
–, fib. Bandruptur 14, 92 ff.
Epiphyseolysis, distale Fibula 62, 63, 76, 93

Fascia cruris 73
Fascia lata (s. Therapie chron. ALRI – OSG)

Federwaagen-Zerreißprobe (exp.) 112, 123
Fibroblast 37, 38, 40
Fibula, Fraktur 1, 3, 4, 14, 62, 64
–, Ligamente s. Band
–, Rotation 4, 11, 47
flake fracture (s. talar dome fracture)
Fraktur, Außenknöchel 1, 3, 4, 14, 62, 64
–, Innenknöchel 63, 92, 93
Frakturlinie der Supination 62
Fuß, Deformität 5
–, Dorsalflektoren 10
–, Evertoren 9, 10, 24
–, Invertoren 10, 13
–, Plantarflektoren 10, 13

Ganganalyse 13
Gelenkkongruenz (OSG) 1, 11
Gelenkmechanik 1, 11, 41 ff.
Gelenkposistionssinn 10
Gelenktrophik 1
–, exp. 41 ff.
–, klinisch 60 ff.
–, radiologisch 65 ff.
Gelenkstabilität (exp.) 108 ff.
Gelenktransfixation (exp.) 110 ff.
Genu valgum 5
„Giving way" (s. Instabilität OSG, funktionelle)

Histologie (s. Bandheilung)
Hyperchronie 9
Hyperergie 9

Instabilität – OSG, mechanisch 1, 12, 41 ff., 60 ff.
–, funktionell 10, 17, 62, 72, 103
Instabilität – USG, hinteres 55 ff., 66 ff.
–, vorderes 68
Instabilität, Knöchelgabel 60
Infektion, OSG 100, 104, 106

Kapsel – OSG, anterolaterale 29, 35
–, subtalare 35, 36
–, talonaviculare 56, 57
Knorpel – OSG 1, 16, 62, 69, 76, 88, 89, 93, 97, 98
Kollagen 8, 38, 39
Koordinationstraining 10, 17, 18, 72

Ligamentum bifurcatum 56, 57
– calcaneo-cuboidale laterale 59, 68
– deltoideum 5, 41 ff., 76, 93
– fibulocalcaneare 5, 7, 12, 28 ff., 36, 41 ff., 57 ff., 73, 84
– fibulo-talare anterius 5, 7, 8, 12, 28 ff., 28 ff., 36 ff., 41 ff., 59, 73, 84
–, – posterius 5, 7, 12, 32 ff., 41 ff., 74
– fundiforme 73, 74
– talocalcaneare fibulare (laterale) 33, 35, 36, 73, 84
–, – interosseum 35, 56, 57
– tibio-fibulare anterius inferius 20, 29 ff., 59, 73, 74, 76
Luxatio pedis 3, 4, 5, 45, 46
Luxationsfraktur – OSG 1

Meniscoid 62, 103
Musculus extensor dig. brevis 29, 30, 31
– – longus 10
– flexor dig. longus 10
– – halucis longus 10
– peronaeus brevis 10, 20 ff., 29, 30, 37, 73, 74, 80, 84 ff.
– – longus 10, 20 ff., 29, 30, 37, 73, 74, 80, 84 ff.
– tibialis ant. 10
– – post. 10
– triceps surae 10
Myokinesie 9

Nachbehandlung 99
Nachuntersuchungsschema 162
Nahttechnik 74 ff.
–, Lig. fibulocalcaneare 75, 76
–, – fibulo-talare ant. 76, 77
–, – fibulo-talare post. 74
Narbengewebe (s. Second-Stage-Ruptur)
Narbenirritation 153
Nervenfasern, afferente 10
Nervus cutaneus dorsalis intermedius 29, 65, 74, 83
– – – lateralis 29, 65, 74, 83
– peronaeus communis 65
– – superficialis 29, 65, 74, 83
– suralis 29, 65, 74, 83
Neuralgie 153
neurologisches Defizit 13
– –, postoperativ 99, 153
Neurom 99, 104, 153

Os subfibulare 64
– trigonum 64

osteochondrale Fraktur (s. talar dome fracture)
Osteoid-Osteom, Talus 63

Pathogenese, ALRI – OSG 12 ff.
Pathophysiologie, ALRI – OSG 103
Pathomechanik, ALRI – OSG 11 ff.
Patientenurteil 153
Peronealsehnen 9, 10, 20 ff., 29, 30, 37, 73, 74, 80, 84 ff.
–, Luxation 93
–, Tenographie 15
Periost, Fibula 74
Periostlappenplastik 19 ff.
– gedoppelt 82, 83
proprioceptive Reflex-Therapie 17, 72
Pseudarthrose ossärer Bandausrisse 81, 98

Reéducation proprioceptive 18
Rekonstruktion, Ligamente
–, indirekte 19 ff.
–, direkte 25, 77 ff.
Retinaculum prox. mm. peron. 29, 85, 86
– – – –, Ruptur 93
Röntgen, OSG 5, 12, 14, 62 ff.
–, Computertomographie 15
–, Dreh-Ziel-Aufnahmen 62
–, gehaltene Aufnahme 5, 12, 14, 15, 41 ff., 49 ff., 62 ff.
–, Tomographie 62
–, Vergrößerungsaufnahmen 62
–, weight bearing-Projektion 65, 66
Röntgen, USG 62
–, gehaltene Aufnahme vorderes USG 68

–, – –, hinteres USG 55 ff., 66 ff.
Röntgen-Streß-Gerät (exp.) 117, 118, 124, 136
Ruptur, Ligament
–, Definition 4, 95
–, experimentell 112, 123
–, Formen 94 ff.
–, Kombinationen 93 ff.
–, Lokalisation 59
–, Syndesmose, vordere 1, 59, 93

Schuhwerk 12, 13, 99
Schnittführung – OSG/USG 73, 83, 104
–, Fascia cruris 73
–, Haut, epimalleolar 73, 83
–, –, inframalleolar 104
Second-Stage-Ruptur 37, 38, 39, 77 ff., 98
Sinus tarsi 59, 61
– Syndrom 62, 71, 72, 100, 103
Sport 2, 13, 92, 162, 165, 167

Sprungbein (s. Talus)
Sprunggelenk, oberes (s. Gelenk – OSG)
–, unteres (s. USG)
Stabilität – OSG 49 ff.
–, USG 55 ff.
Stabilitätsteste – OSG 14, 60 ff.
–, USG 61 ff.
Streß-Tenographie 15
Subtalargelenk 1, 8, 35, 55 ff., 84 ff.
Syndesmose, vordere 1, 29 ff., 59, 93
Syndesmologie 4
Syndesmoplasty 77 ff.
Syndesmorrhaphie 73 ff.

talar dome fracture 62, 76 ff., 92, 93
Talus 11
–, Cyste 63
–, Fawcett'sche Linie 34
–, Ligamente, s. dort
–, Kippung 6, 12, 14, 41 ff., 49 ff., 60 ff., 162
–, Rückschub 41 ff.
–, Vorschub 6, 12, 14, 41 ff., 49 ff., 60 ff., 162
– trochlea 11
Tape-Verband 18, 71
Tendovaginitis mm. peron. 97, 99
Tenodese (s. Therapie chron. ALRI – OSG)
Therapie, akute ALRI – OSG
–, konservative 1, 16, 17, 19, 71, 101
–, –, funktionelle 17, 18, 71, 104
–, –, immobilisierende 16, 71, 101
–, operative 1, 26, 73 ff., 106
Therapie – OSG, Distorsion 71
–, Gelenkkontusion 71
–, Knorpelverletzung 76, 78
Therapie, chron. ALRI – OSG
–, konservativ 19
–, operativ 19 ff.
–, –, Bandersatz 19 ff.
–, –, Bandrekonstruktion, direkte 25, 77 ff.
–, –, Fersenbeinosteotomie 19, 24
–, –, Tenodeseverfahren 19 ff.
Tuberculum laterale proc. post. tali 32, 33, 64
– mediale proc. post. tali, Abriß 59

Unfallursachen 92
Unteres Sprunggelenk (USG), hinteres (s. Subtalargelenk)
– –, vorderes 68, 107

„weight bearing"-Aufnahme 65, 66

Zerrung (s. Distorsion)
Zwick-Zug-Prüfmaschine 114 ff.

Hefte zur Unfallheilkunde

Beihefte zur Zeitschrift „Der Unfallchirurg" Herausgeber: J. Rehn, L. Schweiberer, H. Tscherne

162. Heft:
Fraktur und Weichteilschaden
28. Hannoversches Unfallseminar
7. November 1981
Herausgeber: H. Tscherne, L. Gotzen
Unter Mitarbeit zahlreicher Fachwissenschaftler
1983. 104 Abbildungen. IX, 160 Seiten
Broschiert DM 78,-. ISBN 3-540-12095-5

163. Heft:
4. Deutsch-Österreichisch-Schweizerische Unfalltagung in Lausanne
8. bis 11. Juni 1983
47. Jahrestagung der Deutschen Gesellschaft für Unfallheilkunde e. V.
19. Jahrestagung der Österreichischen Gesellschaft für Unfallchirurgie
69. Jahrestagung der Schweizerischen Gesellschaft für Unfallmedizin und Berufskrankheiten
Kongreßbericht zusammengestellt von U. Heim, J. Poigenfürst, C. Buri
1984. 111 Abbildungen. XXVI, 401 Seiten
Broschiert DM 136,-. ISBN 3-540-12603-1

164. Heft:
46. Jahrestagung der Deutschen Gesellschaft für Unfallheilkunde e. V.
28. November bis 1. Dezember 1982, Berlin
Kongreßbericht im Auftrage des Vorstandes zusammengestellt von A. Pannike
1984. 293 Abbildungen. XXXIV, 777 Seiten
Broschiert DM 198,-. ISBN 3-540-12604-X

Springer-Verlag
Berlin Heidelberg
New York Tokyo

165. Heft:
**Experimentelle Traumatologie
Neue klinische Erfahrungen**
Forumband der 4. Deutsch-Österreichisch-Schweizerischen Unfalltagung in Lausanne,
8. bis 11. Juni 1983
Herausgeber: C. Burri, U. Heim, J. Poigenfürst
1983. 74 Abbildungen. XVII, 307 Seiten
Broschiert DM 88,-. ISBN 3-540-12460-8

166. Heft: L. v. Laer
Skelett-Traumata im Wachstumsalter
1984. 49 Abbildungen. VIII, 84 Seiten
Broschiert DM 42,-. ISBN 3-540-12605-8

167. Heft:
Bandverletzungen des Kniegelenkes
17. Jahrestagung der Österreichischen Gesellschaft für Unfallchirurgie
1. bis 3. Oktober 1981, Salzburg
Kongreßbericht im Auftrage des Vorstandes zusammengestellt von H. Frick
1984. 201 Abbildungen. XXI, 480 Seiten
Broschiert DM 128,-. ISBN 3-540-12606-6

168. Heft: B. Landsleitner
Klinische Replantationschirurgie
Tierexperimentelle Untersuchungen über mikrovaskuläre Interponate
1985. 66 Abbildungen, 21 Tabellen.
IX, 116 Seiten
Broschiert DM 68,-. ISBN 3-540-13220-1

169. Heft: V. Echtermeyer
Das Kompartment-Syndrom
Diagnostik und Therapie
Eine klinische und tierexperimentelle Studie
Geleitwort von H. Tscherne
1985. 71 Abbildungen. XI, 120 Seiten
Broschiert DM 64,-. ISBN 3-540-15023-4

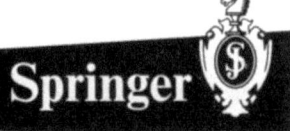

Hefte zur Unfallheilkunde

Beihefte zur Zeitschrift „Der Unfallchirurg" Herausgeber: J. Rehn, L. Schweiberer, H. Tscherne

170. Heft:
Posttraumatische Schäden des Schultergürtels
17. Reisensburger Workshop zu Ehren von M. E. Müller und J. Rehn, 3. bis 5. März 1983
Herausgeber: C. Burri, A. Rüter
1984. 86 Abbildungen. XV, 236 Seiten
Broschiert DM 98,-. ISBN 3-540-12970-7

171. Heft: D. Otte, E.-G. Suren
Der Fahrradunfall
Eine verkehrsmedizinisch-technische Analyse
1986. 39 Abbildungen, 39 Tabellen.
VIII, 80 Seiten. Broschiert DM 55,-
ISBN 3-540-15752-2

172. Heft:
Bandersatz mit Kohlenstoffasern
Herausgeber: C. Burri, L. Claes, G. Helbing
1985. 149 Abbildungen. VII, 158 Seiten
Broschiert DM 98,-. ISBN 3-540-15432-9

173. Heft: K.-G. Kunze
Die Durchblutung der Knochen
Eine tierexperimentelle Studie zur Durchblutung der Knochen unter verschiedenen Bedingungen
1985. 52 Abbildungen, 30 Tabellen.
VII, 104 Seiten
Broschiert DM 56,-. ISBN 3-540-15433-7

174. Heft:
48. Jahrestagung der Deutschen Gesellschaft für Unfallheilkunde e.V. 14.-17. November 1984, Berlin
Kongreßbericht im Auftrage des Vorstandes zusammengestellt von A. Pannike
1985. 256 Abbildungen. XXV, 665 Seiten.
Broschiert DM 236,-. ISBN 3-540-15814-6

175. Heft: K. E. Rehm
Die Osteosynthese der Thoraxwandinstabilitäten
1986. 109 Abbildungen, 44 Tabellen.
VII, 171 Seiten. Broschiert DM 86,-
ISBN 3-540-15932-0

176. Heft: E. Böhm
Chronische posttraumatische Osteomyelitis
Morphologie und Pathogenese
1986. 49 Abbildungen, 23 Tabellen.
X, 123 Seiten. Broschiert DM 76,-
ISBN 3-540-15918-5

177. Heft: H. Zwipp
Die antero-laterale Rotationsinstabilität des oberen Sprunggelenkes
1986. 185 Abbildungen. Etwa 190 Seiten
Broschiert DM 89,-. ISBN 3-540-16194-5

178. Heft: B.-D. Katthagen
Knochenregeneration mit „Knochenersatzmaterialien"
Eine tierexperimentelle Studie
1986. Etwa 185 Seiten
Broschiert DM 98,-. ISBN 3-540-16170-8

Die Abonnenten der Zeitschrift „Der Unfallchirurg" erhalten einen um 20% ermäßigten Vorzugspreis.

Preisänderungen vorbehalten

Springer-Verlag
Berlin Heidelberg
New York Tokyo

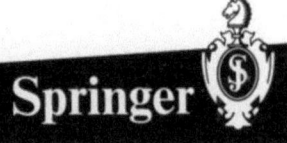

MIX
Papier aus verantwortungsvollen Quellen
Paper from responsible sources
FSC® C105338

If you have any concerns about our products,
you can contact us on
ProductSafety@springernature.com

In case Publisher is established outside the EU,
the EU authorized representative is:
**Springer Nature Customer Service Center GmbH
Europaplatz 3, 69115 Heidelberg, Germany**

Printed by Libri Plureos GmbH
in Hamburg, Germany